Digibeter – Data, processen en systemen in de zorg

Andere uitgaven bij Van Haren Publishing

Van Haren Publishing (VHP) is gespecialiseerd in uitgaven over best practices, methodes, frameworks en standaarden op het gebied van de volgende domeinen:
- IT-management;
- Enterprise-architectuur;
- Projectmanagement;
- Businessmanagement.

Deze uitgaven zijn beschikbaar in meerdere talen en maken deel uit van toonaangevende series, zoals Best Practice series en The Open Group series.
Van Haren Publishing is de uitgever voor toonaangevende instellingen en bedrijven, waaronder Agile Consortium, World Commerce and Contracting, IAOP, IPMA World, KNVI, PMI-NL, NLAIC en The Open Group.

Van Haren Publishing maakt deel uit van de Van Haren Group, die naast publicaties ook trainingsmaterialen en e-learning aanbiedt via Van Haren Learning Solutions, evenals professionele certificering via examens onder Van Haren Certify.

Onderwerpen per domein zijn:

IT-management	IT-servicemanagement	FitSM, ISM®, ISO/IEC20000, IT4IT®, ITIL®, VerISM®, SAF, TRIM, XLA®
	Datamanagement	Data literacy, Data visualization, DMBOK
	IT-assetmanagement	HAM, ITAM, SAM
	IT-securitymanagement	BIO, ISO/IEC27001, NIS2
	Testmanagement	CTAP
	Applicatiemanagement	ASL
	Overig	eCF, IT-CMF, Scrum
Projectmanagement	Projectmanagement	Half Double, ICB, ISO/IEC21500, P3.express, PM², PMBOK Guide, Praxis, PRINCE2
	Agile	Agile, Agile PM
	Overig	PMO
Businessmanagement	Operationsmanagement	Lean, Lean Six Sigma, OBM, OMC, RASCI
	Contractmanagement	CATS CM, CATS RVM, IACCM World
	Business informatiemanagement	BiSL, DID
	Artificial intelligence	AI, Generative AI
	Outsourcing	OPBOK
Enterprise-architectuur	Enterprise-architectuur	BIAN, TOGAF
	Modeling	ArchiMate, BPMN
	Softwarearchitectuur	ISAQB
	Overig	Open Agile Architecture

Voor een compleet overzicht van alle uitgaven, ga naar onze website: www.vanharen.net

Digibeter – Data, processen en systemen in de zorg

Van gebruiker naar ontwerper

Victor van Reijswoud & Vera Molenaar

Van Haren
PUBLISHING

Colofon

Titel:	Digibeter – Data, processen en systemen in de zorg
Ondertitel:	Van gebruiker naar ontwerper
Auteurs:	Victor van Reijswoud & Vera Molenaar
Met tekstbijdragen van:	Ramon van Alteren – Group Product Manager Cyber Security – Spotify
	Reinier Battenberg – Independent software developer
	René Ceelen – Directeur TestMonitor.nl
	Paul Epping – Executive coach
	Evelyn Finnema – Hoogleraar Verplegingswetenschap & Onderwijs UMCG en lector verpleegkunde Hanzehogeschool en NHL Stenden hogeschool; Chief Nursing Officer, Ministerie van Volksgezondheid, Welzijn en Sport
	Bas van Gils – Professor Data Management – Antwerp Management School
	Marco Huygen – Chief information and digital officer – IDEWE
	Arjan de Jager – Independent data consultant
	Gert Koelewijn – Productmanager Nictiz, kennisinstituut voor ICT in de zorg
	Hans Mulder – Professor Enterprise Engineering – Antwerp Management School
	Patrick de Rooij – Adviseur Raad van Bestuur Mijzo
	Regina The – Algemeen directeur Zorgkeuzelab
	Thomas Timmers – Mede-oprichter Interactive Studios
	Debbie Vervoort-Krol – Wijkverpleegkundige
Reviewers:	Paul Epping – Executive coach
	Barbera van Reijswoud – Klinisch Psycholoog/Psychotherapeut / Onderzoeker VUB
	Robin van Rumund – Docent Pabo, Avans Hogeschool
	Patrick Ubags – Docent Informatica, Avans Hogeschool
Uitgever:	Van Haren Publishing, 's-Hertogenbosch, www.vanharen.net
Lay-out en DTP:	Coco Bookmedia, Amersfoort
Uitgave:	Eerste druk, eerste oplage, juni 2025
ISBN Hard copy:	978 94 018 1276 4
ISBN eBook:	978 94 018 1277 1
ISBN ePub:	978 94 018 1278 8

Voor verdere informatie over Van Haren Publishing, e-mail naar: info@vanharen.net

Voorwoord door Evelyn Finnema

Technologie en digitalisering doen op steeds meer terreinen intrede in de gezondheidszorg en zijn een onmisbaar onderdeel van de zorg. En de verwachting is dat dit de komende jaren alleen nog maar gaat toenemen. Niet alleen vanuit het oogpunt van arbeidsmarktvraagstukken en de bemensbaarheid van de zorg, maar ook in relatie tot kwaliteit en continuïteit van zorg.

Daarom houden Victor van Reijswoud en Vera Molenaar een pleidooi voor het meenemen van de zorgprofessionals in het hele traject van ontwikkeling naar implementatie van zorgtechnologie. Voorwaardelijk hiervoor is dat zorgprofessionals meer kennis hebben over technologische innovatie. Want de wereld van technologie en de wereld van de gezondheidszorg raken weliswaar steeds meer in elkaar verweven, maar beide domeinen versterken elkaar (nog) niet in alle gevallen optimaal. Een uitgangspunt dat in het boek *Digibeter* wordt uitgewerkt door zorgprofessionals een inkijk in de wereld van technologie te geven. Van onder andere informatiesystemen, datagedreven zorg, datamodellering, proces- en systeemverbetering, softwareontwikkeling tot data-ethiek en de rol van gebruikers. Een boek dat een overzicht geeft van heel veel aspecten die spelen bij het implementeren van technologie in de zorg en moeten bijdragen aan ICT-adoptie door zorgprofessionals.

Uitgaande van professionele zeggenschap en het achterliggende belang dat je meedenkt en meebeslist over datgene dat je werk direct raakt en beïnvloedt, is het belangrijk dat zorgprofessionals meedenken en meebeslissen over te maken keuzes ten aanzien van toepassing van zorgtechnologie en het optimaal integreren ervan in zorgprocessen. Vanaf het eerste nadenken over technologische innovatie tot en met de implementatie en borging in werkprocessen. Een mooie ontwikkeling hierbij zijn de chief nursing information officers, CNIO's en chief medical information officers, CMIO's die in steeds meer organisaties een rol hebben. Dit zijn verpleegkundigen en artsen die kennis en affiniteit met IT hebben en weten hoe het zorgproces werkt. Zij hebben als taak IT-toepassingen te laten aansluiten op de zorgpraktijk. Deze functies zijn met name geïmplementeerd in ziekenhuizen, maar zijn van belang voor alle zorgorganisaties. Alleen is dit niet genoeg, organisatie-breed moeten er zorgprofessionals zijn met kennis van ICT om te kunnen optreden als bruggenbouwers tussen de wereld van de techniek en de wereld van de gezondheidszorg en de behoeften van de zorgprofessionals en zorgontvangers. Om zo invulling te kunnen geven aan zeggenschap op dit essentiële en steeds belangrijkere onderdeel van werkprocessen in de gezondheidszorg.

Het digitaal vaardig zijn en ICT-adoptie gaan niet vanzelf. Dit boek kan daarbij helpen. Het bestaat uit een afwisseling van theorie, casuïstiek en opdrachten en kan worden gebruikt in opleidingen van zorgprofessionals. *Digibeter* is echter ook interessant voor iedere zorgprofessional die te maken heeft met technologische innovatie op de werkplek. Om meer kennis te hebben over technologische innovatie in de zorg en/of een bruggenbouwer te worden die de wereld van ICT en gezondheidszorg kan verbinden om zo bij te dragen aan optimalisering van zorg en zorgprocessen ten behoeve van kwaliteit van zorg aan en kwaliteit van leven van zorgontvangers.

Prof. dr. Evelyn Finnema

Hoogleraar Verplegingswetenschap & Onderwijs UMCG en lector verpleegkunde Hanzehogeschool en NHL Stenden hogeschool

Chief nursing officer, Ministerie van Volksgezondheid, Welzijn en Sport

Voorwoord van de auteurs

Dat zorgprofessionals zoals verpleegkundigen nog te weinig zeggenschap nemen op het gebied van ICT is wellicht te begrijpen, maar onnodig en onwenselijk. Leiderschap uitoefenen betekent ook: zelf actie ondernemen, je invloed vergroten. Op het gebied van ICT betekent dit nu nog voor veel zorgprofessionals pionieren, maar is het belangrijk daarbij jezelf als domeinexpert niet te onderschatten. Met het bewegen richting digitalisering, het leren spreken van de "taal" van de ICT'er, neem je regie en kom je aan de tafel. Je bent niet langer alleen gebruiker, je wordt als medeontwikkelaar deel van het eindproduct. Je kunt terdege meebeslissen over digitalisering en aanverwante onderwerpen. Je vergroot je invloed en zeggenschap en kunt hiermee de impact van ICT op de zorg zo positief mogelijk maken. Broodnodig in deze tijd van steeds nadrukkelijker aanwezige digitale transformatie. De auteurs van dit boek hopen daar, vanuit hun eigen expertise op dit gebied, een bijdrage aan te kunnen leveren. En graag verwijzen we naar de website bij dit boek waar onder meer updates over en aanvullingen bij het boek komen te staan: www.digibeter.online

Voorjaar 2025,

Victor van Reijswoud, Volos, Griekenland
Vera Molenaar, Tilburg, Nederland

Inhoud

1 Introductie

Dit is een boek voor professionals in de zorg en voor hen die hiervoor een opleiding volgen, zoals studenten hbo-verpleegkunde. Een noodzakelijk boek. In dit boek nemen we deze professionals in de zorg mee in de wereld van data en informatiesystemen in de zorg. En dat is in onze ogen nodig als antwoord op de technologisering en digitalisering die plaatsvindt en steeds meer impact heeft op de zorg. Professionals, bij voorkeur uit de zorg zelf, zullen een steeds grotere rol moeten gaan spelen in de technologisering en digitalisering om de impact op de processen en gebruikers zo positief mogelijk te houden en de mogelijk negatieve gevolgen te minimaliseren. De toekomstige zorgverlening, die nu al onder druk staat, komt de komende jaren namelijk nog meer voor uitdagingen te staan. In de Vooruitblik Volksgezondheid Toekomst Verkenning 2024 van het Rijksinstituut voor Volksgezondheid en Milieu[1] wordt een beeld geschetst van "opgaven voor volksgezondheid en zorg op weg naar 2050".[2] Niet alleen stijgt de vraag naar zorg door de toename van het aantal ouderen, maar we krijgen hierdoor ook complexere zorgvragen: deze mensen hebben verschillende gezondheidsproblemen tegelijk. Daarnaast komen er steeds betere behandelingen waardoor mensen meer en meer leren leven met ziektes waar je voorheen aan kwam te overlijden. We kunnen spreken over een toename in hoeveelheid, complexiteit en onderlinge verwevenheid, een hele grote uitdaging waartoe de zorg zich nu moet gaan verhouden. En dat terwijl het tekort aan professionals en mantelzorgers alleen maar groter wordt. Een uitdaging die dermate serieus genomen moet worden en waar zeer dringend een antwoord voor gezocht moet worden. Technologie en digitalisering worden hierbij als enorm belangrijk en eigenlijk onontkoombaar gezien. Maar in hoeverre kunnen we als zorgprofessionals hier sturing en richting aan geven?

Een volgend voorbeeld is de documentaire "Dodelijke zorg", uit de reeks 2Doc[3]. Deze documentaire onderzocht de invloed van falende software in Nederlandse ziekenhuizen en de mogelijke gevolgen daarvan. De zorgverlening in Nederland is weliswaar van hoog niveau, maar uit de documentaire komt naar voren dat er fouten worden gemaakt door slecht functionerende software. Artsen onthullen dat er ieder jaar mogelijk honderden patiënten in Nederlandse ziekenhuizen sterven door gebrekkige software.[4] In een nieuwsbericht van Skipr uit 2022 is te lezen dat de geïnterviewden melden dat het gebrekkige systeem voor levensgevaarlijke situaties zorgt. Dat zou onder meer komen door de medicatiemodule en het feit dat door een gebrek aan koppelingen informatie moet worden overgetypt, waardoor fouten ontstaan. Doordat computersystemen niet aan elkaar gekoppeld zijn, vallen mogelijk honderden doden per jaar.[5]

Een voorbeeld dat om actie vraagt. Nieuwe expertise is nodig, stelt het RIVM in de genoemde toekomstverkenning, bij mantelzorgers en bij professionals[6] (RIVM, 2024). Deze laatste groep zal in toenemende mate betrokken moeten zijn om een gunstig effect van de inpassing van digitale systemen in de zorgverlening te bewerkstelligen, om (bij) te sturen en richting te geven. Oftewel, de zorgprofessional moet meer invloed kunnen uitoefenen op de digitalisering die in zijn of haar organisatie plaatsvindt. Hiervoor is kennis over en begrip van technologie en ICT nodig. Niet als ICT'er of als techneut, maar als zorgprofessional! Als deze nieuwe expertise niet wordt ontwikkeld, niet optimaal wordt gestimuleerd, dan gaat het fout. Dan sluiten systemen niet aan op de behoefte, blijft de situatie voortbestaan dat er tekst wordt overgetypt, ontstaan er hiaten, wordt de digitale ongelijkheid tussen medewerkers steeds groter en in het ergste geval worden er onherstelbare of onopgemerkte fouten gemaakt met alle gevolgen van dien. Alle technologische en/of digitaliseringsontwikkelingen die op dit moment in de gezondheidszorg plaatsvinden – dat zijn er veel en met steeds vaker grotere invloed op de zorgverlening – vragen om een sterkere en andere betrokkenheid van die professionals die het meest te maken hebben met deze ontwikkelingen. Hiermee bedoelen we de zorgprofessionals werkzaam binnen de Nederlandse en Belgische gezondheidszorg. Oftewel de domeinexperts. Voor hen schrijven we dit boek.[7]

Zoals gesteld, een van de grote ontwikkelingen die plaatsvindt en om nieuwe expertise vraagt is de toenemende digitalisering van de samenleving. Of zoals het RIVM in zijn toekomstverkenning schrijft:

> *"Net als in de samenleving als geheel zal ook in de zorg en ondersteuning de digitalisering toenemen. Slimme sensoren voor gezondheidsmonitoring en andere e-health-toepassingen versterken de tendens van zorg en ondersteuning thuis en meer zelf doen. Nieuwe mogelijkheden zoals virtual reality en artificial intelligence (AI) zullen er eveneens toe leiden dat zorg en ondersteuning steeds meer op afstand zal plaatsvinden. Zorgrelaties zullen daardoor veranderen; er zal steeds minder persoonlijk contact zijn en data komen centraal te staan. Het is daarbij onzeker in hoeverre verdergaande digitalisering de druk op de zorg en de ondersteuning gaat remmen. Digitale (zelf)diagnostiek kan bijvoorbeeld juist zorgen voor meer zorgvraag. Hoe dan ook vereist het effectief inzetten van digitale middelen een verandering in de organisatie van zorg en ondersteuning. Daarnaast is ontwikkeling van nieuwe expertise bij professionals en mantelzorgers nodig, want in de zorg en ondersteuning zullen menselijke input en acties nodig blijven."*

De overheid voorziet een grote rol voor technologie in het genoemde spanningsveld van toenemende zorgbehoeften, verhoogde complexiteit en de toenemende schaarste aan zorgprofessionals. Om de zorg toegankelijk, betaalbaar en van goede kwaliteit te houden is de noodzaak tot het 'anders zorgen' een breed gedragen inzicht. Innovatieve methoden waaronder de inzet van medische technologie en digitale toepassingen zoals e-health lijken de toenemende druk op de zorg te kunnen verlichten.

KPMG deed in 2022 in opdracht van Zorginstituut Nederland een inventarisatieonderzoek naar de binnen nu en drie jaar te verwachten (effecten van) typen zorginnovaties binnen vijf geselecteerde aandachtsgebieden.[5] Het overzicht van de onderzochte innovaties geeft een indicatie van de mate van het gebruik van zowel de verwachte medisch-technologische als digitale toepassingen.

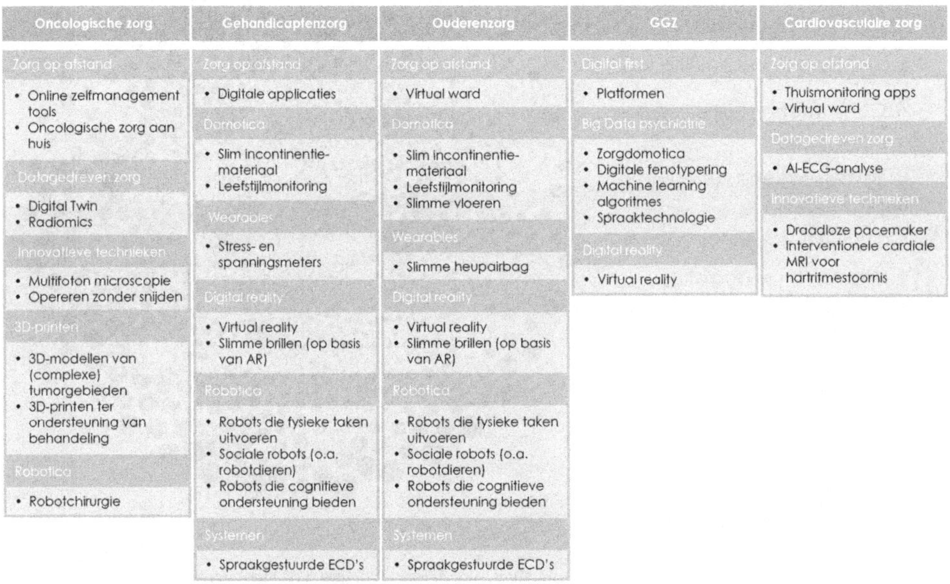
Oncologische zorg
Zorg op afstand
• Online zelfmanagement tools
• Oncologische zorg aan huis
Datagedreven zorg
• Digital Twin
• Radiomics
Innovatieve technieken
• Multifoton microscopie
• Opereren zonder snijden
3D-printen
• 3D-modellen van (complexe) tumorgebieden
• 3D-printen ter ondersteuning van behandeling
Robotica
• Robotchirurgie
Gehandicaptenzorg
Zorg op afstand
• Digitale applicaties
Domotica
• Slim incontinentiemateriaal
• Leefstijlmonitoring
Wearables
• Stress- en spanningsmeters
Digital reality
• Virtual reality
• Slimme brillen (op basis van AR)
Robotica
• Robots die fysieke taken uitvoeren
• Sociale robots (o.a. robotdieren)
• Robots die cognitieve ondersteuning bieden
Systemen
• Spraakgestuurde ECD's
Ouderenzorg
Zorg op afstand
• Virtual ward
Domotica
• Slim incontinentiemateriaal
• Leefstijlmonitoring
• Slimme vloeren
Wearables
• Slimme heupairbag
Digital reality
• Virtual reality
• Slimme brillen (op basis van AR)
Robotica
• Robots die fysieke taken uitvoeren
• Sociale robots (o.a. robotdieren)
• Robots die cognitieve ondersteuning bieden
Systemen
• Spraakgestuurde ECD's
GGZ
Digital first
• Platformen
Big Data psychiatrie
• Zorgdomotica
• Digitale fenotypering
• Machine learning algoritmes
• Spraaktechnologie
Digital reality
• Virtual reality
Cardiovasculaire zorg
Zorg op afstand
• Thuismonitoring apps
• Virtual ward
Datagedreven zorg
• AI-ECG-analyse
Innovatieve technieken
• Draadloze pacemaker
• Interventionele cardiale MRI voor hartritmestoornis

Figuur 1.1 Overzicht van de door KPMG onderzochte innovaties, Overgenomen uit Zorginnovaties (pagina 2). Door Zorginstituut Nederland, 2022.

Digitale zorg wordt, zo valt te concluderen, in steeds grotere mate toegepast in de gezondheidszorg, van preventie tot en met curatieve zorg. En die toename zal niet minder worden. De gevoelde noodzaak om een antwoord te vinden op de hoge druk op de zorg en reductie van de toenemende zorgkosten, zijn naast de exponentiële groei van de technologische mogelijkheden, een belangrijke aanjager van deze groei in digitalisering.

Er wordt ook wel gesproken over een digitale transformatie waarbij organisaties in het kader van goede bedrijfsvoering mee moeten gaan in de tijd en voorbereid moeten zijn op allerlei ontwikkelingen op het gebied van automatisering en digitalisering. Deze ontwikkelingen gaan soms sneller dan verwacht en hebben ook onverwachte en grote gevolgen. Je kunt zelfs spreken van een digitale vortex en daar moeten we op kunnen anticiperen, actie op ondernemen. Deze vortex of draaikolk illustreert de wanorde, complexiteit van digitale disruptie. Het geeft een beeld dat steeds meer organisaties en steeds meer facetten van ons leven de effecten van digitalisering gaan merken en ervaren. En deze effecten zijn niet allemaal positief en ook niet allemaal zonder dat er aanpassingen nodig zijn in bestaande werkwijzen, processen en manier van denken en doen. Naarmate je dichter bij het centrum van de vortex komt, hoe sneller het gaat. We beseffen dit volgens Beijen (2020) nog onvoldoende waardoor actie regelmatig uitblijft.[9]

De digitale vortex

1. Media & Entertainment
2. Technologie
3. Retail
4. Financiële dienstverlening
5. Telecom
6. Consumentengoederen
7. Onderwijs
8. Zakelijke dienstverlening
9. Toerisme
10. Maakindustrie
11. Transport en logistiek
12. Vastgoed
13. Zorg en pharma
14. Energie en nutsbedrijven

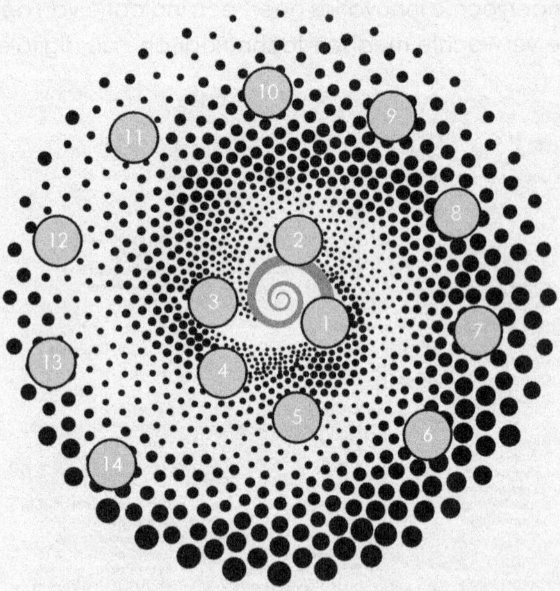

Overgenomen uit *Succesvol Digitaal Transformeren* (2020, pag. 4)

Beijen (2020) beschrijft de digitale vortex. Sectoren midden in de draaikolk worden het meest geraakt, aan de buitenkant zijn de effecten nog licht. Maar bekeken vanuit het idee van een draaikolk worden steeds meer sectoren geraakt en 'de draaikolk ingezogen'. De zorg stond in 2020 volgens Beijen nog aan de buitenkant van de vortex, echter gaat de digitalisering zo snel dat we steeds meer en steeds sneller naar het centrum toe bewegen. De hierbij horende positieve maar ook negatieve effecten zijn steeds meer merkbaar.

Figuur 1.2 De digitale vortex

We maken in dit boek geen onderscheid in de splitsing tussen Cure (genezing/ kortdurend) en Care (verzorgen en verplegen/ langdurig), maar gaan uit van het gehele domein, het hele veld van de gezondheidszorg. De genoemde splitsing, vooral ingegeven door de bestaande bekostigingssystematiek, voelt achterhaald.

Vanuit het perspectief van cliënten of patiënten is samenhang tussen beiden steeds essentiëler. Deze noodzaak tot integrale benadering betekent dat we dat hier ook doen.

We spreken alle professionals aan die werkzaam zijn in de (semi-) directe zorgverlening binnen het hele palet van de zorg in Nederland. Met professionals in de directe zorgverlening bedoelen we verpleegkundigen, verzorgenden, fysio-, ergotherapeuten en andere paramedici alsook artsen. Met semidirecte zorgverlening bedoelen we ook die professionals die niet in de directe zorgverlening werkzaam zijn, maar wel dicht erop. Denk hierbij aan kwaliteitsverpleegkundigen, beleidsmedewerkers of -adviseurs en andere professionals in vergelijkbare functies in de nabijheid en ten dienste van de directe zorgverlening. We spreken daarnaast vooral de in het hoger beroepsonderwijs opgeleide professionals aan. Uiteraard sluiten we andere lezers niet uit maar brengen, door op deze hbo-professional te richten, bewust een focus aan. In onze ogen zijn zij nu juist de professionals die door hun opleiding competenties zouden moeten bezitten om een belangrijke rol te spelen in genoemde ontwikkelingen. Zo is in het opleidingsprofiel Bachelor of Nursing 2030[10], de rol van de hbo-verpleegkundige in innovatie niet mis te verstaan:

> *"De bachelor verpleegkundige gebruikt actief bestaande zorg- en informatietechnologie, oriënteert zich op mogelijkheden en nieuwe ontwikkelingen en reflecteert daarbij op efficiëntie en effectiviteit. Binnen dit duurzaam innoveren moet de bachelor verpleegkundige zich bewust zijn van de eigen drijfveren en de haalbaarheid van de beoogde innovaties. De kwaliteit van zorg voor de zorgvrager dient te allen tijde voorop te staan zonder daarbij consequenties voor het milieu en de financiële haalbaarheid uit het oog te verliezen. Van de bachelor verpleegkundige wordt een proactieve rol verwacht door innovaties te initiëren, te introduceren en te gebruiken (en het gebruik te ondersteunen) in de verpleegkundige zorgverlening, gebruikmakend van veranderstrategieën."*

Hbo-professionals worden opgeleid tot experts in het innovatieproces. Ze hebben de kennis en vaardigheden om vernieuwingen tot stand te brengen en kunnen creatieve oplossingen bedenken voor complexe problemen. De combinatie van creativiteit en ondernemerschap is essentieel voor innovatie. Hbo-professionals leren hoe ze buiten de gebaande paden kunnen denken en hoe ze hun ideeën kunnen omzetten in praktische en uitvoerbare innovaties. Dit zijn belangrijke competenties als we het hebben over technologie en digitalisering. De Vereniging Hogescholen stelt in 2023 het nog scherper: "de grote transities in de samenleving vragen erom nu en in de toekomst steeds meer hoger opgeleide professionals te hebben die mede richting geven aan de grote maatschappelijke opgaven op het gebied van klimaat, energietransitie, gezondheidszorg en digitalisering".[11]

Een andere bewuste keuze in dit boek is de gebruikte terminologie. We gebruiken zo veel mogelijk de taal van de professional uit de Informatie- en Communicatietechnologie, ofwel de ICT'er. We leggen uiteraard begrippen uit de ICT-wereld uit, maar vertalen ze niet in woorden die mogelijk dichter bij de inhoud van de zorgverlening of het beroep van de professional liggen. Dit boek beoogt de hbo-professional in de zorg de 'taal' van de ICT'er te laten begrijpen. Dit doe je in onze ogen het beste door ook de begrippen te gebruiken uit die taal en van die taal. We realiseren ons dat dit woorden zijn die de hbo-professional uit de zorg mogelijk niet vaak kent of gebruikt. Maar uiteindelijk zal door het lezen van dit boek het gebruik en begrip van deze taal meer en meer vanzelfsprekend en eigen worden. Met het spreken van de taal en het hebben van meer inzicht in en kennis van ICT kan er een belangrijke en in onze ogen noodzakelijke stap gezet worden om de digitaliseringsprocessen beter aan te laten sluiten/ beter geschikt te maken voor hen die er dagelijks mee moeten werken: diezelfde hbo-professionals. In ICT-begrippen hebben we het dan over de domeinexperts of de eindgebruikers. Deze domeinexperts bewegen zich naar het terrein van de ICT'er en maken hierdoor de afstand tussen ICT-innovaties en gebruik in de praktijk kleiner. Ze overbruggen de kloof, helpen bij het opbouwen van een gemeenschappelijk begrip, bieden advies, kunnen helpen bij het nemen van beslissingen, bij het optimaliseren van processen, bij een betere implementatie van vernieuwing. Een belangrijke rol nu al en nog meer in de toekomst. De eerste aanbeveling uit de *E-healthmonitor* van 2023[12] stelt het zo: "We moeten werk maken van betrokkenheid van zorgverleners en zorggebruikers bij de transformatie in de richting van hybride zorg. (. . .) Zo moeten digitale zorgoplossingen in de praktijk worden onderzocht en zorgprocessen moeten op basis van feedback worden aangepast. . ." Kortom, een domeinexpert als overbrugger/ liaison is van onschatbare waarde voor het succesvol implementeren van technische projecten en het bevorderen van effectieve communicatie binnen organisaties. En deze domeinexpert stimuleert het (mede) tot stand brengen van een zo'n positief mogelijke impact van deze innovaties op de processen ten behoeve van de zorgvrager, cliënt of patiënt én de (semi-)directe zorgverlening zelf.

Helaas blijkt nog steeds en nog vaak de gebruiker of domeinexpert niet bevraagd te zijn bij technologische ontwikkelingen en/of digitalisering. Er is overwegend niet of onvoldoende gekeken naar zijn of haar behoeften. Er wordt nog weinig tot geen gebruik gemaakt van de expertise van deze domeinexpert om de toepassing, vernieuwing, innovatie een zo groot mogelijke positieve impact te laten krijgen of een zo klein mogelijk negatieve impact. Dit is een groot gemis en reden dat vele ICT-toepassingen tot chagrijn leiden bij de gebruiker of zelfs helemaal niet worden gebruikt. Erik Koffijberg, hoogleraar technology assessment van digitale gezondheidsinnovaties aan de Universiteit Twente, stelde in zijn oratie in december 2023 dat het testen van de meerwaarde van een digitale innovatie samen moet gaan met doorlopende dataverzameling en continue revaluatie. Dat lukt volgens hem alleen als ontwikkelaars, simulatie-experts en eindgebruikers daar gezamenlijk op inzetten.[13] Al in 2013 werd door een onderzoek van Berenschot dit aangehaald: "Het is nog te vaak de verantwoordelijkheid van alleen de ICT-afdeling om alert te zijn op mogelijkheden om nieuwe ICT in te zetten binnen de eigen organisatie. Waardevolle kansen voor echte innovatie van de manier van werken blijven dan onderbenut. Ook het risico dat voorgenomen innovaties niet van de grond komen neemt toe. Ruim de helft van de organisaties geeft aan dat de meeste ICT-innovaties nooit in gebruik worden genomen."[14] Een pleidooi voor het meenemen van domeinexperts en gebruikers om ICT-ontwikkelingen in de organisatie beter te laten landen en te borgen. In het rapport van McKinsey & Company uit 2020 wordt dit gegeven opnieuw bevestigd. De auteurs daarvan stellen dat, om technologie optimaal te vervlechten in de dagelijkse praktijk, dit vraagt om zowel een investering in digitale zorgtechnologie als het ontwikkelen van nieuwe vaardigheden van medewerkers.[15] Dus niet alleen investeren in nieuwe mogelijkheden maar ook in de medewerkers die ermee om moeten gaan, of liever nog, die in een vroeg stadium betrokken zijn en meedenken over hoe de inzet van die technologie het meest optimaal kan zijn. In de implementatie toolkit van Vilans[16] wordt eveneens een pleidooi gehouden voor het betrekken van eindgebruikers over de gehele linie bij het implementeren van een technologie in de zorg. De focus in dit boek op de hbo-professional past daarmee in de huidige kijk op innoveren en verbeteren van de zorg.

Ook in het onderzoeksproject COUNT vanuit Hogeschool Utrecht zijn competenties beschreven die bruggenbouwers (uit verpleegkunde en ICT) nodig hebben om de verbinding tussen de verschillende domeinen te maken en als verpleegkundige en ICT'er effectief in innovaties deel te kunnen nemen en samen te kunnen werken. De competenties zijn verdeeld in drie hoofdgroepen: kennis (o.a. inzicht hebben in de praktijk), attitude (o.a. kritisch en gemotiveerd zijn) en vaardigheden (o.a. communicatief vaardig zijn, innovatief zijn). Het is belangrijk competenties in alle drie groepen te hebben.[17] Dit is op dit moment vaak niet het geval bij zowel de verpleegkundige als de ICT'er. Er moet dus nog veel veranderen.

In dit boek gaat het uitdrukkelijk niet over het digivaardig(er) worden. Het gaat ook niet over het verkrijgen van meer generieke competenties. Digivaardig is een term die soms verkeerd wordt uitgelegd, gebruikt of geïnterpreteerd. Digivaardig zijn is het hebben van digitaal inzicht, digitale informatievaardigheden hebben en overweg kunnen met de computer of de smartphone. Digitale vaardigheden zijn essentiële vaardigheden om digitale technologie te kunnen gebruiken en om goed mee te kunnen doen in de maatschappij van dit moment en van de toekomst. Enkele voorbeelden van digitale vaardigheden zijn: basisvaardigheden om een digitaal apparaat (computer, smartphone of tablet) te bedienen, in staat zijn om zelfstandig online onderzoek te doen, weten hoe je online je eigen veiligheid waarborgt en in staat zijn om sociale media adequaat te gebruiken. In een wereld die steeds afhankelijker wordt van digitale technologieën, zal het versterken van digitale competenties uiteraard een grote rol spelen in het succes van individuen en organisaties in álle sectoren. Generieke competenties, zoals aangedragen vanuit het COUNT-onderzoek, zijn eveneens van belang, maar in dit boek gaan we ervan uit dat ze grotendeels aanwezig zijn. Wij gaan een stap verder. Met dit boek is de lezer na afloop in staat op te treden als de eerdergenoemde liaison, verbinder tussen ICT en de praktijk van de zorgverlening door de kennis hebben van ICT en bij behorende begrippen, processen en werkwijzen, ofwel de 'taal' van de ICT te spreken. De lezer is daarmee in staat om adoptie van ICT te faciliteren en te begeleiden omdat zij weet hoe ICT werkt en wat mogelijkheden zijn binnen ICT.

Het boek hanteert in de uitwerking in de hoofdstukken de structuur van de system development life cycle (SDLC). Dit conceptueel model wordt onder andere gebruikt in projectmanagement en beschrijft de fasen die doorlopen worden van start tot het onderhoud van de voltooide applicatie of systeem. In de meeste gevallen is een systeem een IT-technologie, zoals hardware en software. Project- en programmamanagers nemen doorgaans deel aan SDLC, samen met systeem- en software-engineers, ontwikkelingsteams en eindgebruikers. SDLC wordt gebruikt om een rigide structuur en kader te geven om de fasen en stappen te definiëren die betrokken zijn bij de ontwikkeling van een systeem. Dat maakt het een bruikbaar uitgangspunt voor dit boek. In alle hoofdstukken gebruiken we zo veel mogelijk voorbeelden uit de praktijk van de zorg om de ICT-begrippen te duiden. Er zijn ook in alle hoofdstukken bijdragen die afkomstig zijn van professionals uit die praktijk. Zo koppelen we de zorgwereld aan de ICT-wereld en vice versa. Dit maakt de 'taal' van de ICT makkelijker te begrijpen en met de voorbeelden ook beter herkenbaar voor de zorgprofessional.

In hoofdstuk 2 zoomen we in op systemen en stakeholders in de zorg. We nemen de lezer mee opdat zij de bomen in het bos gaan zien: de complexiteit van het IT-landschap met de hardware en softwarecomponenten en de stakeholders met hun belangen en agenda's. Hoofdstuk 3 gaat over data en informatie in de zorg en heeft tot doel de lezer een beter begrip te geven van het belang van het begrip 'data', hoe wordt data begrepen in de ICT-wereld en gemodelleerd, maar ook van de ethische component die aan het opslaan en gebruik van data verbonden is. Hoofdstuk 4 beschrijft het thema 'processen in de zorg'. Na het lezen hiervan heeft de lezer een beter begrip van de dynamische organisatie waarin actoren en processen samen zorgen dat de doelen van een organisatie worden gerealiseerd. Bij hoofdstuk 5 gaan we vervolgens in op het specificeren van systemen. Na afloop kan de lezer functionele eisen opstellen van een nieuw systeem of een systeemverbetering, in de taal die een ICT'er begrijpt en waarin getest kan worden tijdens of na het bouwen. We gaan hier specifiek in op het opstellen van formele functionele eisen, maar ook op het ontwerpen van scherm lay-outs en schermreeksen. Hoofdstuk 6 beschrijft het proces van bouwen van software en systemen. De lezer krijgt beter inzicht in wat er (achter de schermen) bij bouwers van software en systemen gebeurt. Het openen van de box van Pandora.

Na de focus op bouwen komt in hoofdstuk 7 het implementeren van systemen aan bod. Het doel van dit hoofdstuk is om de lezers de manieren en valkuilen van het implementeren van nieuwe systemen of systeem verbeteringen uit te leggen maar ook welke rol ze hier zelf in kunnen spelen. Hoofdstuk 8 zoomt in op digitale strategie in de zorg. Met dit hoofdstuk begrijpt de lezer hoe een digitale strategie deel uit moet maken van de gehele strategie van een organisatie en waarom dit belangrijk is. Ook het op dit moment erg populaire begrip 'digitale transformatie' komt hierbij aan bod.

Als laatste willen we nog een toelichting geven op de gebruikte persoonsvorm. In de zorg werken van oudsher veel meer vrouwen dan mannen. Ook al is er bij de auteurs een dringende wens hier verandering in te brengen[18], feit is dat dit trage ontwikkelingen zijn. Dat maakt dat er gekozen wordt om voor de zorgprofessionals en de verpleegkundigen in dit boek 'zij' als aanspreekvorm te gebruiken.

Wij wensen jullie veel leesplezier, en hopen jullie mee te kunnen nemen in wat wij zien als noodzakelijk voor de zorgwereld: het spreken van de 'taal' van de ICT'er.

Noten

1 RIVM
2 *Opgaven voor volksgezondheid en zorg op weg naar 2050. Vooruitblik Volksgezondheid Toekomstverkenning 2024.* (n.d.). RIVM. Retrieved April 5, 2024, from https://www.rivm.nl/publicaties/opgaven-voor-volksgezondheid-en-zorg-op-weg-naar-2050
3 NPO, 2022
4 Dodelijke zorg. (n.d.). In *NPO Start.* Retrieved May 1, 2024, from https://npo.nl/start/video/dodelijke-zorg
5 https://www.skipr.nl/nieuws/ziekenhuizen-openen-in-2doc-frontale-aanval-op-chipsoft/
6 *Volksgezondheid Toekomst Verkenning 2024. Kiezen voor een gezonde toekomst,* RIVM-rapport 2024-0110 Te vinden op: https://www.volksgezondheidtoekomstverkenning.nl/vtv-2024
7 Waarmee we niet zeggen dat zonder betrokkenheid van de domeinexpert het per definitie fout gaat.
8 *Onderzoeksrapport: Technologische innovaties in de zorg.* (n.d.). Zorginstituut Nederland. Retrieved April 5, 2024, from https://www.zorginstituutnederland.nl/publicaties/rapport/2022/08/24/onderzoeksrapport-technologische-innovaties-in-de-zorg
9 Beijen, M. (2020). *Succesvol Digitaal Transformeren: Een survival guide voor managers en bestuurders.* Van Haren Publishing.
10 Bouwes, A., Broekman, H., Dobber, J., Eisenberg, I., Den Hertog, R., Rutgers, A., (2023), Opleidingsprofiel Bachelor of Nursing 2030, Landelijk Overleg Opleidingen Verpleegkunde https://www.loov-hbov.nl/wp-content/uploads/2025/01/2025-01-27-BN2030.pdf
11 *Gelijke kansen voor hogeschoolstudenten.* (z.d.). Gelijke kansen voor hogeschoolstudenten. Retrieved May 1, 2024, from https://www.vereniginghogescholen.nl/actueel/actuali teiten/gelijke-kansen-voor-hogeschoolstudenten
12 https://icthealth.nl/nieuws/e-healthmonitor-signaleert-stagnerende-inzet-digitale-zorg/

13 Smeets, R. (2023, december 18). 'Continue evaluatie digitale innovatie is noodzaak' – ICT&health. ICT&Health | Het Innovatieplatform van de Zorg. Voor de Zorg. https://icthealth.nl/nieuws/continue-evaluatie-digitale-innovatie-is-noodzaak/
14 *Innovatie met ICT noodzakelijk, maar vaak lastig.* (2013, April 17). Boom Management. https://boommanagement.nl/artikel/innovatie-met-ict-noodzakelijk-maar-vaak-lastig/
15 Rutten, P., Pruim, J., van Zijl, N., & Merckelbach, S. (1 C.E., January 1). Paul Rutten. *McKinsey & Company.* https://www.mckinsey.com/nl/our-insights/digitale-zorg-in-nederland
16 *Implementatietoolkit – Technologie in de zorg.* (2017, August 31). Vilans_nl. https://www.vilans.nl/kennis/implementatie toolkit-technologie-in-de-zorg
17 https://issuu.com/hogeschoolutrecht/docs/count_2021_competenties_bruggenbouwers_zorg_techno
18 Molenaar, V., & van Reijswoud, V. (2022). Meer mannen in Zorgberoepen is essentieel. *Skipr, 15*(3), 72–79. https://doi.org/10.1007/s12654-022-0842-7 en https://www.skipr.nl/magazine-article/perspectief-meer-mannen-in-zorgberoepen-is-essentieel/

2 Systemen in de zorg

■ 2.1 INTRODUCTIE

Dit hoofdstuk heeft tot doel dat de lezer de bomen in het bos gaat zien: de complexiteit van het IT-landschap met de hardware en softwarecomponenten en de stakeholders met hun belangen en agenda's. Om daarnaartoe te werken is het nodig om te begrijpen welke uitdagingen er in de zorg spelen, welke systemen er zijn, waartoe deze gebruikt worden en hoe de ontwikkeling van informatiesystemen in zijn werk gaat.

■ 2.2 UITDAGINGEN IN DE ZORG

Zoals we in hoofdstuk 1 al schreven zijn er vele uitdagingen in de zorg. Naast de toenemende complexiteit van de zorg, de gevolgen van dubbele vergrijzing, de exponentiële groei in technologische mogelijkheden en de hiermee samenhangende stijgende zorgkosten is er ook sprake van een dalend aantal zorgprofessionals. De impact op de zorg vanuit dit alles is enorm. Nieuwe inzichten, nieuwe vormen van zorg zijn nodig.

Zorgtechnologie en digitalisering zullen organisaties en de zorg fundamenteel veranderen. Ze beïnvloeden steeds meer het werk van de professional met daarbij de opdracht aan die professional om daar waar de zorgvrager, cliënt of patiënt zelf niet voldoende in staat is zijn of haar belang te behartigen, dit voor hem/haar te doen. In de eerder aangehaalde toekomstverkenning van het RIVM staat dat nieuwe expertise nodig is. Of dit nodig is voor de zorgvrager, cliënt of patiënt wordt niet benoemd, maar volgens het RIVM is het van belang voor mantelzorgers en professionals. Deze laatste groep zal in toenemende mate betrokken moeten zijn om een zo gunstig mogelijk effect van de inpassing van digitale systemen in de zorgverlening te bewerkstelligen. Oftewel, de zorgprofessional moet meer invloed kunnen uitoefenen op de digitalisering die in zijn of haar organisatie plaatsvindt.

Digitalisering vindt nog te vaak plaats zonder betrokkenheid van de zorgprofessional. Nieuwe systemen of applicaties worden aangeschaft omdat ze:

- beloven de zorgverlening te vergemakkelijken;
- optimaal inzicht geven in data om te kunnen verbeteren;
- de concurrentiepositie zullen verbeteren;
- er nu eenmaal al zijn en nog meer blijken te kunnen;
- een behoefte vanuit de zorgvrager zijn;
- etc.

Helaas blijkt de gebruiker lang niet altijd bevraagd te zijn, er is niet of onvoldoende gekeken naar zijn of haar behoeften. De eerdergenoemde *E-healthmonitor 2023* heeft als belangrijkste aanbeveling het werk maken van betrokkenheid van zorgverleners en zorggebruikers.[1] Wij focussen in dit boek op de professional. Er wordt nog weinig tot geen gebruik gemaakt van de expertise van deze professional, de zogeheten domeinexpert, om de toepassing, vernieuwing, innovatie een zo groot mogelijke positieve impact te laten krijgen of een zo klein mogelijk negatieve impact.

Domeinexpert

Een domeinexpert is een professional binnen het veld waar hij of zij werkzaam is. Deze expert kent het werk en de processen die in deze context spelen door en door. Ze hebben inzicht in de werkwijzen en wat het beste past of wat juist níet past, hoe medewerkers mee te krijgen en wat juist hierin níet te doen.

Het betrekken van domeinexperts (denk in het kader van de zorg aan verpleegkundigen, verzorgenden, fysiotherapeuten, andere paramedici) is essentieel om de implementatie van systemen, veranderingen of vernieuwingen, tot een succes te maken. In de toenemende digitalisering kan de domeinexpert een rol van betekenis spelen door te helpen de technische inzichten/ digitale oplossingen te vertalen naar de praktijk van de werkvloer. Zij kunnen helpen de kloof tussen beide werelden te overbruggen.

In ICT-termen is de domeinexpert een eindgebruiker. Het betrekken van eindgebruikers gebeurde al meer en eerder, maar de wereld van ICT en eindgebruikers blijken vaak nog gescheiden.

Het ministerie van VWS schrijft in het *Informatieplan 2023-2027*[2] dat het de mogelijkheden van digitalisering in wil zetten bij de veranderende zorgvraag. Informatievoorziening en ICT moeten de zorg vooruithelpen. VWS zet in op ICT-ontwikkelingen als middelen voor de maatschappelijke opgaven voor de zorg. Het beleid van VWS richt zich op "voorwaarden voor, en bevorderen van de juiste informatie op de juiste plek, op het juiste moment en in de juiste vorm. VWS stelt kaders, waarborgt met wet- en regelgeving, ziet toe op juist gebruik hiervan en neemt en ondersteunt en stimuleert initiatieven om goede informatievoorziening te organiseren" (VWS, 2022). Op deze wijze wil VWS bijdragen aan het verbeteren van de zorg. Prof. Dr. Lisette van Gemert-Pijnen deed hier op verzoek van VWS onderzoek naar en concludeert dat, waar Nederland voorloopt in het gebruik van patiënten apps, wearables en automatisering van klinische taken, er nog veel winst te behalen valt met betrekking tot onderlinge uitwisseling van zorgsystemen en het uitwisselen van data voor onderzoek en behandeling. Een infrastructuur hiervoor ontbreekt. Nederland loopt daarmee in het gebruik van digitale zorgtoepassingen achter in vergelijking met andere Europese landen.[3]

Voor we verder gaan op meer technische details van de systemen is het belangrijk om te begrijpen welke soorten systemen we in de zorg kunnen onderscheiden. De verschillende systemen in de zorg worden hieronder verder toegelicht.

2.3 SYSTEMEN IN DE ZORG

Digitalisering, automatisering en innovatie met gebruik van ICT zijn containerbegrippen die op beleidsniveau worden gebruikt. Maar waar hebben we het dan eigenlijk over? Er zijn diverse manieren waarop je de systemen kunt onderverdelen. We kiezen ervoor de uit onze verkenning meest voorkomende groepering (ook wel typering) van systemen beknopt weer te geven. In figuur 2.1 geven we alvast een visuele weergave.

1. Uitwisselen van medische gegevens
Bij het onderling uitwisselen van medische gegevens hebben we het over het elektronisch delen van medische informatie tussen zorgverleners en patiënten. Of tussen zorgverleners onderling. Dit vindt plaats in een digitaal systeem zoals een elektronisch cliënten- en patiëntendossier, kortweg ECD en EPD genoemd. De medische (en andere gegevens) van een cliënt of patiënt worden hierin opgeslagen, beheerd en gedeeld met betrokken zorgverleners.

Iedere zorgverlener in Nederland heeft inmiddels toegang tot digitale middelen om informatie vast te leggen. Ze gebruiken hierbij diverse softwareprogramma's en kiezen uit het grote aanbod hierin op basis van hun voorkeuren, mogelijkheden of beschikbare financiën. Dit geeft een divers en versnipperd digitaal landschap. Zodra ze de opgeslagen informatie willen of moeten delen met andere zorgaanbieders, ontstaat op veel plaatsen een probleem. De veelheid en diversiteit aan systemen maakt dit enorm ingewikkeld.

Technisch gezien kan volgens het Nictiz (Nationaal ICT-Instituut in de Zorg) informatie gemakkelijk gedeeld worden als de juiste technische en data-standaarden worden gebruikt.[4] De realiteit is echter weerbarstiger. De noodzaak tot verbetering in het onderling kunnen uitwisselen van medische gegevens ontstaat omdat het inbedden van de data uit het softwareprogramma van een collega niet altijd

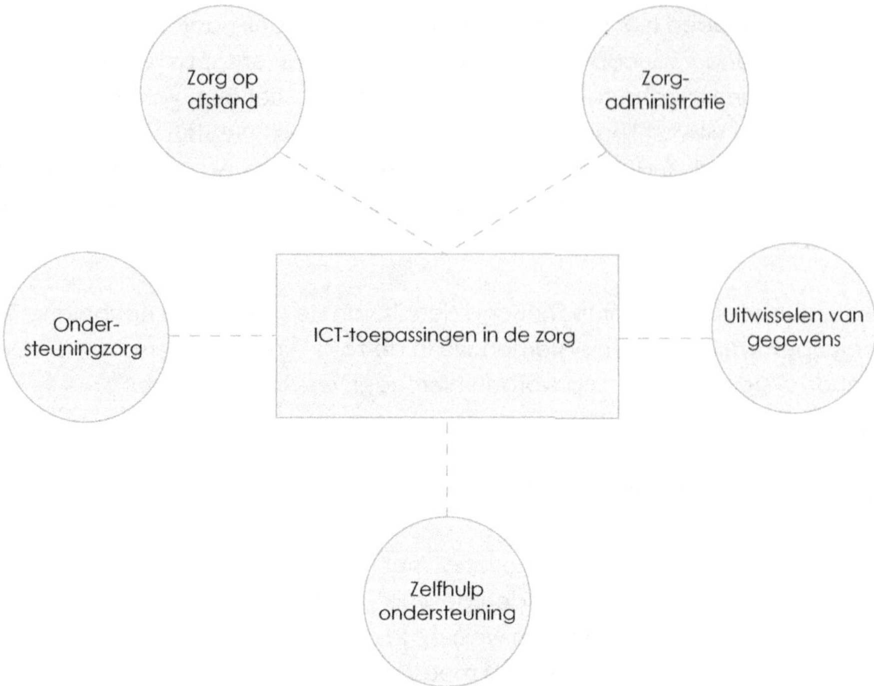

Figuur 2.1 Aandachtsgebieden van systemen in de zorg

op eenzelfde wijze past in het eigen werkproces. Komt de informatie op de juiste plekken terecht in de software die wordt gebruikt, bijvoorbeeld in een elektronisch patientendossier in een ziekenhuis? Bedoelen we allemaal hetzelfde met de genoteerde tekst, de begrippen en getallen? Het belang van eenduidige informatie wordt nog vele malen groter wanneer computers zonder tussenkomst van de mens gaan interpreteren, besluiten nemen, prioriteiten stellen of bijvoorbeeld medicatiefouten moeten ontdekken.

Om goede zorg te kunnen leveren, is het cruciaal dat zorgverleners beschikken over complete en actuele gegevens van patiënten en cliënten. Dit kan alleen worden bereikt met een goede overdracht en beschikbaarheid van gegevens tussen zorgaanbieders. Het doel van gegevensuitwisseling is om de betrokken zorgverleners actuele en volledige informatie over een cliënt of patiënt te kunnen geven waar nodig voor behandeling, verpleging of verzorging. Met als doel om betere en gecoördineerde zorg te garanderen. Een zorgverlener is in Nederland verplicht medische gegevens bij te houden in een medisch dossier. De Patiëntenfederatie stelt in 2021: "Goede uitwisseling van medische gegevens is van groot belang voor de kwaliteit van de zorg, zeker met de opkomende keten- en netwerkzorg. Als een zorgverlener geen inzage heeft in alle medische gegevens van de patiënt, dan is de zorg vanzelfsprekend niet optimaal. Onvolledige informatie kan zelfs leiden tot verkeerde diagnoses en onveilige situaties. Bovendien moeten veel onderzoeken overgedaan en informatie opnieuw opgevraagd worden. Dat is belastend voor patiënten en leidt tot onnodige extra kosten."[5]

In figuur 2.2 is deze visie van de Patiëntenfederatie gevisualiseerd:

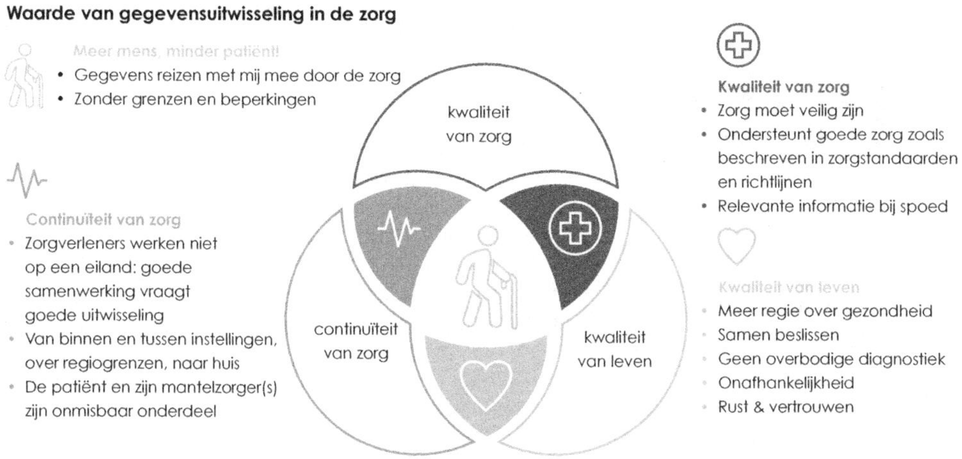

Samenvatting van de visie van Patiëntenfederatie Nederland op de waarde van gegevensuitwisseling in de zorg. Uitgangspunt is de mens die zorg nodig heeft. Relevante gegevens reizen met haar/hem mee door de zorg met als doel kwaliteit van zorg, continuïteit van zorg en kwaliteit van leven.

Figuur 2.2 Waarde van gegevensuitwisseling in de zorg (overgenomen uit *Knelpunten en behoeften bij de uitwisseling van medische gegevens* (pagina 2)) door Patiëntenfederatie Nederland (2021).

In juli 2023 is hiervoor de Wet Gegevensuitwisseling in de Zorg (Wegiz) in werking getreden.[6] Deze wet verplicht zorgaanbieders om zorggegevens elektronisch uit te wisselen opdat informatie over de behandeling en zorg voor patiënten sneller beschikbaar komt en het risico op fouten kleiner is.

2. Zorg op afstand

Bij verlenen van zorg op afstand gaat het erom dat zorgverleners via digitale communicatiemiddelen zorg op afstand kunnen verlenen, dat medische of zorgdiensten geleverd worden zonder dat de zorgverlener en de patiënt fysiek aanwezig zijn op dezelfde locatie. Het kan verschillende vormen aannemen. We bespreken ze hieronder kort.

- Videoconsulten: hierbij verleent de arts zorg op afstand aan de patiënt of cliënt via een directe ('live') videoverbinding. Andere namen hiervoor worden gebruikt zijn videobellen, beeldbellen, e-consult, beeldconsult of screen-to-screen consult.[7]
- Teleconsultatie: een vorm van e-health waarbij huisartsen een medisch specialist op afstand kunnen raadplegen voor advies. Hierdoor blijft het voor de huisarts mogelijk om de patiënt zelf te blijven begeleiden met ondersteuning van een specialist.[8]

ikje

Lezers zijn de auteurs van deze rubriek. Een Ikje is een persoonlijke ervaring of anekdote in maximaal 120 woorden.
Insturen via ik@nrc.nl

DOKTER BEELDBEL

Mijn schoonmoeder is geboren in 1933, dit jaar wordt zij 91, deo volente. Zij gaat geestelijk achteruit. De werking van wasmachine, droger, iPad en tv zijn nagenoeg onbekend geworden. Voor haar avondeten is zij afhankelijk van vriendelijke mensen en ja, iedereen herkennen valt voor haar ook niet meer mee. Ze heeft steeds meer zorg nodig. De huisarts verwijst haar daarom naar de afdeling Geriatrie van het plaatselijke ziekenhuis. Die laat weten dat het eerste consult bij voorkeur zal verlopen „via een beeldbel afspraak via de *BeterDichtbij app.*"

Figuur 2.3 Dokter beeldbel (overgenomen uit *NRC*, 26 feb 2023)

- Telemonitoring: zorg voor volwassen patiënten (18+) die onder behandeling staan van een medisch specialist of van de huisarts waarbij de patiënt vanuit huis informatie (via een app of meetapparatuur verzameld) doorgeeft aan degene die de monitoring en begeleiding uitvoert. Zo houden patiënt en zorgverlener samen de gezondheid van de patiënt steeds nauwlettend in de gaten en kunnen zij actie ondernemen als dit nodig is.[9]
- Telezorg of -therapie (telemedicine of telecare): 'zorg op afstand' met behulp van informatie- en communicatietechnologie (ICT). Denk aan sociale alarmering, zorgcoördinatie, kennisoverdracht, telemonitoring, teleconsultatie, televisites, instructie/ begeleiding/ training op afstand en preventie.[10]

De eerdergenoemde stijging in zorgbehoefte, toename van complexiteit van zorg, meer onderlinge verwevenheid van zorg en de daarnaast de toenemende tekorten aan zorgprofessionals alsook de toenemende kosten, maken dat er naar digitalisering gekeken wordt als een mogelijk antwoord.[11] Door gebruik te maken van deze vormen van digitalisering kunnen tijd en middelen bespaard worden en daarmee de zorg efficiënter worden. Het Ministerie van VWS liet berekenen dat dit een productiviteitsverbetering van ten minste 27.000 fte in 2028 zou kunnen geven, een kwart van het verwachte arbeidsmarkttekort. Ook draagt passende inzet van digitale zorg bij aan de betaalbaarheid van zorg: geschatte minimale bruto opbrengst van €1,9 miljard. In figuur 2.4 zijn de geselecteerde types digitalisering weergegeven die bijdragen aan de hierboven aangegeven opbrengsten.[12]

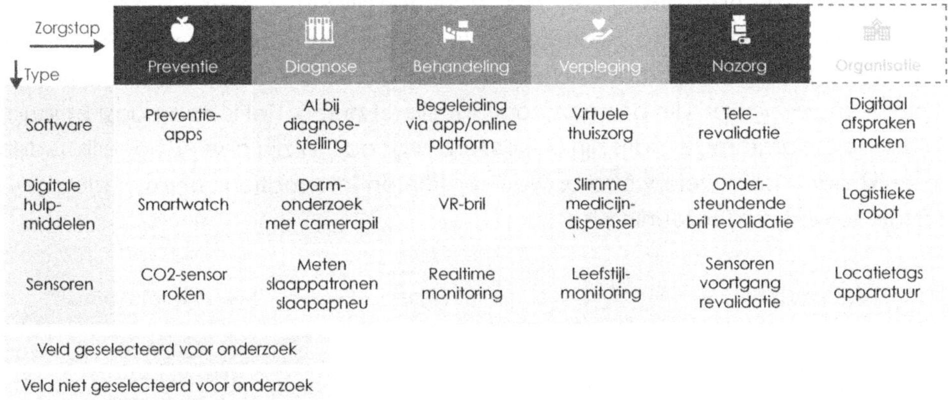

Figuur 2.4 Geselecteerde types digitalisering. Overgenomen uit *Onderzoek naar opbrengsten digitalisering van zorg* (pagina 11). SiRM, in opdracht van het ministerie van VWS, 2024.

Naast efficiëntie worden er nog meer voordelen gezien van het bieden van zorg op afstand. Denk hierbij aan het voordeel dat patiënten of cliënten kunnen ervaren door niet naar de zorgverlener te hoeven reizen, maar thuis te kunnen blijven en toch zorg te kunnen ontvangen, vragen te kunnen stellen of antwoorden te krijgen op zorgen die ze hebben. Met de opties van thuismonitoring kunnen patiënten eerder met ontslag naar huis omdat zij thuis gemonitord kunnen worden op hun herstel. En thuis herstellen patiënten sneller dan in een ziekenhuis.[13] Nadelen die op dit moment nog kleven aan zorg op afstand kunnen worden samengevat als: het moeilijker aangaan of onderhouden van een zorgverlener-zorgvrager relatie, sommige mensen hebben thuis niet de middelen of plek voor digitaal contact, het gevoel van sociale isolatie kan worden versterkt, niet iedereen heeft voldoende digitale vaardigheden. De digitale ongelijkheid tussen mensen kan toenemen. Dit laatste punt wordt nog eens stevig bevestigd in het *Trendrapport Digitale inclusie* (2023).[14] Als laatste ervaren patiënten digitale zorg enkel als aanvulling op fysieke zorg, niet als vervangend.[15]

3. Zelfhulpondersteuning

Zelfhulpondersteuning, ook wel zelfzorgondersteuning of zelfmanagementondersteuning genoemd, omvat tools, programma's of middelen die mensen helpen bij het zelf managen van hun gezondheid. Denk hierbij aan educatief materiaal of websites met informatie over ziektebeelden, apps die oefeningen of ondersteuning aanbieden, online forums voor lotgenotencontact, zelfhulpboeken, sociale robots of een medicijndispenser.[16]

Deze vorm van digitale ondersteuning is een veel voorkomende en ook veel gebruikte toepassing. Uit onderzoek van het RIVM (2024) blijkt dat mensen zelf graag aan de slag gaan voor hun gezondheid.[17] In onze huidige samenleving is zelfzorgondersteuning goed ingebed, het geeft de patiënt meer regie over zijn eigen ziekte en helpt mensen ook langer thuis te kunnen blijven. Voor mensen die vormen van digitale ondersteuning gebruiken geldt volgens het onderzoek van het RIVM dat de programma's de mogelijkheid moeten geven om te interacteren met de sociale omgeving van die persoon, zoals familie of buren. Het is daarnaast belangrijk dat de programma's gratis zijn of worden vergoed.[18] Er zijn al veel mogelijkheden beschikbaar, alsook vele websites waar patiënten informatie kunnen vinden over digitale zelfzorgondersteuning.[19]

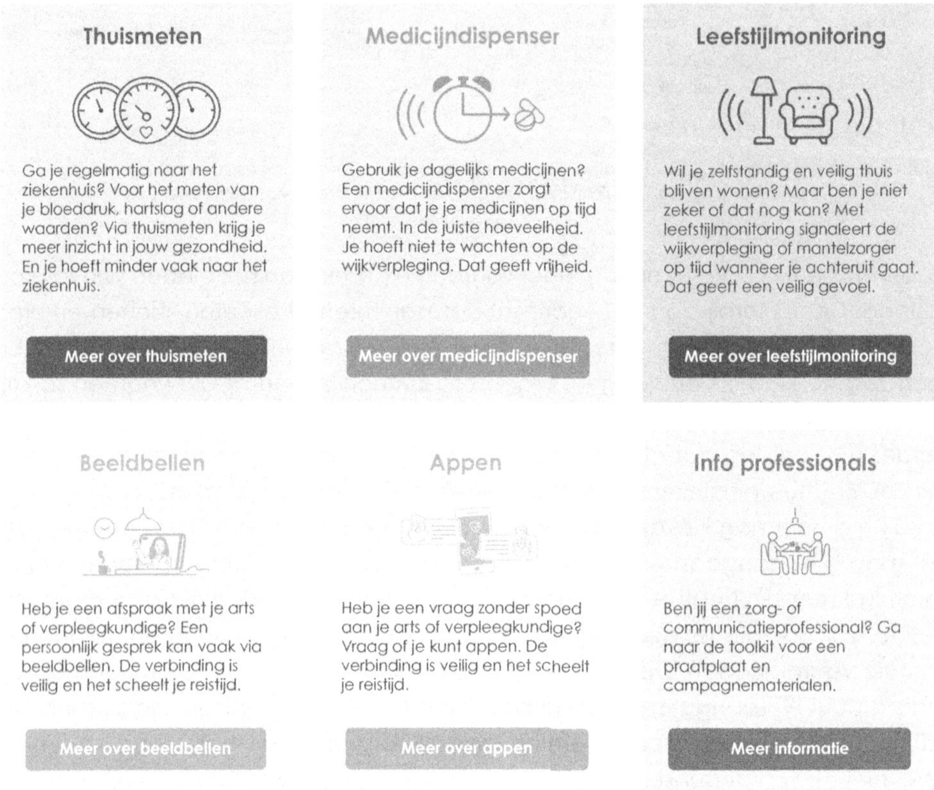

Figuur 2.5 Vormen van zelfhulpondersteuning, Overgenomen van website: zokanhetook.nl (4 mei 2024)

4. Ondersteuning zorg

Een van de belangrijke mogelijkheden van digitalisering is het bieden van ondersteuning bij diagnose en behandelingen. We hebben het dan over technologie, systemen of diensten die zorgverleners ondersteunen bij het stellen van een diagnose en het bepalen van een behandelplan voor patiënten of cliënten. Vanwege de grote hoeveelheid beschikbare relevante data en de toepassing hierdoor van beter passende behandelingen, verhogen deze toepassingen ook de kwaliteit van zorg.[20] Zorg zal op die manier beter afgestemd kunnen worden op het individu, oftewel een toename van 'personalised medicine'. We kennen allemaal de voorbeelden van chirurgen die met behulp van robots opereren, van onderzoek waarbij er met behulp van AI, die röntgenbeelden analyseert, diagnoses gesteld kunnen worden. Maar ook digitale beslisondersteuning of decision aids die helpen bij het maken van moeilijke keuzes. Denk daarnaast aan de ondersteuning die AI (Artificiële Intelligentie) kan bieden in het bijhouden van vakliteratuur, dat door de hoeveelheid gepubliceerde onderzoeken voor zorgverleners zelf nauwelijks nog mogelijk is. De meerwaarde van ondersteuning door ICT op dit vlak wordt nauwelijks meer betwist. Zo had in 2022 de IC van het Amsterdam UMC een wereldwijde primeur. Zij lieten de beslissing van artsen om een patiënt al dan niet met ontslag van de IC te laten gaan door AI ondersteunen op basis van grote hoeveelheden informatie uit het elektronisch patiëntendossier.[21]

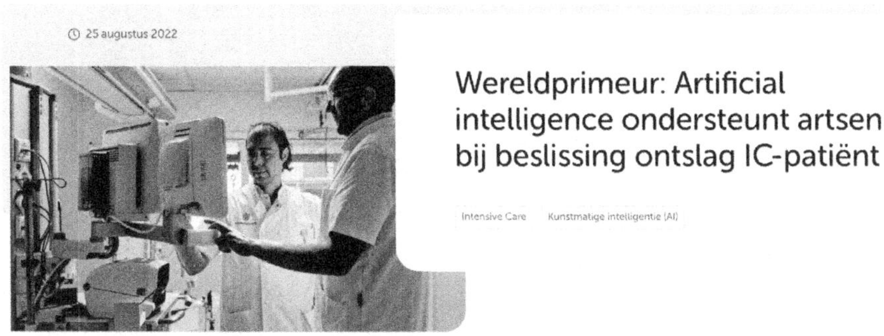
25 augustus 2022
Wereldprimeur: Artificial intelligence ondersteunt artsen bij beslissing ontslag IC-patiënt
Intensive Care
Kunstmatige intelligentie (AI)

Figuur 2.6 Overgenomen van website Amsterdam UMC (4 mei 2024)

5. Ondersteuning zorgadministratie
Bij deze vorm denken we aan technologieën en systemen die worden gebruikt voor het beheren van administratieve taken in de gezondheidszorg, zoals patiëntendossiers, systemen voor facturering, of de planning van afspraken. Deze systemen nemen administratieve taken over of versimpelen ze zodat zorgverleners meer tijd overhouden voor interactie met de patiënt.[22]

Ook databases of systemen voor het monitoren en bevorderen van de volksgezondheid op populatieniveau horen onder deze typering. De RIVM-database die gegevens bijhield over vaccinatiepercentages in verschillende regio's om de verspreiding van covid-19 te monitoren was in de tijd van de pandemie een belangrijk hulpmiddel.

De voordelen van ondersteuning van zorgadministratie liggen overduidelijk op minder administratieve lasten en op tijdbesparing. Ook het terugvinden van gegevens verloopt gemakkelijker met deze systemen. De gezondheidszorg beseft steeds meer dat zorgtechnologie optimaal bijdraagt als het zorgproces erop wordt afgestemd. De nadelen die genoemd worden zijn het risico op het delen van privacygevoelige informatie en de afhankelijkheid van een goed werkende internetverbinding.[23]

Zoals duidelijk moge zijn, beslaan ICT-toepassingen in de zorg een breed aanbod aan toepassingen die ingezet kunnen worden, afhankelijk van het doel dat ermee beoogd wordt. Ook de mate waarin een toepassing wordt gebruikt, verschilt. Ter illustratie waaruit dit blijkt, zie figuur 2.7 t/m 2.9 met een drietal grafieken uit de *E-healthmonitor 2023.*[24]

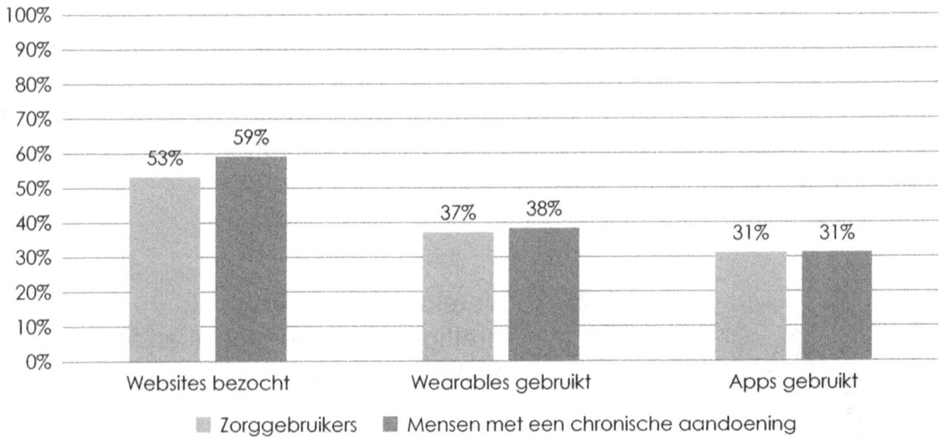

Figuur 2.7 Overgenomen uit *E-healthmonitor 2023*, (pagina 18), RIVM 2023

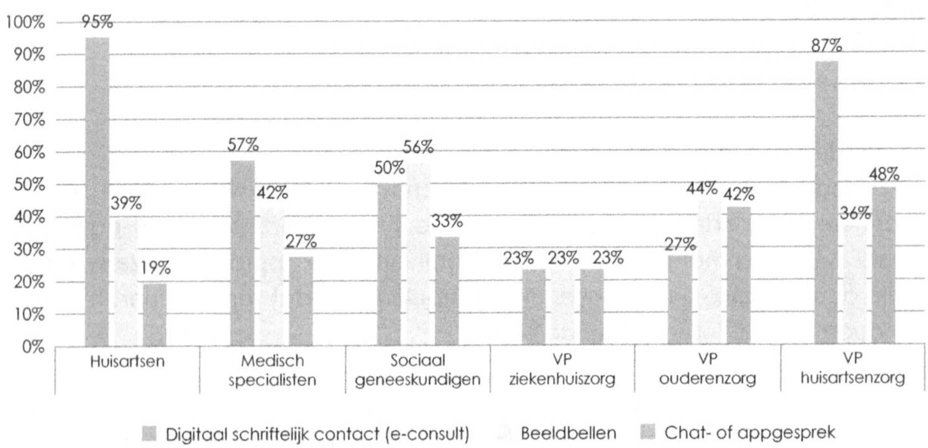

Figuur 2.8 Overgenomen uit *E-healthmonitor 2023*, (pagina 21), RIVM 2023

Type toepassing	VP Ziekenhuiszorg (n=82)	VP Ouderenzorg (n=259)	VP GGZ (n=41)	VP Gehandicaptenzorg (n=58)
Persoonsalarmering	33%	97%	41%	53%
Bewegingsmelders	41%	56%	24%	53%
Video(Camera)bewaking	41%	37%	37%	48%
Akoestische bewaking	16%	13%	17%	52%
GPS-trackers	6%	44%	7%	28%
Slimme matrassen	12%	18%	7%	26%
Inactiviteitsmelders	4%	15%	0%	10%

Figuur 2.9 Overgenomen uit *E-healthmonitor 2023* (pagina 26), RIVM 2023

Vanuit de verschillende typeringen van systemen in de zorg gaan we nu dieper inzoomen op informatiesystemen. Wat zijn het? Wat doen ze? Waaruit bestaan ze?

2.4 INFORMATIESYSTEEM

Hoewel we bij informatiesystemen meestal meteen denken aan geautomatiseerde systemen, is een informatiesysteem meer. Een informatiesysteem is een doelgericht samenspel tussen mensen, processen en technologie waarin gegevens worden verwerkt om een bepaald doel te realiseren. Laten we deze complexe beschrijving van een informatiesysteem in onderdelen bekijken.

In de kern is een informatiesysteem een gegevensverwerkend proces waarbij gegevens worden verzameld, georganiseerd, geanalyseerd, verwerkt en vervolgens in verwerkte vorm weer worden weergegeven. De kern van dit proces is in figuur 2.10 weergegeven. Dit input-output proces is iets wat we op dagelijkse basis doen. Als mensen zijn we de hele dag gegevens aan het verzamelen en verwerken. Dat doen we met onze zintuigen en hersenen. Ook als zorgprofessional is dit deel van ons dagelijks werk. Als een wijkverpleegkundige het huis van een cliënt binnenloopt en vraagt aan de cliënt hoe het gaat met hem/haar dan verzamelt ze tegelijkertijd met haar ogen, oren en neus signalen en verwerkt zij deze in een conclusie in haar hoofd.

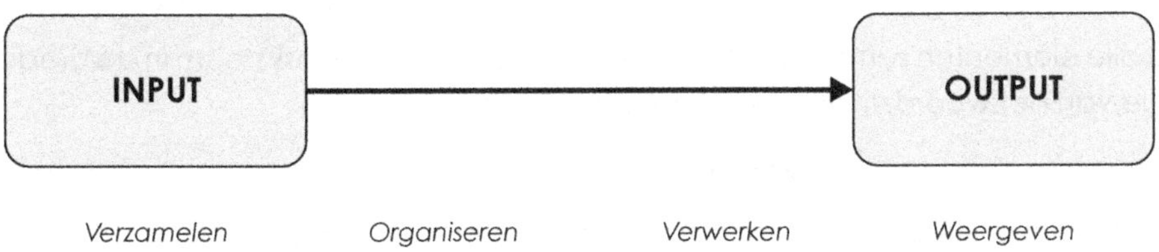

Figuur 2.10 Processchema informatieverwerking

Wat we in dit voorbeeld van de wijkverpleegkundige zien is dat het input-output-proces gestart wordt met een doel. Ze wil namelijk weten hoe het met de cliënt gaat. Zonder doel is het input-output-proces letterlijk zinloos. Een informatiesysteem is dus gericht op een doel. In het voorbeeld zien we ook dat er deelnemers bij betrokken zijn. Dit worden ook vaak *actoren* genoemd. De actoren zijn met elkaar verbonden in een proces waarbij de ene actor de gegevens levert en de ander de gegevens verwerkt.

Tot op dit moment hebben we het over menselijke actoren die in het input-output-proces betrokken zijn, maar vaak is er ook technologie in het spel. Technologie moeten we breed opvatten, een laptop of een bewegingssensor zijn moderne vormen van technologie, maar een thermometer en stethoscoop ook. En in onze moderne tijd zien we ook dat er gegevensverwerking tussen twee technologiecomponenten plaatsvindt. Denk bijvoorbeeld aan een zuurstofsaturatiemeter die aan de vinger van een patiënt op een verpleegafdeling zit en het display waarop de verpleegkundige of de arts direct de zuurstofsaturatie kan aflezen, figuur 2.11.

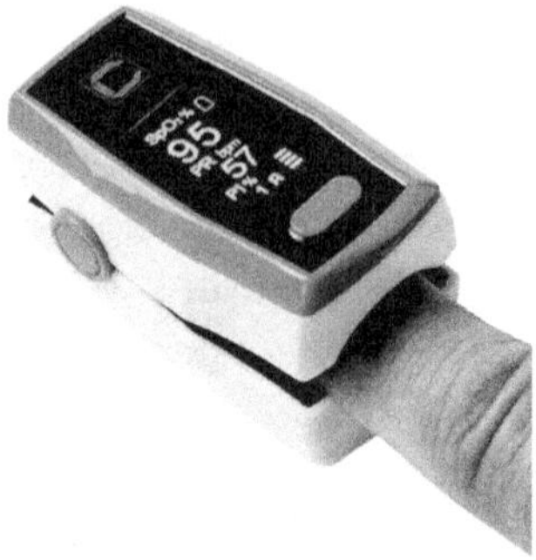

Figuur 2.11 Zuurstofsaturatiemeter[25]

Deze gegevensverwerkende processen staan niet op zichzelf en maken deel uit van grotere processen. De verpleegkundige komt namelijk niet alleen bij de cliënt om te kijken hoe het gaat, maar de vraag (en het antwoord) maken deel uit van een groter geheel waarbij uiteindelijk een wondbehandeling het doel is. En het bezoek zelf maakt weer deel uit van de bredere professionele verzorgende context. Deze context stelt op zijn beurt weer specifieke eisen aan de handelingen die worden gedaan. Gegevensverwerkende systemen bestaan niet in isolatie.

Als we alle elementen samenbrengen krijgen we een informatiesysteem in de brede definitie van het woord. In figuur 2.12 is het samengevat.

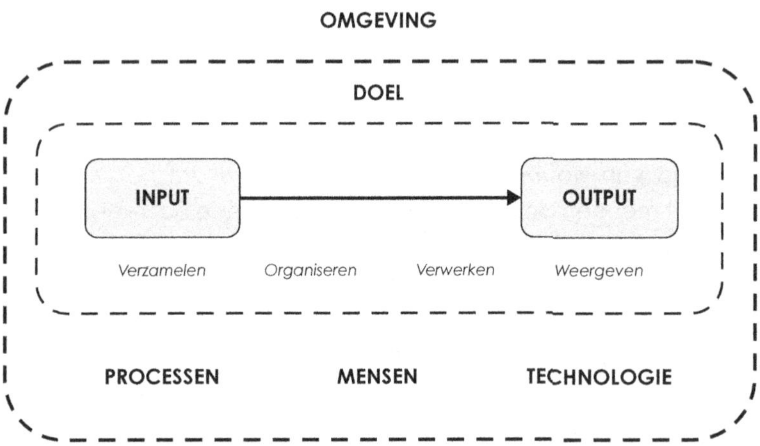

Figuur 2.12 Het informatiesysteemconcept

2.4.1 Systemen en subsystemen

Elk systeem heeft een omgeving, een systeemgrens met de omgeving, en een interne organisatie van activiteiten die zich binnen het systeem afspelen. In de omgeving van elk systeem bevinden zich vervolgens weer andere systemen die met ons eigen systeem verbonden zijn. Elk systeem (behalve het kleinste, elementaire systeem) kan worden opgedeeld in subsystemen. Dit zogenaamde systeemconcept (zie figuur 2.13) is een belangrijke manier van denken om af te perken waar we ons bij onze activiteit op gaan concentreren. Dit is nog abstract, maar laten we het in detail gaan bekijken.

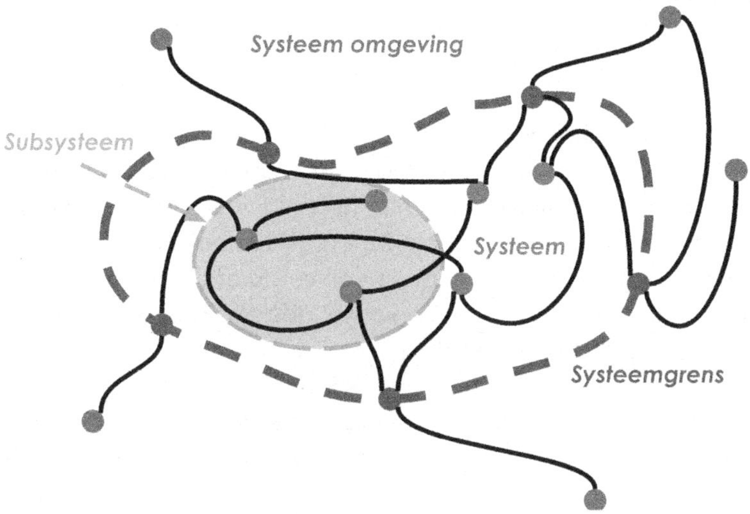

Figuur 2.13 Systeem en subsysteem

Laten we beginnen met een systeem. Er zijn veel verschillende soorten systemen[26] maar hier beperken we ons tot het onderscheid tussen menselijke en technische systemen. Een menselijk systeem is waarin menselijke actoren centraal staan en de manier beschrijft waarop zij met elkaar afspraken maken en samenwerken. Een technisch systeem bestaat uit niet-menselijke elementen zoals bijvoorbeeld een computersysteem (zoals een database) voor de registratie van incidenten en calamiteiten in een instelling.

Een ziekenhuis is een goed voorbeeld van een complex systeem dat zowel menselijke als technische (sub)systemen bevat. Een verpleegafdeling kan als een menselijk subsysteem worden gezien. Het EPD is een voorbeeld van een technisch subsysteem. De twee systemen kunnen elkaar overlappen, zoals in dit geval zeker het geval is.

Wat beschouwd wordt als een systeem of een subsysteem, of wat binnen de systeemgrens of daarbuiten valt, is een keuze. Hier zijn geen duidelijke regels voor. Toch is het wel van groot belang om deze keuze te maken en de keuze goed te beschrijven. Je wilt namelijk goed weten waarop je je aandacht richt en waarop niet. Is het systeem dat je gaat bekijken de hele organisatie, of concentreer je je op het team van artsen en verpleegkundigen op de Spoedeisende Hulp? Waar leg je de grenzen van het systeem?

Ook in het geval van technische systemen is dit erg belangrijk. Een duidelijk keuze laat zien over welke systemen of software je je wel druk wil maken en over welke niet. De ICT-systemen die in de omgeving vallen neem je mee als context en je kijkt alleen hoe ze op je systeemgrens interacteren met het systeem dat je beschouwt. Een ICT'er zal dan praten over interfaces of een Application Programming Interface (API) tussen de systemen. Deze interfaces zijn vaak een technische uitdaging, vooral als het systemen van verschillende leveranciers zijn.

2.4.2 Organisatie en technologie

Organisatie en technologie zijn componenten die nauw met elkaar verbonden moeten zijn en elkaar moeten versterken. We zien nog erg vaak dat technologie een 'eigen leven' leidt in organisaties. Technologie wordt dan ook niet ervaren als een toevoeging aan het dagelijkse werk, maar als een verstorende bijkomstigheid. Dit laatste is een sterke aanwijzing dat technologie niet goed verbonden is met het dagelijkse werk dat moet worden uitgevoerd.

De DEMO-methodologie[27] (Design and Engineering Methodology for Organisations) geeft een kader om de samenhang tussen organisaties en technologie beter te begrijpen. In de denkwijze van de DEMO methodologie wordt de kern van een organisatie gezien als communicerende en daardoor met elkaar samenwerkende actoren. Deze actoren (mensen) maken afspraken met elkaar om acties uit te voeren en controleren elkaar op de juiste uitvoering. Dit worden transacties genoemd. Tijdens de uitvoering van de transacties wordt bestaande data en informatie gebruikt en ook nieuwe gecreëerd. Dit komt overeen met het input-output-model dat we eerder hebben laten zien. Om de transacties en het gebruik van data en informatie hierin te ondersteunen wordt technologie gebruikt. In de DEMO-methodologie wordt technologie heel breed gedefinieerd. Technologie kan betrekking hebben op de meest geavanceerde genetwerkte computersystemen zoals het EPD maar het kan ook een handgeschreven patiëntendossier of een recept voor medicijnen zijn. In figuur 2.14 is het denkraam van de DEMO-methodologie weergegeven.

Laten we eens kijken hoe dit er in de dagelijkse praktijk uitziet. Op het niveau van de transacties wordt een afspraak gemaakt tussen het ziekenhuis en de fysiotherapie om ter bevordering van de wondgenezing een cliënt één keer per dag met oefeningen te activeren. Om dit goed te doen heeft de fysiotherapeut gegevens nodig over de cliënt, operatiewond en de behandeling. Zonder deze gegevens kan de activering niet goed worden uitgevoerd. Om deze gegevens te krijgen maakt de fysiotherapeut gebruik van zijn/haar mobiele telefoon om toegang te krijgen tot het elektronisch patiëntendossier om de gegevens van de cliënt, behandeling en

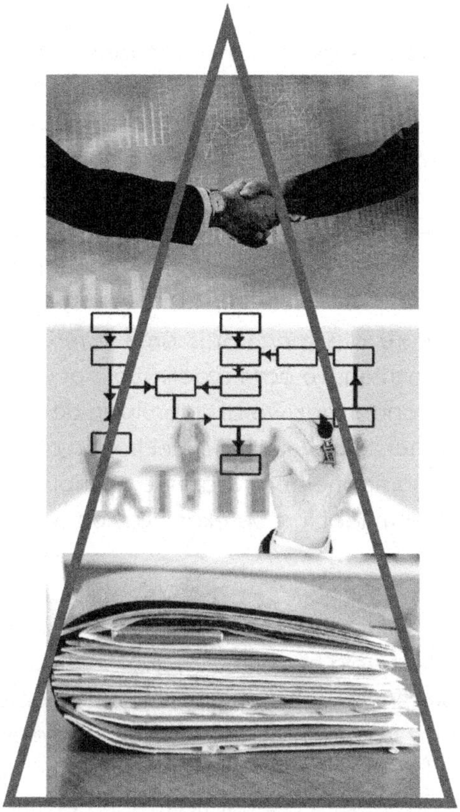
Transacties tussen mensen
Beslissingen en afspraken, beloftes en acceptaties van acties
Gegevens en informatie die wordt gebruikt in transacties
Operationele, management- en stuurinformatie
Technologie en administratieve organisatie, emails en databases.
Handtekeningen en contracten

Figuur 2.14 Denkraam van de DEMO-methodologie

laatste informatie over de wond te krijgen. In dit voorbeeld zien we dat transacties, data/informatie en technologie goed met elkaar zijn geïntegreerd.

De bovenste twee lagen van het DEMO-model komen in de volgende hoofdstukken in meer detail aan de orde. Hieronder kijken we nader naar de ICT-componenten die een rol kunnen spelen op de onderste laag, de technologie-laag.

2.4.3 ICT-componenten

ICT wordt al meer dan 50 jaar actief gebruikt in de gezondheidszorg.[28] Aanvankelijk werden computers vooral ingezet voor het ondersteunen van (financiële) administratieve processen. In meer recente jaren worden ze ingezet in alle aspecten van de zorg, zoals we ook in voorgaande paragrafen hebben gezien.

ICT, de afkorting voor Informatie en Communicatie Technologie, is een complex begrip waarmee drie componenten worden samengebracht: hardware, software en netwerktechnologie. In de onderstaande paragrafen gaan we hier verder op in.

2.4.3.1 Hardware

Computer hardware kan gedefinieerd worden als alle fysieke componenten die worden gebruikt in ICT. Daaronder vallen de componenten zoals een moederbord met computerchips, geheugen, grafische en geluidskaarten en de harddrive. Maar ook het toetsenbord, de muis en de printer vallen eronder. De vorm, of de box waarin deze zaken zitten kan verschillende aannemen; een desktopcomputer of een laptop, maar ook een tablet of een telefoon. Deze laatste lijken dan wel niet meer op een traditionele computer, maar toch hebben ze dezelfde componenten.

In de gezondheidszorg zien we ook hardware die speciaal is ontworpen voor bepaalde taken, zoals de hartmonitor op een intensive care afdeling of het echo-apparaat dat voor structureel echoscopisch onderzoek wordt gebruikt in de 13de en 20ste week van de zwangerschap. In het eerste geval zijn de elektroden die op de borst van de patiënt worden geplakt de componenten waarmee de input van de gegevens worden opgehaald en het scherm laat, na berekening, zien wat de output is.

In de toekomst gaan we zien dat computers zo klein zijn dat ze worden geïmplanteerd in het lichaam van een patiënt. Een voorbeeld hiervan is de implanteerbare hartmonitor. Door middel van sensoren wordt in het lichaam het hartritme gemeten en geregistreerd zodat het later door de cardioloog kan worden uitgelezen. Recent hebben we kunnen lezen[29] dat het bedrijf Neurolink een computerchip heeft geplaatst in de hersenen van een mens om de connectie tussen hersenen en computersystemen te maken. Het zal duidelijk zijn dat voor dit gebruik nog veel ethische overwegingen doorgelopen zullen moeten worden.

2.4.3.2 Software

Software is de algemene term voor de elektronische instructies die nodig zijn om de computer hardware te laten werken. Aangezien de computer niet direct onze gesproken taal kan begrijpen wordt dit gedaan met speciale computertalen. Software is dus eigenlijk de vertaalmachine tussen de gebruiker en de hardware. Er is ook een andere kant aan de software en dat is dat het een computer tot een zinvol gebruiksvoorwerp maakt. Dan moet je denken aan de applicaties die op de computer staan, zoals de tekstverwerker, een spreadsheet, maar ook het elektronisch patiëntendossier (EPD). Zonder deze applicaties zou de hardware weinig toegevoegde waarde hebben voor de gebruiker.

Sinds de uitvinding van de computer zijn veel computertalen ontwikkeld. Deze talen worden meestal met generaties aangeduid. De eerste twee generaties hadden vooral tot doel om de componenten van de hardware met elkaar te laten werken. Bij de derde generatie zien we dat er applicaties worden gemaakt. De vroege computertalen in deze generatie (FORTRAN, COBOL en MUMPS[30] – speciaal ontwikkeld voor ziekenhuis administratiesystemen) waren erg abstract en moeilijk te leren.

In de afgelopen jaren zijn deze computertalen steeds makkelijker geworden, maar de verbindende eigenschap is dat ze generiek zijn. Met de talen uit de derde generatie kan een goede programmeur eigenlijk alles maken.

De talen in de vierde generatie zijn talen die een heel specifieke functie hebben en vaak in de context van een specifieke applicatie worden gebruikt. De commando's die de gebruiker geeft aan de computer hebben een complexe onderliggende set van procedures en we zien ook vaak dat deze via een grafische interface met een muis of een touchscreen worden gegeven. Goede voorbeelden hiervan zijn het spreadsheetprogramma Microsoft Excel of het statistisch pakket SPSS. Het berekenen van een variantie in een dataset (spreiding van waarden of de mate waarin de waarden onderling verschillen) wordt gedaan door het selecteren van een VAR of VARIANCE uit het menu op het scherm. Deze actie zet echter een hele complexe reeks van procedures in gang om de variantie daadwerkelijk te berekenen.

De laatste, vijfde generatie software gebruikt onze natuurlijk gesproken taal om de computer aan te sturen. Dit wordt mogelijk gemaakt door stemherkenning. Op dit moment wordt dit al met succes toegepast bij Voice Assistants zoals Alexa van Amazon, Siri van Apple of Google Assistant. Bewegingssensoren die worden gebruikt voor valpreventie in de ouderenzorg kunnen we hier ook onder scharen. De vijfde generatie is volop in ontwikkeling en in combinatie met artificiële intelligentie kunnen we hier nog veel van verwachten.

In hoofdstuk 6 gaan we in meer detail in op hoe software wordt gebruikt om applicaties te maken. Voor nu kijken we nog kort naar de kernaspecten van computernetwerken.

2.4.3.3 Kunstmatige intelligentie

De laatste tijd horen en lezen we veel over kunstmatige intelligentie (Engels: Artificial Intelligence – AI) in de zorg. De verwachtingen over het gebruik van kunstmatige intelligentie zijn groot met name waar het gaat over toepassingen waar grote hoeveelheden gegevens geanalyseerd en gebruikt worden.

Kunstmatige intelligentiesystemen worden door de High Level Expertise Group die is aangesteld door de Europese Unie gedefinieerd als:[31]

> *"Systemen die intelligent gedrag vertonen door hun omgeving te analyseren en – met een zekere mate van zelfstandigheid – actie te ondernemen om specifieke doelen te bereiken."*

Hoewel we pas de laatste jaren veel horen over kunstmatige intelligentie in de zorg, wordt er al sinds de jaren '70 van de vorige eeuw onderzoek naar gedaan.[32] In de jaren '80 zijn de eerste systemen ontstaan. MYCIN, een systeem voor het diagnosticeren van bacteriële infecties en het aanbevelen van antibiotica, is een van deze vroege toepassingen.

Algoritmes vormen het hart van kunstmatige intelligentiesystemen. Een algoritme is het best te begrijpen als een goed gedefinieerde procedure die invoergegevens neemt, deze verwerkt en een overeenkomstige uitvoer produceert. Het is dus een stapsgewijze handleiding die het systeem gebruikt voor het oplossen van een specifiek en vaak complex probleem of het bereiken van een bepaald doel. Denk hier bijvoorbeeld aan een systeem dat een voor een diabetespatiënt gepersonaliseerd medicatie- en voedingsadvies opstelt op basis van huidige bloedsuikerniveaus, de medische historie, recent activiteitsniveau en eetpatroon. Stapsgewijs zal het systeem de beschikbare gegevens analyseren, deze relateren aan medische inzichten en referentiegegevens van andere patiënten, om vervolgens een advies te genereren.

Op dit moment bieden kunstmatige intelligentie-toepassingen grote potentie voor de zorgsector door efficiëntie te verhogen en daarmee zorgcapaciteit te vergroten (denk aan automatiseren van administratieve taken of optimaliseren van planning en logistiek), diagnostiek te verbeteren, gepersonaliseerde behandelingen voor de patiënt te ondersteunen, en de communicatie met de patiënt voor, tijdens en na de behandeling te verbeteren. Ondanks de potentie bevindt de brede implementatie van kunstmatige intelligentie zich nog in een vroeg stadium en verloopt de opschaling in de zorg langzaam.[33] In de tussentijd leidt het vooral tot sensationele verhalen in de pers.[34]

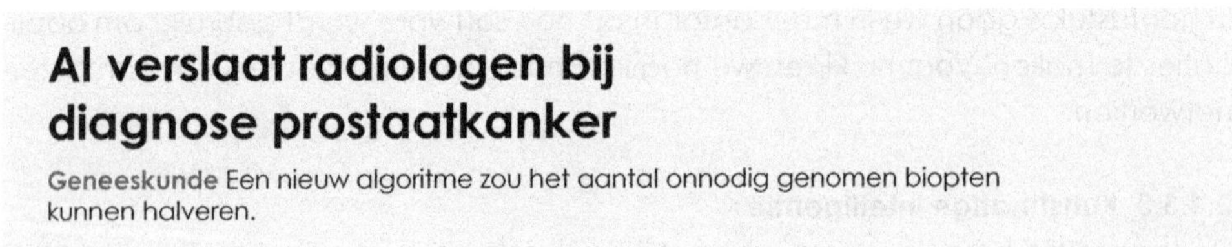
AI verslaat radiologen bij diagnose prostaatkanker

Geneeskunde Een nieuw algoritme zou het aantal onnodig genomen biopten kunnen halveren.

Figuur 2.15 Hoge verwachtingen en grote verhalen over kunstmatige intelligentie

2.4.3.4 Computernetwerken[35]

Waar in de vroege dagen van de automatisering in de gezondheidszorg computers zich nog in een standalone situatie bevonden, dat wil zeggen nog niet aangesloten op een computernetwerk, in de huidige tijd komt dit niet of nauwelijks meer voor. Al onze geautomatiseerde apparaten zijn op een of andere wijze verbonden met elkaar. Alle apparaten zijn 'genetwerkt'.

Netwerken kunnen we onderverdelen in drie groepen: intranet, extranet en een virtual private network (VPN). Een intranet, ook wel Local Area Netwerk (LAN) genoemd, verbindt meestal computers in een organisatie. De organisatie kan in één locatie zijn, maar ook in meerdere. De computers in een LAN kunnen via netwerkkabels met elkaar verbonden zijn, maar tegenwoordig wordt dat meestal draadloos gedaan. Kenmerkend is dat dit netwerk door de organisatie zelf wordt onderhouden. Een extranet, daarentegen, gaat over de grenzen van een organisatie heen. Meerdere organisaties maken samen het netwerk en er zijn dus ook meerdere beheerders van het netwerk. Deze Wide Area Netwerken (WAN) zijn groot en kunnen organisaties overal ter wereld met elkaar verbinden. Het internet, zoals we dat kennen, is het ultieme voorbeeld van een WAN. Virtual Private Netwerken (VPN) zijn beveiligde verbindingen die de identiteit van de gebruiker en de inhoud van de boodschap die verzonden wordt, beschermen. Gezien de aard van de werkzaamheden en de gevoeligheid van de gegevens is de communicatie over VPN's noodzakelijk in de gezondheidszorg.

Enkele termen die van belang zijn om te kennen in de context van netwerktechnologie:[36]

- **IP-adres:** Een IP-adres is een uniek nummer dat wordt toegewezen aan elk apparaat dat is aangesloten op een netwerk dat het internetprotocol gebruikt voor communicatie. Elk IP-adres identificeert de netwerklocatie van het apparaat. Wanneer het ene apparaat gegevens naar het andere verzendt, bevatten de gegevens een 'header' met het IP-adres van het verzendende apparaat en het IP-adres van het doelapparaat.
- **Node**: Een node, of knooppunt, is een verbindingspunt binnen een netwerk dat gegevens kan ontvangen, verzenden, maken of opslaan. Voor elk knooppunt moet een vorm van identificatie opgegeven worden om toegang te krijgen, zoals een IP-adres. Een paar voorbeelden van knooppunten zijn computers, printers, modems, bridges en switches.
- **Routers**: Een router is een fysiek of virtueel apparaat dat informatie in kleine pakketjes data tussen netwerken verzendt. Routers analyseren gegevens in de pakketten om te bepalen wat de beste manier is om de informatie zijn uiteindelijke bestemming te laten bereiken. Routers sturen datapakketten door totdat ze hun bestemming bereiken.
- **Switches**: Een switch is een apparaat dat andere apparaten met elkaar verbindt en de communicatie tussen knooppunten binnen een netwerk beheert, zodat datapakketjes hun uiteindelijke bestemming bereiken. Terwijl een router informatie tussen netwerken verzendt, verzendt een switch informatie tussen knooppunten in één netwerk.

Hoewel we de wereld niet meer kunnen voorstellen zonder computers, tablets, telefoons en andere apparaten die verbonden zijn in netwerken, zitten hier ook veiligheidsrisico's aan. Hackers gebruiken kwetsbaarheden van netwerken om toegang te krijgen tot gegevens waar ze geen toegang toe mogen hebben. Het is zowel de taak van de beheerder van een netwerk om technische maatregelen te nemen om het netwerk te beschermen, maar ook van gebruikers. Gebruikers moeten goede wachtwoorden gebruiken en inloggegevens niet delen met onbevoegden. Maar het is ook de verantwoordelijkheid van gebruikers om ervoor te zorgen dat de laatste updates op hun computer, tablet en telefoon zijn geïnstalleerd en de apparaten tegen virussen zijn beschermd. In paragraaf 6.5 gaan we hier in meer detail op in.

2.5 ONTWIKKELEN VAN INFORMATIESYSTEMEN

Het ontwikkelen van een informatiesysteem, geautomatiseerd of niet, bestaat uit een aantal, logisch op elkaar volgende standaard stappen. Dit is wat de System Development Life Cycle (SDLC) wordt genoemd[37]. De SDLC geeft een methodologisch kader aan de activiteiten die moeten worden doorlopen om tot een goed ontwerp te komen, het op de juiste wijze te implementeren en te onderhouden.

Traditioneel worden de stappen van de SDLC achter elkaar doorlopen. Dat wil zeggen dat elke stap helemaal moet worden afgerond alvorens de volgende stap wordt ingezet. Dit is de watervalmethode. Steeds vaker zien we ook dat een project wordt onderverdeeld in deelprojecten en voor elk deelproject de stappen van de SDLC worden doorlopen. We spreken dan van een Agile werkwijze. De beide werkwijzen zijn de uiteinden van een continuüm waar de watervalmethode aan één kant staat en de agile methode aan de andere kant. Er zijn ook tussenvormen mogelijk, een hybride toepassing van de SDLC. In paragraaf 6.4 gaan we uitgebreid in op de details van deze twee denk- en werkwijzen.

De stappen in de SDLC zijn van toepassing op elk innovatieproject en kunnen heel goed beschreven worden aan de hand van de stappen die we doen bij het bouwen van een huis.

1. **Planning** (Idee): Alles start met een idee voor een huis. Wat voor huis moet het zijn, groot, klein en aan welke voorwaarden moet het voldoen? Moet het levensloopbestendig zijn of is het een huis voor studenten? Bij het ontwerpen van een informatiesysteem werkt het net zo. In de planningsfase wordt gekeken naar welk probleem er opgelost moet worden en hoe de oplossing er in grote lijnen zou moeten uitzien.

2. **Analyse** (Blauwdrukken): Om het idee om te zetten in een huis is het van groot belang dat er een goede analyse wordt gedaan. Er moet worden gekeken naar de omgeving waarin het huis komt te staan maar er wordt ook geluisterd worden naar iedereen die van het huis gebruik gaat maken. Het resultaat zijn ontwerptekeningen van het huis. De architect (analist) zorgt ervoor dat alles in elkaar past en aan de behoeften, eisen en voorwaarden voldoet. Bij het ontwerpen van een informatiesysteem gebeurt hetzelfde. In de analysefase worden de vereisten van het nieuwe of verbeterde informatiesysteem en de interactie met andere (informatie) systemen in kaart gebracht.

3. **Ontwerp** (Materialen): In de ontwerpfase van het huis wordt in meer detail gekeken naar hoe het huis geconstrueerd gaat worden en welke materialen er zullen worden ingezet. Het is een uitwerking van de ontwerptekeningen van het huis in een 'taal' die de bouwer van het huis begrijpt en kan gebruiken in zijn werk. Bij het ontwerpen van een informatiesysteem resulteert dit in gedetailleerde en formele beschrijvingen van de gegevens en de processen die een rol spelen in het informatiesysteem. Er worden ook vaak schetsen gemaakt van hoe het systeem eruit moet gaan zien. In deze fase wordt er nauw samengewerkt tussen de analist en de bouwer.

4. **Constructie** (Bouw): Bouwvakkers bouwen het huis volgens de gedetailleerde tekeningen. Hoe het bouwen gaat verlopen hangt erg af van het type en de grootte van het huis en wat er precies binnen en buiten de opdracht valt. In de constructiefase van een informatiesysteem is dit niet anders. De fase kan zich beperken tot het bouwen van software, maar het kan zich ook uitbreiden naar het inrichten van een organisatie.

5. **Testen** (Inspectie): Als de bouwfase is afgerond zal worden gekeken of alles gebouwd is volgens de specificaties en de tekeningen. Dit gebeurt vóór de oplevering van het huis en er kunnen meerdere inspectierondes zijn. Op het laatste moment zal met de bewoners worden gekeken of zij het huis in de opgeleverde staat accepteren. Testen zien we ook bij informatiesystemen. Op verschillende momenten worden onderdelen van het informatiesysteem getest op hun functioneren en of het systeem doet wat het beloofd heeft te doen. Dit testen is een complex proces waar we in paragraaf 6.5 uitgebreid op terug zullen komen.

6. **Implementatie** (Move-in): Als de inspecties positief zijn afgesloten, dan kan het huis betrokken worden. Dat betekent natuurlijk nog niet dat alles klaar is. Er zal nog ingericht moeten worden en de nieuwe bewoners zullen het huis moeten leren kennen. Leren hoe de verwarming aangaat en hoe alle andere zaken in het huis functioneren. In de implementatiefase van een informatiesysteem wordt de software vrijgegeven en is hij klaar voor gebruik. Nu moet het systeem in de organisatie worden geïntroduceerd, gebruikers getraind en eventuele oude systemen worden uitgezet. Dit is vaak een spannend moment voor alle betrokkenen.

7. **Onderhoud**: Zoals alles heeft ook het nieuwe huis onderhoud nodig. Incidenteel als dingen kapot zijn gegaan en periodiek om te zorgen dat alles naar behoren blijft functioneren. Bij een informatiesysteem is dit niet anders. Bij problemen moet er een supportteam zijn om te helpen en regelmatig zal er gekeken moeten worden of het systeem nog wel aan de verwachtingen voldoet.

Een informatiesysteem is nooit af. Daarom is de SDLC ook een doorlopend, circulair proces. Tijdens de onderhoudsfase komen vaak nieuwe functionaliteiten naar voren of externe factoren dwingen verandering van het systeem af. Dit is een normale situatie. Als er veel veranderingen nodig zijn zal er een nieuwe cyclus worden gestart waarbij bijvoorbeeld van Versie 1.0 naar Versie 2.0 wordt gegaan. In figuur 2.16 met een afbeelding van de SDLC zie je dit als een gesloten cirkel terug.

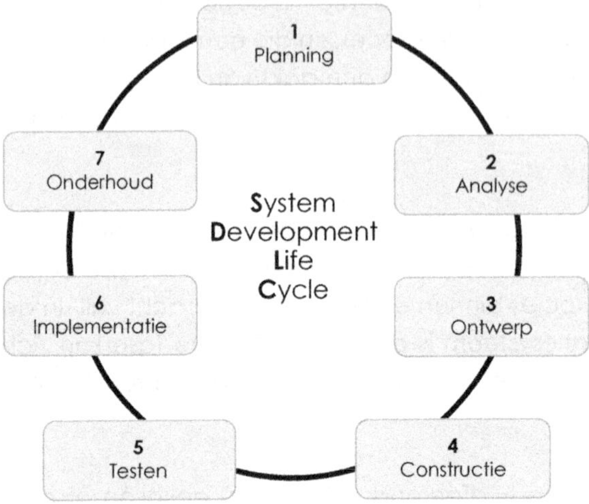

Figuur 2.16 De System Development Life Cycle – de basis van systeemontwikkeling

2.6 STAKEHOLDERS IN DE ZORG

Bij het gebruik van informatiesystemen hebben we te maken met diverse betrokkenen die allemaal op een of andere manier belang hebben of betrokken zijn bij het systeem. Deze zogeheten stakeholders (in het Nederlands: belanghebbenden) variëren in de mate van betrokkenheid en de mate van belang en dat heeft gevolgen voor hun mate van betrokkenheid bij de ontwikkelingen van systemen. Binnen de zorg hebben we het dan over patiënten en cliënten, maar daarnaast ook over de zorgprofessional, de organisatie, zorgverzekeraars en overheid, de ICT-leverancier en andere professionals die bij de uitvoering van een systeemverbeteringsproject betrokken kunnen zijn. We bespreken de belangrijkste stakeholders kort en hoe de betrokkenheid of het belang bij het systeem er voor al deze stakeholders globaal uitziet om vervolgens aan te geven hoe een stakeholderanalyse wordt uitgevoerd.

- *Patiënten en cliënten, eindgebruiker van een systeem*
  Als gebruiker van diverse systemen zijn patiënten of cliënten toch vaak degene die, ook al is hun belang bij een goed werkend systeem groot, het minste te zeggen hebben over de digitalisering in de zorg. Aan de ene kant heeft technologische vooruitgang voor patiënten en cliënten voordelen opgeleverd op het gebied van toegankelijkheid, beschikbaarheid van gezondheidsgegevens, monitoring, meer regie en mogelijkheid tot zelfmanagement. Aan de andere kant zijn er ook nog zaken die beter geregeld kunnen worden zoals passende

wetgeving die de rechten van patiënten in een steeds meer gedigitaliseerde zorgomgeving beter beschermt en het meer betrekken van patiënten bij het ontwerpen van digitale oplossingen en hulpmiddelen.[38]

- *Zorgprofessional, eindgebruiker van een systeem*
  Veel van de digitale toepassingen in de zorg hebben betrekking op het zorg-, patiënt- of cliëntproces. Daar is grote vooruitgang te boeken met het omarmen en inzetten van digitale vernieuwingen. De zorgprofessional is als gebruiker en domeinexpert degene die vooral werkt met de digitale toepassingen die in de organisatie voorhanden zijn. Zij weten als geen ander hoe deze toepassingen in het zorgproces het beste passen. Helaas worden deze domeinexperts nog te weinig geraadpleegd bij de inzet of aanschaf van nieuwe toepassingen. Dit is meestal niet omdat ze niet betrokken willen zijn maar omdat ze vaak niet betrokken worden.[39] Bij veel zorgprofessionals is er daarnaast nog enige weerstand daar waar het gaat over digitalisering. Dit komt vooral voort uit het onvoldoende mee kunnen denken, of het onvoldoende ervaren van een meerwaarde van de vernieuwing. Administratieve taken die worden overgenomen of vergemakkelijkt opdat er meer tijd overblijft voor de patiënt is een van de veelal wél gewaardeerde ontwikkelingen. Van andere voorstellen voor digitalisering blijft voor deze groep de noodzaak en meerwaarde lastiger voorstelbaar.
- *Zorgorganisatie*
  Door het overheidsbeleid van stimulering van de digitalisering zijn meer en meer zorgorganisaties bezig met het inzetten van digitale middelen. Steeds meer organisaties hebben dan ook ervaring met het aanbieden van digitale zorg. Voor de meeste van deze organisaties geldt dat die vorm van zorg digitaal is als het kan, en fysiek als het moet.
  Zorgorganisaties zijn klanten van de bedrijven die digitale toepassingen verkopen. Enkel door het aanschaffen van dit soort toepassingen kunnen zij digitale zorg aan hun patiënten of cliënten aanbieden. In die hoedanigheid zijn zij sterk afhankelijk van wat de markt van digitale toepassingen hen te bieden heeft met betrekking tot de kwaliteit en voor welke prijs.[40] Zo monitort de Inspectie voor Gezondheid en Jeugd (IGJ) bijvoorbeeld of de inzet van e-health bijdraagt aan goede ziekenhuiszorg. Ze stellen het zelfs andersom: goede ziekenhuiszorg kan niet zonder e-health.[41] Dit uitgangspunt maakt het spanningsveld voor zorgorganisaties richting de ICT-aanbieders extra duidelijk.
- *Zorgverzekeraar en overheid*
  Zorgverzekeraars krijgen opdracht van de overheid om als tussenpersoon toe te zien op de uitgaven in de zorg en de kwaliteit van de zorg. Zij willen hiervoor de ontwikkeling en inzet van passende hybride en digitale zorg samen met cliënten- en patiëntenorganisaties, zorgaanbieders en overheidspartijen versnellen; digitaal waar het past, fysiek waar het moet.[42] Uit een onderzoek naar vergoedingen blijkt echter dat digitale zorg nog nauwelijks in het inkoopbeleid van de zorgverzekeraars voorkomt.[43]

De overheid ziet digitalisering als een kans voor de toekomst en een antwoord op de schaarste aan personeel en de steeds groeiende uitgaven in de zorg. Zij zetten hoog in op een verdergaande digitalisering van de zorg, en ook op het gebruik van AI ter ondersteuning van processen in de zorg. De overheid heeft daarnaast ook steeds meer oog voor de schaduwkanten van digitalisering, zoals privacy issues en vormen van ongelijkheid. Een van de manieren waarop de overheid de inzet van digitale technologie stimuleert is door het delen van slimme zorgoplossingen via de website www.zorgvannu.nl opdat zowel patiënten en cliënten als zorgprofessionals van de ervaringen van anderen kunnen leren en zelf ook toepassingen kunnen kiezen. Daarnaast wordt de bekostiging van digitale zorg ook verruimd.[44]

- *ICT-aanbieder*
  Voor ICT-aanbieders is de zorgsector een enorm aantrekkelijk terrein om zich op te begeven. De toenemende druk op de zorg door enerzijds meer zorgbehoefte en anderzijds minder zorgpersoneel maakt dat er gekeken wordt naar allerlei alternatieven die deze druk kunnen verlichten. Digitalisering is daar een belangrijke ontwikkeling in en in de ogen van velen een antwoord op. De overheid geeft dan ook ruim baan aan ICT-aanbieders om zich op deze markt te begeven. Zij stelt dat een goed werkende zorg-ict-markt van groot belang is voor de kwaliteit, betaalbaarheid en toegankelijkheid van de zorg. In de praktijk zijn er voor bepaalde systemen (zoals het EPD) maar een beperkt aantal ICT-leveranciers die hierdoor een machtspositie kunnen innemen en kunnen vragen wat ze willen voor het product dat ze aanbieden.[45] Het ministerie van VWS en de Autoriteit Consument en Markt (ACM) stelden daarom in 2022 een leidraad op die de ICT-aanbieders en zorginstellingen duidelijkheid moet bieden en de markt voor ICT-systemen in de zorg beter moest laten werken door het stimuleren van concurrentie.[46] Gelukkig zijn er op de markt van ICT-aanbieders ook organisaties die een maatschappelijk belang dienen, de zogeheten social entrepreneurs. Deze bedrijven staan voor een specifiek maatschappelijk of zorg-doel waar zij belang aan hechten en zorgen dat ze met hun bedrijf dat voor elkaar krijgen, ze maken een positieve impact door hun manier van bedrijfsvoering.
  Tot slot zien we de laatste jaren ook een snelgroeiende groep kleine ICT-aanbieders die zich concentreren op mobiele applicaties voor patiënten en zorgverleners.

Om weet te hebben wie de relevante stakeholders zijn en hoe hier mee om te gaan bij het invoeren van een nieuw ICT-systeem, proces of innovatie ga je een stakeholderanalyse maken. Omdat er vaak veel mensen betrokken zijn bij deze vernieuwingen, is het handig om zicht te hebben op de verschillende belangen die zij hebben en of deze wellicht tegenstrijdig aan elkaar zijn.

Met een stakeholderanalyse breng je op structurele wijze alle belanghebbenden en hun behoeften, alsmede hun invloed in kaart. Je bekijkt vervolgens wat de impact kan zijn van jouw plan op de diverse stakeholders (in hoeverre hebben ze er last van of juist baat bij als het plan tot een goed einde komt) en houdt vooral ook rekening met hoe zij van invloed kunnen zijn op een succesvol verloop van het plan (het plan kunnen steunen en kunnen bijdragen aan het slagen ervan). En ook hoe ze juist kunnen vertragen of zelfs de voortgang of het resultaat kunnen saboteren.

Een stakeholderanalyse volgt een aantal stappen. Als eerste maak je een grove indeling in soorten belanghebbenden, we hebben het dan over interne, externe en interface stakeholders:

- Interne stakeholders: zijn onderdeel van de organisatie, oefenen direct of indirect invloed uit. Zij worden ook wel *primaire stakeholders* genoemd.
- Externe stakeholders: zijn belanghebbenden van buiten de organisatie, zij kunnen desondanks wel directe invloed hebben. Zij worden ook wel *secundaire stakeholders* genoemd.
- Interface stakeholders: deze zijn niet betrokken maar wel belanghebbend, denk aan de overheid, universiteiten, vakverenigingen, etc.

Kortom, je brengt met deze grove onderverdeling snel in kaart met welke mensen je rekening moet houden en in welke mate. Wie kan invloed uitoefenen, of wordt beïnvloed door het plan, project of de innovatie? En wie heeft er baat bij het slagen of falen ervan? Naast het in kaart brengen van de voor- en tegenstanders, degenen met een positieve of negatieve impact, bekijk je ook de onderlinge relatie die er bestaat tussen de belanghebbenden.

Bij de volgende stap volgt een assessment van de belanghebbenden op hun mate van invloed, hier als *macht* gedefinieerd. Je prioriteert als het ware alle relevante betrokkenen. Sommigen hebben meer macht dan anderen. Anderen hebben weer meer belang (zie dit als hoeveel ze geven om de verandering/ het plan, de invoer van een ICT-systeem, etc.). Je deelt de stakeholders in op basis van belang en macht door middel van een matrix, figuur 2.17[47]. De matrix is een manier om de analyse op beide onderdelen te visualiseren. Je zet de belanghebbenden op de plek die past op basis van jouw indeling/ jouw analyse.[48] Op de X-as in de matrix zetten we neer hoeveel belang iemand heeft, dit kan variëren van minder belang naar veel belang. Op de Y-as zetten we de mate van macht die iemand heeft, dit kan gaan van minder naar veel.

Door alle betrokkenen op deze manier in te delen krijg je een onderscheid in vier groepen:

1. <u>Veel macht en veel belang</u>: de groep om bij alle activiteiten te betrekken. Het is daarnaast van groot belang voor het succes van je project om hen tevreden te houden. Zij staan in de rechterbovenhoek van de matrix, zij zijn een belangrijke speler (actie: manage closely).

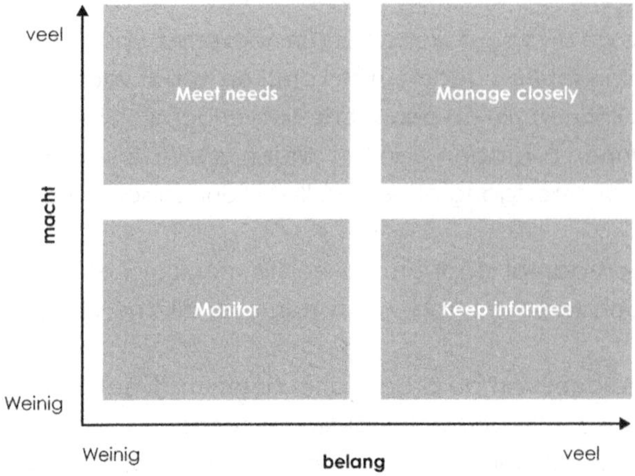

Figuur 2.17 Stakeholdermatrix

2. Veel macht en minder belang: deze groep zul je vooral tevreden moeten houden. Met hen betrekken en informeren moet je spaarzaam zijn. Ze zitten daar niet op te wachten, je informeert hen op hoofdlijnen. In de matrix staan zij in de linkerbovenhoek, zij zijn een beïnvloeder (actie: meet needs).
3. Minder macht en veel belang: deze groep heeft belang of interesse bij je project en wil vaak meedenken of heeft input die je nodig kunt hebben in je project. Je houdt ze op de hoogte. Ze staan rechtsonder in de matrix, zijn een belanghebbende (actie: keep informed).
4. Minder macht en minder belang: deze groep hou je in de gaten, maar je hoeft niet al te veel meer tijd aan hen te besteden voor de voortgang van je project en hun tevredenheid. In de matrix staan zij links onderin, ze worden ook wel de toeschouwer genoemd (actie: monitor).

Op basis van de uitkomsten van de analyse baseer je je plan van aanpak voor de invoer van je ICT-systeem, proces of innovatie. Uit het bevragen van je diverse stakeholders krijg je zicht op hun wensen en eisen. In welke mate je ze bevraagt en aan hun wensen en eisen tegemoetkomt hangt samen met hun mate van belang in en de macht (of ook wel invloed) die ze kunnen uitoefenen op jouw plan. Het plan van aanpak zal daarnaast mede vormgegeven worden door de keuzes die de organisatie maakt met betrekking tot de uitkomsten van de stakeholderanalyse. Hoeveel gewicht geeft men aan de belanghebbenden? Vindt men het belangrijk dat de patiënt zoveel mogelijk baat moet hebben bij de ICT-oplossing of vindt men dat vooral de zorgprofessional er voordeel bij moet hebben in haar werkzaamheden? Is het van belang dat de organisatie de meeste voordelen ervaart? Kortom, de (strategische) visie die een organisatie heeft, bepaalt hoe men omgaat met de belangen van de diverse stakeholders.

Na het invullen van de matrix heb je dus een goed beeld hoe om te gaan met de stakeholders en kom je vervolgens tot een plan van aanpak. Waarbij, zoals gezegd, keuzes gemaakt worden door organisaties vanuit hun visie op de zorg, hun manier van kijken naar innovaties en hun afwegingen op strategisch niveau. We komen hier nog uitgebreider op terug in hoofdstuk 7.

Nu we een beeld hebben van de systemen in de zorg is het tijd om in meer detail naar data te kijken. Dat doen we in hoofdstuk 3. Ter afsluiting willen we echter aan de hand van een case nog een beeld schetsen van de zorg en waar we mogelijk in de nabije toekomst naartoe gaan.

2.7 CASE: HYPER INNOVATION IN DE ZORG

Bijdrage van Paul Epping

Vandaag is de langzaamste dag van je leven

Gezondheidszorg de smeltkroes van technologie, menselijkheid en verwarring
Zullen we de gezondheidszorg over tien jaar nog herkennen als de 'ziektezorg' zoals we dat vandaag kennen? Deze vraag stond en staat centraal in de ontwikkeling van het zorgveld, niet alleen met betrekking tot het medisch vakgebied, maar vooral ook in relatie tot de verpleegkundige professie. Medicalisering, aangejaagd door moderne technologie en monetaire belangen, heeft de rol van de patiënt veranderd. Een patiënt is een verdienmodel geworden.

Exponentiële technologie
Exponentiële technologieën, gevoed door digitalisering, worden gekenmerkt door snelle groei, gedreven door factoren zoals toenemende rekenkracht, de ontwikkeling van nieuwe materialen en productietechnieken, en de opkomst van kunstmatige intelligentie en machine learning. Het gaat hierbij vooral om de samensmelting van verschillende innovatieve technologieën, die vervolgens de versnelling meer versnelt. Deze exponentiële technologieën gaan diep ingrijpen op ons leven en hebben het potentieel om ook de gezondheidszorg zeer ingrijpend te transformeren.

Exponentiële technologie gaat de gezondheidszorg van de toekomst bepalen! De vraag is of deze veelbelovende technologieën ook echt de huidige grote problemen zoals werkdruk door vergrijzing en de alsmaar stijgende kosten in de zorg gaan oplossen. De algemene verwachting is positief. De technologie zal bijdragen aan een betere gezondheidszorg.[49]

Laten we verder kijken naar twee scenario's: zelfzorg en technologie, verpleegkundige zorg en humanoids. Door technologische vooruitgang is een aantal belangrijke verschuivingen zichtbaar die de moderne gezondheidszorg in snel tempo aan het adopteren is. Achtereenvolgens zijn dat: **personalized – pro-active – preventative – participatory.** Kortweg de 4P's. We zullen de 4P's gebruiken om te zien in hoeverre de ontwikkelingen die we in de scenario's opvoeren hieraan getoetst kunnen worden. We tekenen daarbij aan dat de ontwikkelingen in de scenario's hoogstwaarschijnlijk sneller zullen gaan dan we denken.

Zelfzorgtechnologieën, of zorgklem

De kosten in de gezondheidszorg nemen nog steeds toe. Niet alleen in Nederland, maar vrijwel overal in de wereld. Dat heeft verschillende oorzaken, maar een van de belangrijkste is de vergrijzing van de bevolking. We worden ouder, vooral als gevolg van technologische vooruitgang zoals betere diagnostische methoden en verfijndere behandelmethoden. Helaas is de zorg nog steeds reactief waar een **proactieve** benadering beter op zijn plaats zou zijn.

Dus gericht op **preventie**. Hier komen exponentiële technologieën van pas. Bijvoorbeeld de combinatie van Internet of Things ontwikkelingen (sensoren die van alles kunnen meten), kunstmatige intelligentie, mobiele apps en (simpel) bewustwording, maken het mogelijk om gezondheidsproblemen in een vroeg stadium op te sporen om erger te voorkomen.

De kracht van dit soort preventieve oplossingen komt meer tot zijn recht indien er grote hoeveelheden data beschikbaar is, inclusief gedragskenmerken zoals bewegingspatronen, slaap- en eetgedrag, bloedgassen, bloeddruk en hartritmes, bloedglucose en medicatiegebruik indien dat allemaal real time wordt vastgelegd.

Dit alles is mogelijk met een persoonlijk elektronisch gezondheidsdossier. Algoritmes, als integraal deel van het PGO (Persoonlijke Gezondheidsomgeving zoals dat in Nederland wordt genoemd), maken steeds nauwkeuriger analyses vooral wanneer er een toename is van dit soort gegevens. Hierdoor is het mogelijk om verergering van problemen vóór te zijn. Dit is de ruimte waar we het liefst willen acteren omdat hier kwaliteitswinst, vermindering van angst, **participatie** en kosten zetelen.

Dit kan uiteindelijk ook de ruimte zijn waar de **gepersonaliseerde** zorg tot zijn recht komt. Gebaseerd op generatieve gegevens (dat zijn gegevens die meestal op populatieniveau worden verzameld maar niet persé van toepassing zijn op persoonlijk niveau), kunnen persoonlijke nuances worden herleid. Wanneer we deze trend tien jaar vooruitdenken, dan is het niet moeilijk voor te stellen dat technische hulpmiddelen tot nog veel meer in staat zullen zijn en even goede, zo niet betere adviezen zullen geven dan de best denkbare zorgverleners. Ook vanuit holistisch oogpunt. Dit betekent dat zorgverleners in hun opleiding en praktijk vertrouwd moeten worden gemaakt met dit soort ontwikkelingen zodat elkaars kwaliteiten (dus van techniek en zorgverlener) kunnen worden versterkt ten behoeve van het welbevinden van de patiënt.

Hier raken we echter een ethisch vraagstuk. Indien gegevens gepersonaliseerd worden vanuit generieke databronnen (denk aan cloud opslag) en beschikbaar komen, wie beheert die informatie dan? Is consent voldoende? Technisch is er dus veel mogelijk maar waar liggen mogelijke grenzen zoals keuzebeperkingen in wat we wel of niet mogen, of juist moeten in verband met de verzekering die is afgesloten. Een delicate balans waar de toekomstige verpleegkundige een rol kan spelen als 'zorg-advocaat' van de behoeften van de patiënt. Dat betekent dat er kennis moet worden verzameld over de domeinen ethiek, techniek, systemen en effecten en training in kritisch denken. Een **pro-actieve** houding is hierin van groot belang.

Humanoïden en de verpleegkundige rol

Humanoïden (Engels: humanoids) zijn robots of virtuele agenten die er menselijk uitzien en ontworpen zijn om op een natuurlijke en intuïtieve manier met mensen te communiceren. Deze humanoïden kunnen variëren van eenvoudige robots met een beperkt arsenaal aan handelingen, zoals eten en drinken brengen, commando's kunnen uitvoeren zoals een deur openen tot geavanceerde robots die complexe taken kunnen uitvoeren in de context waar ze handelen en zelfs mensachtige emoties kunnen vertonen. Een ander voorbeeld van een relatief simpele robot is Tessa die specifiek is ontwikkeld voor mensen met cognitieve beperkingen (https://www.tinybots.nl/). De ontwikkeling van humanoïden is de laatste jaren snel gevorderd, door aanzienlijke vooruitgang op gebieden zoals kunstmatige intelligentie, robotica, Internet of Things, toename van krachtiger en kleinere computers, en natuurlijke taalverwerking.[50] Hierin zie je het samensmelten (convergentie) van verschillende technologieën terugkomen.

Deze robots worden blootgesteld aan kennisbronnen die te maken hebben met de context/ omgeving waarin ze (autonoom) kunnen gaan handelen. Doordat ze toegang hebben tot de persoonlijke gegevens van een patiënt (na toestemming!), leren van de voorkeuren van patiënten en bovendien leren van de samenwerking met zorgverleners, zijn deze hulpjes over tien jaar niet meer weg te denken uit de zorg.

De stelling dat de zorg 'draait op deze humanoids', zal moeilijk te weerleggen zijn. Dit is nu al te zien voor een deel, maar zal door de stijgende druk op zorgverleners verder toenemen. De vraag dringt zich dan op: gaan ze zorgverleners vervangen of aanvullen? De wal keert het schip en bedrijven springen in dat gat. Door het gebrek aan zorgverleners is er een weg ingeslagen die het gat zal opvullen en verder zal doordringen in allerlei steeds verfijndere activiteiten. Patiënten zullen er baat bij hebben want ze kunnen altijd rekenen op hun 'buddy', 24/7, in kennis, gezelschap en hulp bij dagelijkse activiteiten. We zullen ervoor moeten waken dat de menselijke connectie blijft bestaan in de zorg. Inertie ligt op de loer omdat het gemakkelijker is om taken uit te besteden aan robots en de 'mechanische' handelingen een transactioneel karakter krijgen. Het humane karakter dat ons zo uniek maakt, kan daardoor in de verdrukking komen omdat het minder meetbaar is in een 'efficiëntie-zwangere' samenleving!

Het zal niet verbazen dat door betere geavanceerde chips (bijvoorbeeld Nvidia), taalverwerking, kleinere motoren voor complexere bewegingen, kleinere en betere camera's voor visualisaties, sensoren voor reuk en tast, er voor de ontwikkeling van humanoids nog heel veel ruimte openligt. Bedrijven verleggen de grenzen voortdurend(competitie-gedreven) van wat mogelijk is met humanoïde technologie en hun innovaties hebben het potentieel om industrieën zoals gezondheidszorg, klantenservice en entertainment te transformeren.

Conclusies
Op allerlei niveaus zien we techniek de zorg binnendringen. Er ontstaat dus in toenemende mate een nieuw soort afhankelijkheid, die wellicht groter wordt dan de bestaande afhankelijkheid van menselijk kapitaal. Hoe gaan we daar mee om als verpleegkundigen?

Het zal duidelijk zijn dat er nieuwe taken bijkomen op een ander niveau en dat meer bestaande taken kunnen worden overgedragen aan technologische oplossingen. Verpleegkundigen zullen een actievere rol gaan (moeten) innemen in het bedenken en mede-ontwerpen van nieuwe (systemische) toepassingen, zodanig dat het bijdraagt aan de verbetering van de kwaliteit van zorg, zowel voor de ontvanger en de verlener ervan. De hoop is gevestigd op de komende generatie zorgverleners die beter zijn toegerust om technologie te begrijpen, te ontwerpen en toe te passen om daarmee een verdere kloof in zorgvraag en aanbod te voorkomen.

2.8 WAT KAN JE ZELF DOEN?

Om dit hoofdstuk af te sluiten, zetten we puntsgewijs een aantal acties op een rijtje die je zelf kan ondernemen om een systeemverbeteringsproject te identificeren of op te starten.

1. Leg je oor te luisteren bij je collega's over hun ervaringen met de systemen in de directe werkomgeving.
2. Neem de opmerkingen over de systemen serieus en probeer te begrijpen wat de achterliggende oorzaak is van hun opvattingen. Is er onvoldoende kennis om goed met de systemen te kunnen werken, of komen de opmerkingen voort uit de manier waarop het systeem werkt of hoe het samenwerkt met andere systemen?
3. Neem een constructieve en oplossingsgerichte houding aan in de dialoog met je collega's. Richt je op zaken die veranderd kunnen worden en voorkom dat er alleen vanuit een negatieve grondhouding wordt geklaagd over dingen waar jullie geen invloed op hebben.
4. Hou jezelf op de hoogte van ontwikkelingen in de zorg algemeen en voor je eigen vakgebied en ICT in het bijzonder. Breng innovaties waarover je leest in de pers en vakbladen ter sprake bij jouw collega's of in teammeetings om ideeën te genereren voor mogelijke verbeteringen in de eigen werksituatie.
5. Kijk naar de toekomst en plaats systemen of systeemverbeteringen in de context van efficiënter, effectiever en vooral fijner werken. Trek, waar mogelijk, hierin op met de cliënt- of patiëntvertegenwoordiging binnen jouw organisatie.
6. Kijk over de grenzen van je eigen werk en ervaringen heen. Denk in termen van systemen, subsystemen, systeemgrenzen en belanghebbenden op je afdeling en binnen je instelling.

2.9 OPDRACHTEN EN OEFENINGEN

2.1 Maak een overzicht van de systemen in je eigen organisatie en geef ze een plaats binnen de vijf typeringen die wij in het begin van dit hoofdstuk hebben benoemd.

2.2 Schrijf hierna een korte beschouwing over wat jou opvalt in hetgeen je hebt geïnventariseerd. Kun je vanuit de inventarisatie die je bij opdracht 1 gemaakt hebt ook iets zeggen over:

- De mate van gebruik van de systemen. Worden ze veel gebruikt of weinig? Hoe komt dat volgens jou?
- Als er in jouw ogen sprake is van weerstand in het gebruik, waar komt die weerstand dan vandaan?
- Als je een inschatting moet maken: in hoeverre past de gebruikte technologie bij het proces/ de organisatie? Is hier bij sommige systemen een mismatch?

2.3 Misschien ben je betrokken geweest bij de ontwikkeling of invoer van een informatiesysteem? Denk eens terug: hoe ging dat in zijn werk? Doorliep die ontwikkeling of invoer de stappen van de System Development Life Cycle (SDLC)? Zo nee, welke stap werd volgens jou overgeslagen?

Ben je er nog nooit bij betrokken geweest? Ga dan in gesprek met iemand van de ICT-afdeling van je werk en vraag deze persoon hoe een ontwikkeling of invoer van een nieuw informatiesysteem of onderdeel van zo'n systeem in zijn werk gaat. Welke stappen van SDLC herken je terug in het verhaal, welke niet?

2.4 We geven je hier een voorstel voor een fictieve innovatie om deze daarna uit te werken in een stakeholderanalyse.

Voorstel: In jouw instelling wordt overwogen een medicijnmanagementsysteem aan te schaffen. Jij wordt gevraagd hiervoor de stakeholders in kaart te brengen. Maak een beschrijving van alle relevante stakeholders en hun belangen en presenteer ze in een stakeholdermatrix.

Welke nieuwe inzichten heb je opgedaan?

2.5 In de Case: Hyper innovation in de zorg van Paul Epping, stelt hij dat er in toenemende mate een nieuw soort afhankelijkheid ontstaat doordat we op allerlei niveaus techniek de zorg zien binnendringen. Mede ook versneld door de toenemende tekorten aan medewerkers in de zorg. Hij stelt de vraag hoe we daar (als verpleegkundigen/ zorgprofessionals) mee omgaan? Hoe ga jij daar mee om? Hoe gaat jouw organisatie hier mee om? Voor welke dilemma's zie jij jezelf daarin komen te staan? En jouw organisatie?

Noten

1 *E-healthmonitor signaleert stagnerende inzet digitale zorg.* (z.d.). ICT & Health. Retrieved May 3, 2024, from https://icthealth.nl/nieuws/e-healthmonitor-signaleert-stagnerende-inzet-digitale-zorg/
2 https://open.overheid.nl/documenten/ronl-ee2caf68d5fb60163adfa14bcc0d29409b9fd365/pdf
3 Gemert-Pijnen, L. van, et al. (2022, April 22). Digitalisering in de gezondheidszorg nader beschouwd. Eindrapport VWS MEVA.
4 https://nictiz.nl/app/uploads/2022/08/Gegevensuitwisseling-in-de-zorg.pdf
5 https://www.patientenfederatie.nl/downloads/rapporten/969-position-paper-uitwisseling-medische-gegevens/file
6 *Uitleg over de wet.* (z.d.). Gegevensuitwisseling in de Zorg. Retrieved May 3, 2024, from https://www.gegevensuitwisselingindezorg.nl/wegiz/uitleg-over-de-wet
7 *Online contact.* (z.d.). KNMG. Retrieved May 6, 2024, from https://www.knmg.nl/actueel/publicaties/online-contact
8 Juiste Zorg op de Juiste Plek is een taskforce uit het werkveld onder de vleugels van het Ministerie van VWS https://www.dejuistezorgopdejuisteplek.nl/praktijkvoorbeelden/Teleconsultatie-brengt-medisch-specialistische-zorg-naar-de-patient/
9 *Telemonitoring van volwassenen thuis.* (z.d.). Inspectie Gezondheidszorg En Jeugd. Retrieved May 3, 2024, from https://www.igj.nl/publicaties/publicaties/2022/03/10/telemonitoring-van-volwassenen-thuis
10 *Telemedicine en Telecare in de thuiszorg: Historische ontwikkelingen en toekomstverwachtingen.* (z.d.). RIVM. Retrieved May 3, 2024, from https://www.rivm.nl/publicaties/telemedicine-en-telecare-in-thuiszorg-historische-ontwikkelingen-en
11 Leijen, J. (December 2021) Op weg naar passende zorg "Niet verbeteren wat er al is, maar anders doen", Zorginstituut Magazine, 7-9.
https://www.zorginstituutnederland.nl/publicaties/magazine/2021/12/13/op-weg-naar-passende-zorg
12 *Onderzoek naar opbrengsten digitalisering van zorg.* (2024, January 19). SiRM. https://www.sirm.nl/publicaties/geschat-potentieel-digitale-zorg
13 *JBZ Thuis.* (n.d.). Jeroen Bosch Ziekenhuis. Retrieved September 13, 2024, from https://www.jeroenboschziekenhuis.nl/afdelingen/monitoringscentrum/jbz-thuis
14 University of Twente. (2023, November 15). *Trendrapport Digitale Inclusie: Kerncijfers en beleidsaanbevelingen.* University of Twente. https://www.utwente.nl/nl/centrumdigitaleinclusie/nieuws/2023/11/1237417/trendrapport-digitale-inclusie-kerncijfers-en-beleidsaanbevelingen#digitale-inclusie-index
15 *Zorg op afstand dichterbij? Digitale zorg na de coronacrisis.* (z.d.). Raad voor Volksgezondheid en Samenleving. Retrieved September 13, 2024, from https://www.raadrvs.nl/documenten/publicaties/2020/08/27/zorg-op-afstand-dichterbij
16 *Slimme oplossingen in de zorg.* (n.d.). Zorg van Nu. Retrieved September 13, 2024, from https://www.zorgvannu.nl/publicaties/algemene-folder-slimme-oplossingen-in-de-zorg en https://open.overheid.nl/documenten/ronl-62cbb4c4-df9c-4982-b230-9e221c977e2b/pdf
17 *Behoeften en ervaringen van mensen met digitale zelfzorgprogramma's. Verdiepend onderzoek naar digitale zelfhulp onder twee doelgroepen.* (z.d.). RIVM. Retrieved May 6, 2024, from https://www.rivm.nl/publicaties/behoeften-en-ervaringen-van-mensen-met-digitale-zelfzorgprogrammas
18 *Behoeften en ervaringen van mensen met digitale zelfzorgprogramma's. Verdiepend onderzoek naar digitale zelfhulp onder twee doelgroepen.* (z.d.). RIVM. Retrieved May 6, 2024, from https://www.rivm.nl/publicaties/behoeften-en-ervaringen-van-mensen-met-digitale-zelfzorgprogrammas

19 *Zo kan het ook.* (2022, October 18). Zo Kan Het Ook. https://zokanhetook.nl/
20 Rutten, P., Pruim, J., van Zijl, N., & Merckelbach, S. (1 C.E., January 1). Digitale zorg in Nederland. *McKinsey & Company.* https://www.mckinsey.com/nl/our-insights/digitale-zorg-in-nederland
21 *Wereldprimeur: Artificial intelligence ondersteunt artsen bij beslissing ontslag IC-patiënt.* (z.d.). Retrieved May 6, 2024, from https://www.amsterdamumc.org/nl/vandaag/wereld-primeur-artificial-intelligence-ondersteunt-artsen-bij-beslissing-ontslag-ic-patient.htm
22 Rutten, P., Pruim, J., van Zijl, N., & Merckelbach, S. (1 C.E., January 1). *Digitale zorg in Nederland.* McKinsey & Company. https://www.mckinsey.com/nl/our-insights/digitale-zorg-in-nederland
23 https://nictiz.nl/app/uploads/2022/08/eHealth19_Rapport.pdf
24 Rijksinstituut voor Volksgezondheid en Milieu, Ministerie van Volksgezondheid, Welzijn en Sport. *E-healthmonitor 2023: Stand van zaken digitale zorg.* https://www.rivm.nl/bibliotheek/rapporten/2024-0008.pdf
25 Foto van: *Cresta Care POA300 zuurstofsaturatiemeter.* (z.d.). Cresta Care. Retrieved April 6, 2024, from https://cresta-care.com/shop/gezondheid/zuurstofmeter/cresta-care-poa300-zuurstof-saturatiemeter-zuurstof-percentage-hartslag/
26 Checkland, P. (1999). *Systems thinking, systems practice: Includes a 30-year retrospective.* John Wiley & Sons.
27 Dietz, J. L. G., & Mulder, H. B. F. (2020). *Enterprise ontology: A human-centric approach to understanding the essence of organisation.* Springer Nature; Van Reijswoud, V. E., Mulder, H. B. F., & Dietz, J. L. G. (1999). Communicative action-based business process and information systems modelling with DEMO. *Information Systems Journal*, 9(2), 117–138. https://doi.org/10.1046/j.1365-2575.1999.00055.x Van Reijswoud, V.E (1996). *The Structure of Business Communication: Theory, Model and Application.* PhD Thesis. Delft University of Technology, Delft.
28 Moss, J. A., Nursing Informatics Technologies, in: K.A. McCormick, V.K. Saba, *Essentials of Nursing Informatics (6th Ed)*, McGraw-Hill, 2015.
29 Guarino, B. (2024, January 30). Elon Musk's Neuralink has Implanted its First Chip in a Human Brain. What's Next? *Scientific American.* https://www.scientificamerican.com/article/elon-musks-neuralink-has-implanted-its-first-chip-in-a-human-brain-whats-next/
30 **M**assachusetts General Hospital **U**tility **M**ulti-**P**rogramming **S**ystem
31 ZonMw. (z.d.). *Artificial Intelligence.* ZonMw. Retrieved October 23, 2024, from https://www.zonmw.nl/nl/artificial-intelligence
32 Hirani, R., Noruzi, K., Khuram, H., Hussaini, A. S., Aifuwa, E. I., Ely, K. E., Lewis, J. M., Gabr, A. E., Smiley, A., Tiwari, R. K., & Etienne, M. (2024). Artificial intelligence and healthcare: A journey through history, present innovations, and future possibilities. *Life, 14*(5), 557. https://doi.org/10.3390/life14050557
33 Eekeren, P. van, Zwiggelaar, K. (2024, September). AI in de zorg. Versnel en verantwoord opschalen. https://www.nfu.nl/sites/default/files/2024-09/NVZ_NFU_Position_AI-in-de-zorg-september-2024_0.pdf
34 Korteweg, N. (2024, June 13). AI verslaat radiologen bij diagnose prostaatkanker. *NRC.* https://www.nrc.nl/nieuws/2024/06/13/ai-verslaat-radiologen-bij-diagnose-prostaatkanker-a4856364
35 Sewell, J. P. (2016). *Informatics and nursing: Opportunities and challenges.* Lippincott Williams & Wilkins.
36 *The fundamentals of networking.* (z.d.). IBM. Retrieved February 2, 2024, from https://www.ibm.com/topics/networking

37 Naga Malleswari, D., Pavan Kumar, M., Sathvika, D., & Ajay Kumar, B. (2018). A study on SDLC for water fall and agile. *International Journal of Engineering & Technology, 7*(2.32), 10. https://doi.org/10.14419/ijet.v7i2.32.13516

38 https://icthealth.nl/nieuws/rol-patienten-in-snel-digitaliserende-omgeving/

39 ChannelConnect. (2024, March 22). "Zorgprofessionals moeten betrokken worden bij digitalisering." ChannelConnect. https://www.channelconnect.nl/mkb-en-ict/zorgprofessionals-moeten-betrokken-worden-bij-digitalisering/

40 NZA Wegwijzer bekostiging digitale zorg 2024: https://puc.overheid.nl/nza/doc/PUC_655318_22/1/

41 Professionele digitale zorg vraagt van ziekenhuizen steeds opnieuw evalueren en verbeteren. (z.d.). Inspectie Gezondheidszorg En Jeugd. Retrieved May 6, 2024, from https://www.igj.nl/publicaties/rapporten/2021/12/21/professionele-digitale-zorg-vraagt-van-ziekenhuizen-steeds-opnieuw-evalueren-en-verbeteren

42 Digitalisering. (2022, December 20). Zorgverzekeraars Nederland. https://www.zn.nl/dossier/digitalisering/

43 Communicatie_VitaValley. (2023, April 13). Inkoopbeleid 2024: Waar is de standaard vergoeding voor digitale zorg? VitaValley. https://vitavalley.nl/inkoopbeleid-2024-zorgverzekeraars-weinig-aandacht-voor-standaard-vergoeding-van-digitalisering-2/

44 Stimuleren gebruik e-health. (n.d.). Rijksoverheid.Nl. Retrieved August 13, 2024, from https://www.rijksoverheid.nl/onderwerpen/e-health/overheid-stimuleert-e-health

45 Marktwerking in de zorg-ICT-markt. (n.d.). Rijksoverheid.Nl. Retrieved September 13, 2024, from https://www.rijksoverheid.nl/documenten/rapporten/2022/07/08/20220708-rapport-vws-analyse-marktwerking-zorg-ict-markt-v10

46 ACM. (z.d.). ACM-leidraad geeft duidelijkheid over de concurrentieregels voor zorg-ICT-markten. ACM.Nl. Retrieved August 13, 2024, from https://www.acm.nl/nl/publicaties/acm-leidraad-geeft-duidelijkheid-over-de-concurrentieregels-voor-zorg-ict-markten

47 Janse, B. (2024, February 6). Stakeholderanalyse: De uitleg en template. Toolshero. https://www.toolshero.nl/verandermanagement/stakeholderanalyse/

48 Uiteraard kun je een analyse samen met anderen doen, het is soms heel waardevol om mensen uit verschillende posities een indeling te laten maken en vervolgens dit tot een geheel te maken.

49 Veel interessante voorbeelden voor de zorg zijn te vinden op https://www.care.ai/

50 Enkele van de toonaangevende bedrijven op het gebied van de ontwikkeling van humanoïden zijn

- Boston Dynamics: Bekend om hun geavanceerde robots zoals Atlas en Spot, die door moeilijk terrein kunnen navigeren en complexe taken kunnen uitvoeren. https://bostondynamics.com/atlas/
- Tesla: Optimus is de naam van de robot die op dit moment in Tesla-fabrieken wordt getraind in onderdelen van werkprocessen en communicatie met personeel. Deze video geeft een diepere inkijk in de ontwikkelingen en strategie: https://www.youtube.com/watch?v=xa6F5H1DxZQ
- Hanson Robotics: Ontwikkelaars van Sophia, een humanoïde robot met geavanceerde gezichtsuitdrukkingen en gespreksvaardigheden. https://www.hansonrobotics.com/hanson-robots/
- De site https://builtin.com/robotics/humanoid-robots geeft een mooi overzicht van geavanceerde robots.

3 Data en informatie in de zorg*

3.1 INTRODUCTIE

Dit hoofdstuk heeft tot doel de lezer meer inzicht te geven in het begrip 'data' in de zorg. Wat is data, welke vormen zijn er? Wat is goede kwaliteit van data? Wat is big data? Hoe gebruiken we data in de zorg? Wanneer wordt data informatie, en kennis, of wijsheid? Wat verstaat een ICT'er onder data? Hoe modelleer je data? Naast deze vragen bespreken we ook het belang van data, de ethische componenten die aan het opslaan en gebruik van data verbonden zijn, wetgevende kaders en veiligheidsissues omtrent data. We geven ook een schets van toekomstige ontwikkelingen met betrekking tot data. Het hoofdstuk sluiten we af met een voorbeeld uit de praktijk en een paar opdrachten om zelf met data aan de slag te gaan.

Zoals we in het vorige hoofdstuk hebben geïllustreerd zijn organisaties complexe gegevensverwerkende systemen waarin mensen, processen en technologie een centrale rol spelen. In de interactie tussen deze drie elementen worden gegevens[1] gecreëerd en gebruikt zoals bijvoorbeeld de registratie van nieuwe patiënten in het EPD. Als de mensen in een organisatie samenwerken, hebben ze gegevens nodig om handelingen gericht uit te voeren of beslissingen te nemen. Elke actie leidt ook tot nieuwe gegevens. Als je, bijvoorbeeld, als verpleegkundige bij een cliënt thuis een wond behandelt, heb je gegevens over de diagnose en eerdere behandelmomenten nodig om een beslissing te nemen hoe je de wond op het moment dat je daar bent moet behandelen. Als je klaar bent met de behandeling van de wond, schrijf je een rapportage. Dat zijn de nieuwe gegevens die je creëert. Dit proces is identiek bij elke actor in de zorgketen.

De gegevens zijn de statische component van de organisatie: gegevens worden gecreëerd en vastgelegd en veranderen niet meer. De gegevens kunnen wel worden gebruikt als grondstof voor nieuwe geaggregeerde gegevens (dat wil zeggen,

* Dit hoofdstuk is geschreven in samenwerking met prof.dr. Bas van Gils – Antwerp Management School.

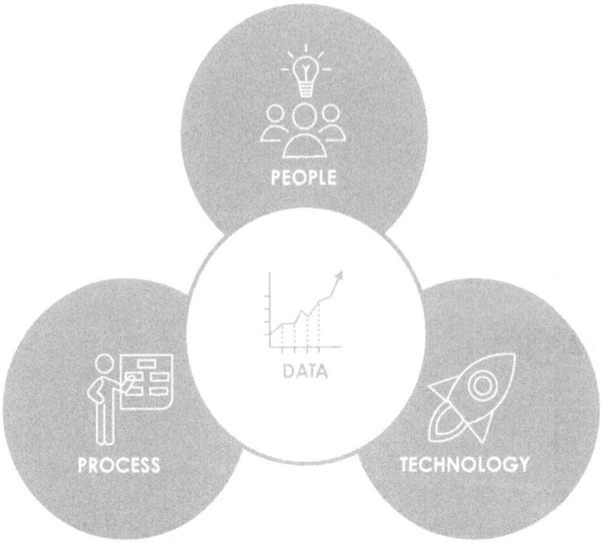

Figuur 3.1 Mensen, processen, technologie en data

relevante gegevens vanuit verschillende bronnen verzameld en samengevoegd), maar daarmee veranderen de gegevens van waaruit de geaggregeerde gegevens zijn samengesteld niet. Tegenover de statische organisatie staat de dynamische organisatie. De dynamische organisatie bestaat uit de mensen en de processen die met elkaar samenwerken. De dynamische organisatie behandelen we in hoofdstuk 4.

Laten we nu eerst verder kijken naar data en de statische kant van het werk dat in de zorg wordt uitgevoerd.

3.2 DATA, INFORMATIE, KENNIS EN WIJSHEID

In de zorg worden in toenemende mate data verzameld. Zoals we in hoofdstuk 2 hebben gezien, worden deze data uit verschillende bronnen gegenereerd. Een groot gedeelte komt voort uit de rapportages die door de verschillende disciplines in de zorg in de geautomatiseerde systemen zoals bijvoorbeeld de elektronisch cliënten- of patiëntendossiers (ECD /EPD), medicatiesystemen of röntgen- en andere beeldsystemen handmatig worden geregistreerd. We zien ook dat veel data automatisch worden gegenereerd door het gebruik van allerlei soorten sensoren die in de zorg worden ingezet. Denk bijvoorbeeld aan de veelheid aan metingen van de lichaamsfuncties die automatisch worden vastgelegd bij patiënten op de intensive care. Daarnaast zien we dat er steeds meer gebruikgemaakt wordt van externe gegevens, dus data die niet binnen de instelling of organisatie zelf is verzameld. Deze kunnen worden verzameld door bijvoorbeeld langlopende cohortonderzoeken, enquêtes of sociaaleconomische data die landelijk, Europees of mondiaal wordt verzameld.[2] Ook technologiebedrijven als Facebook, Google en Microsoft en veel kleinere bedrijven verzamelen veel data over ons. Deze laatste wordt ook vaak met de term 'big data' aangeduid.[3] Hierover meer in paragraaf 3.3.

Quantified Self[4]

Quantified Self is een wereldwijd netwerk van mensen die individuele of persoonlijke zelfmeetinstrumenten, zoals smartwatches, mobiele telefoons of GPS trackers gebruiken om gegevens over zichzelf en hun gezondheidsdoelen te verzamelen en te analyseren. Deze activiteit wordt ook aangeduid met lifelogging.[5] Het draait om het idee van zelfkennis door middel van cijfers en patronen ontdekken om jezelf te verbeteren.

QS
QUANTIFIED SELF
SELF KNOWLEDGE THROUGH NUMBERS

De laatste jaren zien we dat lifelogging via elektronische hulpmiddelen steeds vaker wordt ingezet in de medische praktijk. Dit kan verklaard worden doordat de zelfmetingen betrouwbaarder worden en de werkdruk hoger.

Aan data of gegevens alleen hebben we niet veel. Data zijn slechts naakte feiten of cijfers die opgeslagen zijn en daarom in het verloop van de tijd ook weer kunnen worden geraadpleegd. Vaak zijn het reeksen die een onderlinge relatie met elkaar hebben zoals:

1235, 3208, 6634, 3479, 5867, 2356, 5479

Hoewel er wellicht meteen een beeld in je hoofd schiet over wat deze reeks zou kunnen betekenen, zonder interpretatie en context zegt deze reeks getallen niet veel. We moeten extra waarde of betekenis aan de data toevoegen en de data gaan analyseren. De Data-Informatie-Kennis-Wijsheid (DIKW) piramide[6] laat zien dat dit in verschillende stappen gebeurt. Zie figuur 3.2.

De eerste stap in de DIKW-piramide is om van data informatie te maken. De naakte cijfers en feiten worden geordend, geanalyseerd en ze worden bekeken in de context in welke ze zijn gegenereerd. Je zou ook kunnen zeggen dat ze klaar worden gemaakt voor menselijke consumptie. Zo wordt aan de eerdere reeks

1235, 3208, 6634, 3479, 5867, 2356, 5479

toegevoegd dat het gaat om de wekelijkse meetwaarden van de stappenteller van een bejaarde vrouw na het plaatsen van een heupprothese waarmee is afgesproken dat ze, in het kader van de revalidatie, 4000 stappen per dag moet lopen. Een voorbeeld van lifelogging dus. Pas als je deze extra dingen weet, dan zie je dat de patiënt slechts 3 van de 7 dagen aan de afspraak voldoet. Nu de data informatie is geworden, is deze ook bruikbaar.

Het is wel belangrijk om een paar kanttekeningen te plaatsen bij het omzetten van data in informatie. Ten eerste de nuttigheid. Of informatie nuttig is, wordt bepaald door de behoefte die er bestaat aan de informatie in een bepaalde context. Wees ook alert op de betrouwbaarheid. De betekenistoekenning, of interpretatie van data loopt niet altijd vlekkeloos en dit kan leiden tot misinformatie en, als het opzettelijk foutief wordt gedaan, tot desinformatie.

De blik bij data en informatie is in beginsel retrospectief. We kijken achteruit naar wat er in het verleden is gebeurd. Als we naar de twee andere lagen van de DIKW-piramide gaan, dan gaan we ook vooruitkijken. We gaan kijken wat we kunnen leren van de data en de informatie die we hebben verkregen. De focus in de bovenste twee lagen van de piramide is dus prospectief.

Wat is data – we vragen het aan OpenAI:
Data verwijst naar verzamelingen van feitelijke informatie, zoals getallen, teksten, afbeeldingen, geluiden, of andere vormen van symbolen die kunnen worden verwerkt en geïnterpreteerd. Het zijn ruwe feiten of observaties die betekenis kunnen krijgen wanneer ze worden georganiseerd, geanalyseerd en geïnterpreteerd. Data vormen de basis van informatie en kennis, en ze kunnen worden gebruikt voor verschillende doeleinden, zoals besluitvorming, analyse, rapportage en meer. In de context van computers en informatica verwijst data vaak naar digitale informatie die is opgeslagen en verwerkt door machines. (OpenAI, 2024)

Als wij van informatie kennis maken dan gaan we kijken naar de strategische betekenis van de informatie. Met andere woorden, wat betekent de informatie voor onze vervolgacties? We beoordelen de informatie en combineren het met onze kennis en ervaring. We kennen een waarde toe aan de informatie. Gewaardeerde informatie noemen we dus kennis. Als je weer naar de reeks getallen uit de stappenteller van je patiënt kijkt dan zou je je, op basis van je kennis en ervaring, zorgen kunnen beginnen te maken over het revalidatieproces. Op meer dan de helft van de dagen heeft mevrouw onvoldoende gelopen. Op een van de dagen zelfs minder dan een derde van het afgesproken aantal stappen. Je zou de patiënt kunnen gaan wijzen op de gevolgen van haar lage stappenactiviteit en samen met haar acties kunnen plannen om het revalidatieproces te verbeteren.

Als we van kennis wijsheid maken gaan we nog een stap verder. Bij wijsheid blijven we niet alleen op het niveau van een individueel geval denken, maar proberen we algemene gedragspatronen te identificeren die in gelijke gevallen ook kunnen werken. Veel van de behandelprocedures en -protocollen in de medische context bevinden zich op het niveau van wijsheid. Op basis van kennis die is opgedaan in individuele gevallen zijn algemene regels geformuleerd. Als we naar ons voorbeeld kijken, zou je bijvoorbeeld kunnen kijken naar een algemeen activiteitenplan dat aansluit bij de specifieke situatie van de patiënt. Als deze er niet zijn, zou je deze kunnen formuleren. Het is wel belangrijk dat bij wijsheid ook het professioneel inschatten van een situatie hoort. Blindelings toepassen van procedures kan tot gevaarlijke situaties leiden.

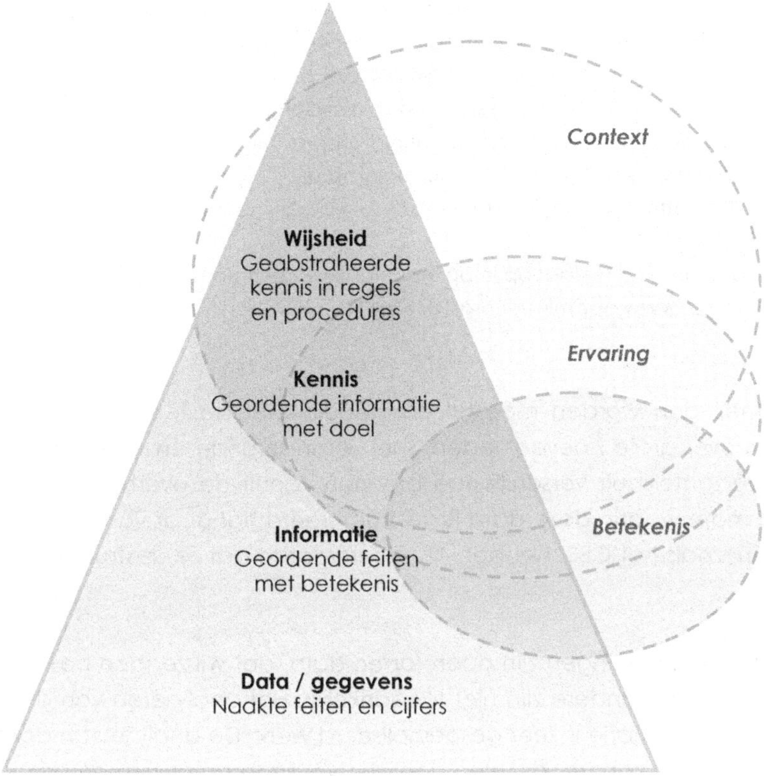

Figuur 3.2 Data-Informatie-Kennis-Wijsheid (DIKW) piramide

3.3 DATA EN BIG DATA

In de context van gegevens of data horen we tegenwoordig ook steeds vaker de term 'big data'. Met name door de opkomst van artificiële intelligentie (AI) wordt het verwerken en integreren van grote dataverzamelingen steeds makkelijker en meer gemeengoed. Maar wat is big data nu eigenlijk?

Op allerlei plekken buiten onze organisatie worden veel gegevens verzameld en vaak zonder dat we het zelf doorhebben. Zo registreert onze telefoon waar we gaan en staan, onze internet browser wat we bekijken en hoelang we naar iets kijken, en we zijn opgeslagen op de beelden van ontelbare camera's in de publieke ruimte. Maar denk ook eens aan de data die gebruikers van smartphone gezondheid-apps of wearables dagelijks genereren. Dit zijn maar een paar voorbeelden. Maar er worden natuurlijk ook veel gegevens verzameld door, daarvoor speciaal ingerichte organisaties op mondiaal, regionaal en landelijk niveau. Deze laatste gegevensverzameling is over het algemeen transparanter en beter gereguleerd dan de eerste.

> Grote dataverzamelingen om nader te verkennen om een beter beeld te krijgen welke data er wordt verzameld in Nederland, Europa en in de wereld zijn:
> - Centraal Bureau voor de statistiek (CBS) – https://www.cbs.nl/
> - Volksgezondheid en Zorg- VZinfo | Volksgezondheid en Zorg
> - Transparantiekalender https://www.zorginzicht.nl/transparantiekalender
> - Eurostat – https://ec.europa.eu/eurostat/web/main/home
> - Our World in Data – https://ourworldindata.org/
>
> Het onderzoek van Hans Rosling laat op je op inzichtelijke wijze historische gezondheidsdata bekijken – https://www.gapminder.org/fw/world-health-chart/

Deze dataverzamelingen worden meestal aangeduid met de term 'big data'. Het gaat hier dus over grote hoeveelheden, snel veranderende en veelvormige[7] data die wordt verzameld uit verschillende bronnen vanuit de overheid en het bedrijfsleven. De mate waarin deze data is gestructureerd hangt af van de bron. Sommige bronnen, zoals het CBS, hebben als meerwaarde dat ze gestructureerd worden.

Sommige van deze verzamelingen zijn open (open data, dat wil zeggen beschikbaar voor hergebruik[8]) en andere zijn niet toegankelijk. Het analyseren van deze grote hoeveelheden informatie is zeer gespecialiseerd werk. De analyse van deze grote dataverzamelingen kan trends laten zien die we anders niet zien en beleid en beslissingen beïnvloeden. Hans Rosling, een Zweedse arts en hoogleraar Internationale Gezondheid aan het Karolinska-instituut en directeur van de Gapminder Foundation, laat in zijn onderzoek goed zien dat het beeld van de wereld dat wij in ons hoofd hebben geconstrueerd lang niet altijd in lijn is met de onderliggende data. Wanneer aan mensen vragen worden gesteld over algemene feiten over de wereld, zoals het aantal mensen dat in armoede leeft, of het percentage meisjes dat school afrondt, geeft het overgrote deel van de respondenten foute antwoorden. Hij claimt zelfs dat een chimpansee die random antwoorden kiest het beter doet![9] De analyse van big data kan ook tot minder wenselijke resultaten leiden. Zo kwam Nathan Ruser[10], een onderzoeker van de data van de hardloop app Strava, erachter dat militaire bases, die eigenlijk geheim zouden moeten zijn, zichtbaar werden door de hardloopdata van de militairen[11] (zie figuur 3.3 met het bericht op X). De observaties van Ruser zijn een goed voorbeeld van de combinatie tussen data en kennis: militairen trainen op een bepaalde manier en in bepaalde soorten gebieden, dus de datapatronen zouden wel eens van militairen op militaire bases afkomstig kunnen zijn.

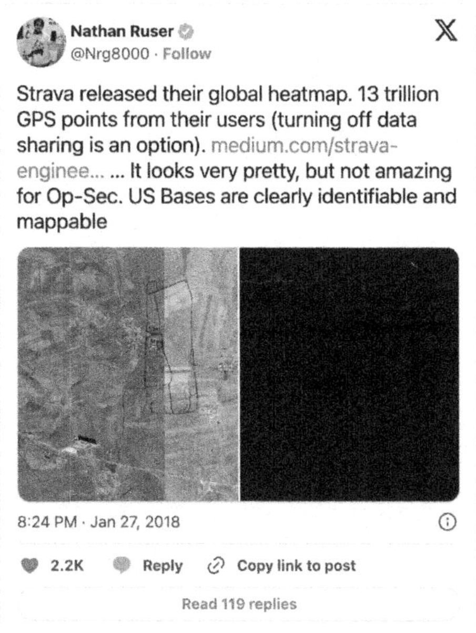
Nathan Ruser
@Nrg8000 · Follow
Strava released their global heatmap. 13 trillion GPS points from their users (turning off data sharing is an option). medium.com/strava-enginee... ... It looks very pretty, but not amazing for Op-Sec. US Bases are clearly identifiable and mappable
8:24 PM · Jan 27, 2018
2.2K
Reply
Copy link to post
Read 119 replies

Figuur 3.3 Bericht op X over gebruik van Strava op militaire bases

Een deel van de big data is gestructureerd (de informatie is op een georganiseerde en geordende manier opgeslagen), maar er is ook een groot deel dat ongestructureerd is opgeslagen. Dit is meestal data die wordt opgeslagen omdat het kán worden opgeslagen. Het gaat hier vaak om data die wordt gegenereerd door allerlei soorten sensoren die in toenemende mate in onze omgeving en elektrische apparaten voorkomen. Deze groep data wordt aangeduid met 'dark data'. Deze data is veelal niet geanalyseerd omdat het gebruik nog niet is bepaald.

Het verschil tussen normale (small) data, big data en dark data is geïllustreerd in figuur 3.4. Het laat ook zien dat de typen data in elkaar overvloeien en dus niet duidelijk afgebakend kunnen worden. Het hangt af van de mate waarin de data is gestructureerd en gebruikt.

Door big data uit verschillende bronnen te combineren en te analyseren met behulp van bijvoorbeeld kunstmatige intelligentie, kunnen onderzoekers patronen ontdekken die normaal gesproken over het hoofd zouden worden gezien. Door het grote volume van de big data worden de uitkomsten van de analyse betrouwbaarder. Zo kunnen de risico's op bepaalde bijwerkingen van medicijnen bij bepaalde groepen patiënten worden voorspeld. Met deze verkregen kennis kunnen betere behandelplannen worden opgesteld en patiënten beter worden begeleid in de keuzes die ze in hun behandeling moeten maken. Een mooi voorbeeld over hoe dit allemaal weer samenkomt zijn keuzehulpen[12]. In een keuzehulp vormen hoeveelheden data de basis om goed geïnformeerde beslissingen te kunnen maken.

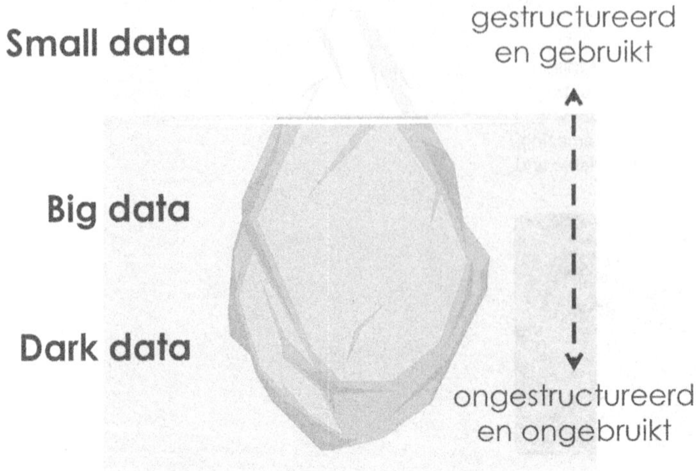

Figuur 3.4 Data, big data and dark data

Keuzehulpen[13]

Patiënten zijn meer dan hun diagnose, ieder mens is uniek. In lijn met de filosofie van Samen Beslissen[14] en de verankering hiervan in de wetgeving[15] ondersteunen keuzehulpen (ook wel decision aids genoemd) het proces bij artsen en patiënten die samen willen beslissen wat de best passende behandeling is. Keuzehulpen assisteren een patiënt stapsgewijs bij informeren, wikken en wegen én voorbereiden van het gesprek met de arts en bij het komen tot een keuze in behandeling.

Keuzehulpen worden ontwikkeld in samenwerking met alle belanghebbenden (patiënten, patiëntenverenigingen, verpleegkundigen en artsen). Ze maken gebruik van recente data, informatie over aandoeningen maar ook de ervaringen (kennis) en behandelprotocollen (wijsheid). Daarnaast vormt het aansluiten bij de wensen en mogelijkheden van patiënten de kern van de keuzehulpen.

Er zijn in het voorgaande veel termen gebruikt. Nog even een overzicht van de terminologie:

- data: alle ruwe gegevens;
- small data: gegevens binnen een organisatie;
- big data: gegevens buiten de organisatie maar wel klaar voor gebruik;
- dark data: alle gegevens die zijn opgeslagen maar nog niet klaar voor gebruik;
- gestructureerde data: gegevens die begrijpbare labels hebben en kunnen worden gebruikt;
- ongestructureerde data: gegevens zonder duidelijke labels waarvan het gebruik nog niet is gedefinieerd.

3.4 KWALITEITSEISEN VOOR DATA EN DATADRAGERS

Niet alle data zijn goede data. Het is daarom van groot belang dat je goed stilstaat bij het doel, de herkomst en ook de kwaliteit van de data als je met data uit andere bronnen gaat werken. Zonder deze analyse kunnen uitkomsten onbetrouwbaar worden en zelfs gevaarlijk. Maar ook bij een nieuw systeem gelden eisen aan de kwaliteit van de data die gaat worden verzameld. Je wilt goede data in je systeem hebben. In dit verband duikt vaak de term GIGO op: **G**arbage **I**n – **G**arbage **O**utG. Als de data die je in je systeem gebruikt niet goed is, dan zal de uitkomst na verwerking ook niet goed zijn.

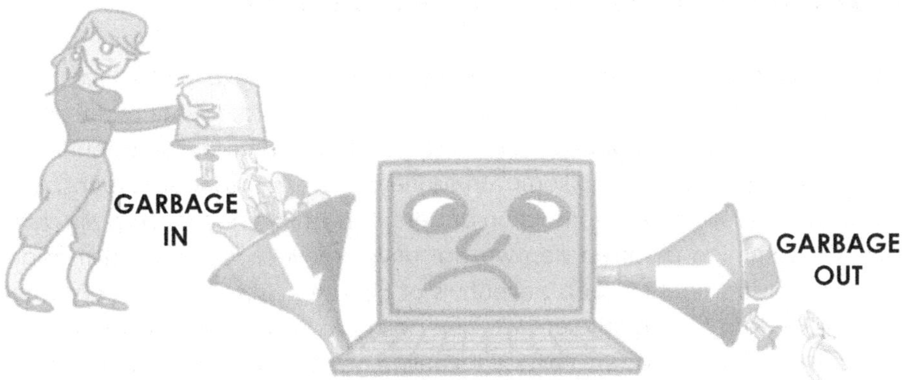

Figuur 3.5 Het garbage in, garbage out principe[16]

Er worden veel dimensies onderscheiden om de kwaliteit van de data te beschrijven, te controleren en te bewaken. De werkgroep datakwaliteit van DAMA (Data Management Association) onderscheidt er zelfs meer dan 40.[17] Hieronder worden de meest voorkomende dimensies uitgelegd:

1. Juistheid: De data moeten nauwkeurig en consistent zijn, zodat ze kunnen worden gebruikt om betrouwbare conclusies te trekken.
2. Volledigheid: De data moeten alle relevante informatie bevatten die nodig is om de beoogde doelen te bereiken.
3. Tijdigheid: De data moeten op tijd beschikbaar zijn om te worden gebruikt voor de beoogde doelen.
4. Relevantie: De data moeten relevant zijn voor de beoogde doelen en mogen niet onnodig worden verzameld of opgeslagen.
5. Uniek: De data in het systeem moeten slechts één keer voorkomen.

Daarnaast worden er vaak een aantal criteria toegevoegd die betrekking hebben op het waarborgen van de beschikbaarheid, integriteit en vertrouwelijkheid van data – doorgaans vanuit het perspectief van informatiebeveiliging. Maatregelen om deze aspecten te waarborgen raken doorgaans de software en de databases waarin de gegevens zijn opgeslagen:

6. Beschikbaarheid: De data moeten gemakkelijk toegankelijk zijn voor degenen die ze nodig hebben, terwijl de privacy en beveiliging van de gegevens worden beschermd.
7. Integriteit: De data moeten worden beschermd tegen ongeautoriseerde wijzigingen of vernietiging.
8. Vertrouwelijkheid: De data moeten worden beschermd tegen ongeautoriseerde toegang of openbaarmaking.

3.5 DATA EN INFORMATIE IN DE ZORG

De gezondheidszorg is een zeer data- en informatie-intensieve sector. Vanaf het moment dat er een vrucht bij een vrouw wordt gesignaleerd, tot het moment dat iemand overlijdt wordt er data over de persoon verzameld en opgeslagen. De, in de basis, privacygevoelige data komen in allerlei dataverzamelingen terecht bij de verzamelende instelling, de overheid en andere partijen die aan de zorg zijn gerelateerd. Op sommige plaatsen zien we dat privacygevoelige data wordt opgeslagen zoals bijvoorbeeld in een ziekenhuis of bij een huisarts. In deze systemen is persoonlijke data te achterhalen. We zien ook dataverzamelingen waarin data geanonimiseerd is opgeslagen. Privacygevoelige gegevens zijn dan niet meer herleidbaar. Denk hierbij aan bijvoorbeeld het corona dashboard van het ministerie van Volksgezondheid, Welzijn en Sport (VWS).

Privacygevoelige gegevens worden beschermd met de Algemene Verordening Gegevensbescherming (AVG). Deze verordening geeft de persoon rechten en organisaties de verantwoordelijkheid om zorgvuldig met (digitale) persoonsgegevens om te gaan. Deze wetgeving is verankerd op Europees niveau. Ook de (digitale) uitwisseling van gegevens tussen verschillende dienstverleners in de zorg is wettelijk geregeld om te voorkomen dat privacygevoelige data door niet-geautoriseerde partijen worden ingezien. Dit is geregeld in de Wet elektronische gegevensuitwisseling in de zorg (Wegiz). Deze wet moet elektronische uitwisseling van informatie sneller en veiliger maken. Bijzonder in de wet is dat er ook een rol is voor de ICT-leveranciers. Om toekomstbestendige systemen in de zorg te bouwen worden afspraken gemaakt over de (gemeenschappelijke) taal en de techniek die in de gegevensuitwisseling wordt gebruikt. Denk bij taal aan het goed definiëren van de begrippen die worden gebruikt. Zijn patiënten en cliënten hetzelfde? Wordt er in de ene context (operatiekamer) met term bloeddruk hetzelfde bedoeld als in een andere context (thuiszorg)? SNOMED (zie kader) is een goed voorbeeld van de manier waarop dit wordt gedaan.

SNOMED

SNOMED is hét internationale medisch terminologiestelsel van, en voor zorgprofessionals. Het bevat een grote verzameling medische begrippen (ca. 370.000) met unieke codes van standaardtermen, synoniemen en hiërarchische relaties. Tevens bevat het terminologiestelsel een semantisch netwerk aan definiërende relaties, dat uitermate geschikt is voor data-analyse. Met zogenaamde mappings is SNOMED bovendien gekoppeld aan diverse andere internationale terminologiestelsels als ICD-10, ICD-O en LOINC.

Zorgverleners gebruiken deze begrippen om allerlei zorginformatie eenduidig vast te leggen, bijvoorbeeld klachten, symptomen, of een diagnose. Gegevens die met SNOMED zijn vastgelegd, zijn zeer geschikt voor uitwisseling en hergebruik. Dit is een belangrijke voorwaarde voor Eenheid van Taal.

Meer informatie over SNOMED is te vinden op de in internationale website https://www.snomed.org/ en in Nederland bij Nictiz https://nictiz.nl/wat-we-doen/activiteiten/terminologie/snomed/

3.5.1 Datagedreven zorg

Data wordt al sinds jaar en dag gebruikt om zorg te verbeteren.[18] De onderstaande kadertekst over de muggenplaag in Amsterdam illustreert dit goed. Dit wordt datagedreven zorg genoemd. De laatste jaren wordt dit door informatietechnologie echter steeds makkelijker gemaakt. Opslaan, delen en verwerken van data zijn veel eenvoudiger geworden. De keerzijde van het grootschalig verzamelen van data voor datagedreven zorg is dat er soms meer wordt verzameld dan er daadwerkelijk nodig is. Dit leidt vervolgens tot administratieve lastenverzwaring voor zorgverleners en organisaties.

Parallel aan de DIKW-piramide (figuur 3.2) zien we dat data in de zorg op vier manieren ingezet worden:

1. *Beschrijven en monitoren*: data wordt gebruikt om te kijken wat er in het verleden is gebeurd en wat er nu gebeurt. Deze manier van gebruik van data zien we al lang terug in alle aspecten van de zorg. Al heel lang leggen we gegevens als temperatuur, bloeddruk etc. vast in papieren dossiers en door het gebruik van tabellen en grafieken proberen we trends te zien.
2. *Evalueren en diagnosticeren:* data wordt gebruikt om te begrijpen waarom iets gebeurt. Door middel van het combineren en analyseren van de gegevens uit meerdere bronnen wordt gekeken of er een verklaring kan worden gevonden voor een gebeurtenis. We zien dit duidelijk terug als we klinisch redeneren. Tegenwoordig helpen slimme technieken (algoritmes) daarbij om het sneller en uitgebreider te doen.
3. *Voorspellen*: gegevens worden gebruikt om vooruit te kijken. Hier worden ook gegevens uit meerdere bronnen gebruikt om te voorspellen wat er mogelijk zal kunnen gebeuren. We zien bijvoorbeeld steeds vaker dat we real-time data

gebruiken om het valrisico bij ouderen te voorspellen. Deze real-time data wordt ook wel eens aangeduid met de term 'continuous data'.

4. *Voorschrijven*: gegevens worden gebruikt om toekomstig gedrag of beleid uit te stippelen om negatieve effecten te voorkomen. Op basis van de analyse van gedrag en algemene gezondheid zetten we decubitusbeleid en -preventiemiddelen in bij bepaalde groepen patiënten.

Doordat we steeds meer gegevens verzamelen en vastleggen in de zorg en we steeds betere methoden hebben om deze data te analyseren en visualiseren, wordt datagedreven zorg dominanter. Dit is een goede ontwikkeling en zal hopelijk leiden tot verbetering van de zorg. Tegelijkertijd is het duidelijk dat voor personen die werken in de zorg een goed begrip van data een basiscompetentie moet worden.[19] Zoals eerder gesteld is dit een van de uitgangspunten van dit boek, begrip hebben van de 'taal' van de ICT'er maakt dat je mee kunt praten, denken en besluiten over digitalisering en bijkomende veranderingen. Je kunt hiermee, als domeinexpert, je zeggenschap uitoefenen en zo mede beter passende vernieuwingen tot stand brengen.

Van data naar inzicht en actie – Arjan de Jager

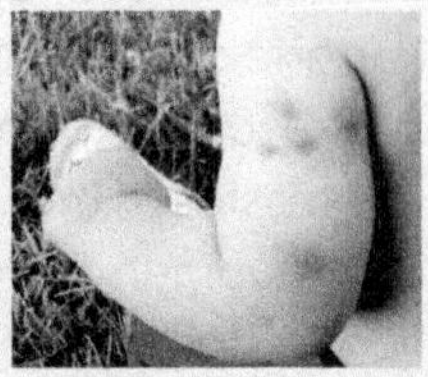

Foto ter illustratie[20]

In het voorjaar van 2017 werd een deel van Amsterdam getroffen door een muggenplaag. Er werd besloten de aanpak te volgen van Dr. John Snow.

In de 19de eeuw maakte cholera veel slachtoffers in het door de industriële revolutie zeer ongezonde Londen. De algemeen heersende gedachte (0-hypothese) was dat de kwaliteit van de lucht de cholera veroorzaakte.

Snow besloot om het in 1854 aan te pakken met data en maakte de zogenaamde 'Ghost Map'. Op een kaart tekende hij de sterfgevallen door cholera en de waterpompen in het gebied in. Het grote aantal sterfgevallen rond de waterpomp van Broad Street in Soho viel op. Het bleek dat veel overledenen het water uit deze pomp hadden gedronken. Zo kwam hij tot een alternatieve hypothese: Mensen krijgen cholera van het water dat zij drinken uit deze pomp. Nadat men besloten had de pomp af te sluiten (om te onderzoeken of dit effect zou hebben) nam het aantal choleradoden snel af.

Het gebruik maken van kaarten als databron gebeurt sinds die tijd veelvuldig.

Het kopiëren van deze methode in 2017 bij de muggenplaag in Amsterdam liet al snel zien dat er veel gevallen waren in één gebied in Amsterdam West. Door middel van een kaart met de klachten over muggenbeten bleek: Er waren erg veel datapunten in één straat in Nieuw-West. Door te kijken bij bouwplaatsen ontdekte de GGD al snel dat er bij één bouwplaats een stilstaande laag water stond in de kelder van een gebouw in aanbouw. Het inschakelen van de GGD (die het water ook hebben verwijderd) werkte en laat goed het proces zien van data naar inzicht naar actie om de muggenplaag aan te pakken. Data krijgt context door middel van visualisatie op een kaart.

3.6 DATABASES

De data die verzameld wordt, kan worden opgeslagen in geautomatiseerde databases met als doel de data snel en efficiënt op te slaan en als het is opgeslagen weer snel en efficiënt beschikbaar te maken voor gebruikers. Hoewel een database een complex stuk software is, is het basisconcept simpel. Een database is namelijk niet meer dan een collectie georganiseerde data en een mechanisme waarmee de data worden opgeslagen, kunnen worden geraadpleegd en geanalyseerd door een gebruiker of een ander computersysteem. Dat laatste wordt samengevat met de term 'databasemanagementsysteem'.

Databases worden vaak aangeduid met de manier waarop de data is opgeslagen. De meest voorkomende vorm is de relationele database. In de jaren '70 van de 20ste eeuw is dit concept ontwikkeld door E.F. Codd, een Engelse computerwetenschapper. In een relationele database wordt data opgeslagen in rijen en kolommen die samen worden aangeduid als een tabel. Tussen alle tabellen zitten relaties.[21]

Ter illustratie kan je denken aan een tabel ARTS en een tabel PATIENT. Van de arts willen we in de database opslaan dat hij een naam, adres en telefoonnummer heeft. Om het terugzoeken makkelijker te maken worden de regels in de database, de records, met een unieke code geïdentificeerd. In de database zal dus de volgende tabel staan met twee records:

Huisarts_ID	**H_Naam**	**Adres**	**H_Telefoonummer**
HA01	Reiners, H.A.	Vuurdoornstraat 10	06943799029
HA02	Draaier, K.	Hoofdweg 12	06944468023

Van de patiënt slaan we op wat zijn naam en telefoon is en van welke huisarts hij of zij gebruik maakt. Dat er een relatie tussen deze tabellen is, is duidelijk. Er wordt in een relationele database een relatie gelegd tussen de twee tabellen door de huisarts te integreren in de tabel van de patiënt. In de database zal het er dan als volgt uitzien:

Patient_ID	**P_Naam**	**P_Telefoonummer**	**Huisarts_ID**
PA01	Roelvink, V.A.	06459255629	HA01
PA02	Olieslager, K.	06969352223	HA25

Later in het hoofdstuk gaan we hier verder op in, als we naar de modellen gaan kijken die we kunnen maken om de structuur van de data beter te begrijpen.

Tot nu toe hebben we de term 'data' eigenlijk gebruikt zonder het verder uit te leggen. We hebben slechts aangegeven dat het naakte feiten of cijfers zijn en of er sprake is van small/ big/ dark data. De data in een database kan echter verschillende vormen hebben, oftewel de data types. De meest voorkomende types[22] data die worden opgeslagen zijn:

- Integers: Hele (natuurlijke) getallen zonder decimalen.
- Floating-point numbers: Getallen met decimalen.
- Characters: Letters, symbolen, maar hier kan ook een getal worden opgeslagen.
- Strings: Woorden, zinnen of andere reeksen van letter en cijfers.
- Boolean: True/false waarden.
- Date/time: Datum en tijd waarden
- Binary: Alle andere vormen van data zoals plaatjes, foto's, audio en videobestanden.

Bij relationele databases wordt veelal de programmeertaal SQL (Structured Query Language) gebruikt om data in de database te beheren en te manipuleren. Door middel van SQL worden nieuwe data in de database ingevoerd, data verwijderd, maar het wordt ook gebruikt om de databasestructuur te updaten met nieuwe tabellen. Daarnaast kan SQL worden gebruikt om de database te bevragen door middel van selectie van bepaalde tabellen en om selecties te maken.

Tegenwoordig zien we naast de relationele database ook zogenaamde NoSQL databases. Vaak worden alle databases die niet relationeel geordend zijn NoSQL genoemd. De basisstructuur is identiek aan relationele databases, dat wil zeggen dat er sprake is van data en een databasemanagementsysteem, maar de data in deze databases is niet geordend door middel van relaties, maar maken gebruik van een verscheidenheid aan andere ordeningsmodellen.[23] Deze nieuwe systemen zijn rond de eeuwwisseling een antwoord op de explosieve groei van data en de vraag naar snellere systemen. Het voert te ver om in te gaan op de verschillende ordeningsmodellen van de data. Het is aan de technisch ontwerper van het systeem om te beslissen of er voor een relationele database of een ander type database wordt gekozen.

Belangrijk is wel om te weten hoe en waar de data worden opgeslagen. Steeds vaker zien wij dat data in de cloud wordt opgeslagen op cloud databases in plaats van op een database die op een server binnen een instelling wordt beheerd. Het opslaan van data op cloud databases heeft veel voordelen maar het is van belang om te weten waar de data worden opgeslagen. Binnen de Europese Unie zijn deze gegevens door wetgeving goed beschermd, maar op andere plaatsen in de wereld is de regelgeving minder strikt en dit zou een bedreiging kunnen vormen voor de privacygevoelige persoonlijke gegevens van patiënten of cliënten.

3.7 MODELLEREN

Als we een bestaand of nieuw informatiesysteem in kaart willen brengen is het van belang dat we goed begrijpen met welke data we te maken hebben. Het gaat dan om de vraag welke data van belang is, maar natuurlijk ook welke niet. De beschrijving van deze data kan op meerdere manieren worden gedaan maar ze zijn niet allemaal even efficiënt en effectief.

Hou goed in gedachten dat we het hier hebben over de datakant van een informatiesysteem. Zoals we eerder hebben aangegeven is een informatiesysteem niet hetzelfde als een computersysteem of een database. Deze geautomatiseerde onderdelen kunnen hier natuurlijk wel deel vanuit maken. Dus als we het hebben over het beschrijven en modelleren van een domein, dan bedoelen we dat we alle relevante data van een van tevoren afgebakend systeem of subsysteem in kaart brengen.

Voor een niet-ICT'er is de logische keuze om natuurlijke taal te gebruiken om gegevens en informatie te beschrijven. Door middel van woorden en zinnen beschrijven we welke gegevens van belang zijn. Echter, de natuurlijke taal is niet erg geschikt om de gegevens in een organisatie of een systeem te beschrijven. De taal is niet erg precies of de beschrijvingen worden lang en ondoorgrondelijk. Een betere manier is om gebruik te maken van gereedschappen die speciaal gemaakt zijn om gegevens te beschrijven. In ICT-jargon wordt dat datamodellering (Engels: data modeling) genoemd.

3.7.1 Datamodellering

Datamodellering in het proces waarbij formele technieken worden gebruikt om de relevante gegevens, hun eigenschappen en de onderlinge relaties om te zetten in een model. Het proces helpt de relevante data te identificeren en de analyses die nodig zijn om een bedrijfsproces te ondersteunen bij een afgebakend informatiesysteem. Het doel van het maken van een model is dat het de gegevensstructuur eenduidig beschrijft en het eenduidig gelezen wordt. Dat laatste wil zeggen dat verschillende mensen de modellen op dezelfde manier lezen en op dezelfde manier begrijpen. Hier zijn duidelijke conventies en regels voor.

Er zijn verschillende 'talen' om de data in een informatiesysteem te beschrijven. Hier maken we gebruik van de meest bekende en meest gebruikte methode; het Entiteit-Relatie Diagram (ERD). De geschiedenis van deze modelleertechniek gaat terug naar de jaren '60 tot '70 van de vorige eeuw toen er met de opkomst van de eerste grote geautomatiseerde relationele databases behoefte was de data precies in kaart te brengen. Het ERD in zijn originele vorm werd in 1976 ontwikkeld door Peter Chen, een Amerikaanse computerwetenschapper en professor. Het Chen-model gaat uit van het idee dat de wereld bestaat uit objecten (entiteiten) en relaties tussen deze objecten. Het doel van Chen was om met deze formele techniek beter databases te kunnen ontwerpen en te implementeren.

In de ERD-methode worden drie model-niveaus onderscheiden[24]:
1. *Conceptueel model* – model van de belangrijkste data-elementen op organisatieniveau;
2. *Logisch model* – model van de details over de belangrijkste data-elementen;
3. *Fysiek model* – model voor ICT'ers waarmee de opslag van de data wordt beschreven.

Het conceptueel model beschrijft technologie-onafhankelijk de gegevens en de onderlinge relaties in het systeem of subsysteem wat voor ons van belang is. Dit model is een eerste en belangrijk communicatiemiddel tussen de domeinexpert en de technische expert. Omdat de modelleertechniek relatief eenvoudig is, kan eigenlijk elke domeinexpert een eerste versie van een conceptueel model opstellen. Het beschrijft de belangrijke elementen die een rol spelen in het systeem of subsysteem dat we bekijken. Als er overeenstemming is over het conceptueel model, dan kan door de domeinexpert en de ICT-expert samen verder worden gewerkt aan het logische model. In het logisch model worden de relaties tussen de entiteiten heel precies in kaart gebracht en bij elke geïdentificeerde entiteit relevante eigenschappen (attributen) beschreven. Er wordt tevens een eerste stap gemaakt in de richting van het technisch ontwerp door primary en foreign keys (sleutels die de tabellen in de database verbinden) te identificeren. Deze zijn eigenlijk al onderdeel van het fysieke model. Het fysieke model is voornamelijk gericht op de technische implementatie van de gegevens in een database of andere software. Deze sleutels maken daar onderdeel van uit. Aangezien het fysieke model thuishoort in het domein van de ICT-expert, laten we deze verder buiten beschouwing.

In de volgende paragraaf gaan we kijken naar het conceptueel-logisch model om de relevante data zo precies mogelijk te beschrijven zonder dat we kijken naar de technische IT-aspecten van de implementatie.

■ 3.8 CONCEPTUEEL-LOGISCH MODEL[25]

Een conceptueel ER-model bestaat uit drie kernconcepten:

1. Entiteiten
2. Attributen
3. Relaties

Entiteiten zijn de centrale concepten in een ER-model. Het zijn meestal personen, dingen of gebeurtenissen. In het ER-model worden ze aangegeven met een rechthoek. In de dagelijkse praktijk van een bezoek van een wijkverpleegkundige bij een cliënt kunnen we bijvoorbeeld de volgende entiteiten zien: Cliënt, Wijkverpleegkundige, Bezoek en Behandeling.

Attributen beschrijven de relevante eigenschappen van een entiteit. De attributen worden beschreven als uitbreiding bij de entiteit. In onze benadering kiezen we ervoor om ze onder de rechthoek van de entiteit te plakken. Dit houdt het model overzichtelijk. Voor de duidelijkheid geven we de naam van de entiteit ook in hoofdletters aan. In figuur 3.6 is een voorbeeld gegeven van een entiteit ARTS met een aantal van de relevante attributen. De lijst van attributen is niet compleet, maar kan in het kader van het verpleegkundig dossier van de bovenstaande wijkverpleegkundige voldoende zijn.

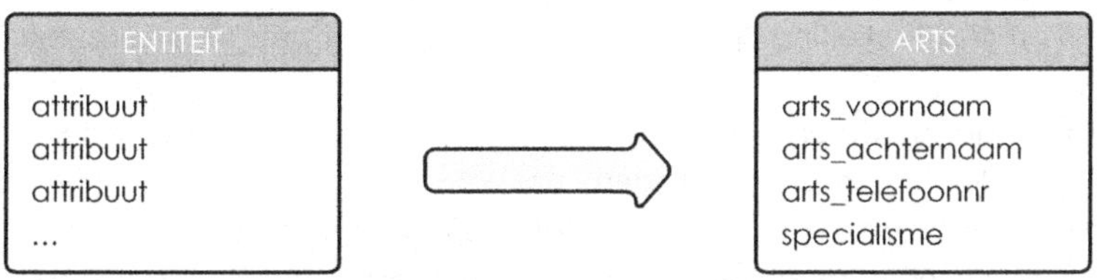

Figuur 3.6 Voorbeeld van een entiteit en attributen in een conceptueel ER-model

Relaties hebben tot doel om de onderlinge verbanden tussen de entiteiten te beschrijven. Door met een lijn de entiteiten te verbinden wordt een relatie tussen de entiteiten aangegeven. De lijn kan nog worden voorzien van een label, meestal een werkwoord, om de relatie preciezer te beschrijven. Een zeer bruikbare toevoeging om de relatie te kwantificeren is het toevoegen van kardinaliteit. Kardinaliteit beschrijft het maximale aantal keren dat een entiteit aan een andere entiteit kan worden gerelateerd. Via de kraaienpoten-techniek kan dit makkelijk aan de relaties worden toegevoegd. We onderscheiden vijf basisvormen van kardinaliteit waarmee we een precieze beschrijving kunnen geven aan de relatie tussen de entiteiten. Zie figuur 3.7.

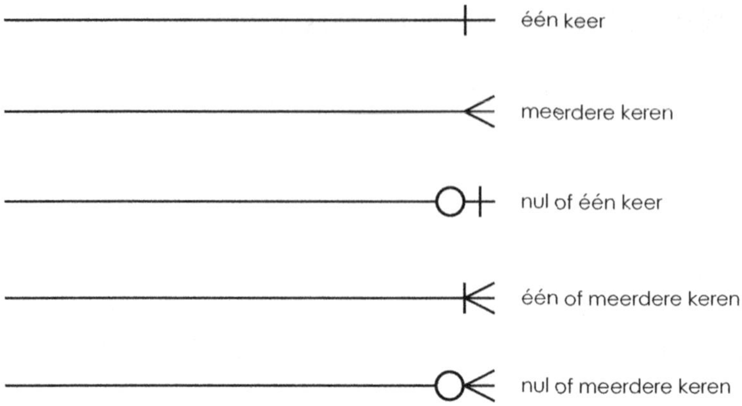

Figuur 3.7 Kardinaliteiten in een ER-model

Laten we naar een voorbeeldsituatie kijken om de concepten samen te brengen. Hieronder geven we een fictieve beschrijving van een artsenpraktijk die probeert om de situatie zo precies mogelijk in kaart te brengen. Het doel is om de situatie om te zetten naar een ERD zodat de situatie sneller en preciezer kan worden begrepen.

> Een arts kan voor veel afspraken ingepland zijn, maar kan er ook helemaal geen gepland hebben. Elke afspraak wordt met precies 1 arts gepland.
> Een patiënt kan 1 of meer afspraken inplannen.
> Een afspraak wordt gepland met precies 1 patiënt.
> Een afspraak moet precies 1 rekening opleveren, een rekening wordt gegenereerd door slechts 1 afspraak.
> Een betaling wordt toegepast op precies 1 rekening, en 1 rekening kan in de loop der tijd worden afbetaald door meerdere betalingen.
> Een rekening kan openstaan en er kan nog helemaal niets op betaald zijn.
> Een patiënt kan vele betalingen doen, maar een enkele betaling wordt gedaan door slechts 1 patiënt.
> Sommige patiënten zijn verzekerd bij een verzekeringsmaatschappij.
> Als zij verzekerd zijn, kunnen zij slechts bij één maatschappij verzekerd zijn.
> Een verzekeringsmaatschappij kan veel patiënten laten verzekeren.
> Voor patiënten die een verzekering hebben, zal de verzekeringsmaatschappij betalingen doen; elke betaling wordt gedaan door precies 1 verzekeringsmaatschappij.

De eerste stap is natuurlijk om de entiteiten te identificeren. Als we de situatie uit de beschrijving goed begrijpen dan zien we zes entiteiten. Voor de duidelijkheid beschrijven we deze entiteiten altijd met een zelfstandig naamwoord:

- ARTS
- PATIENT
- AFSPRAAK
- VERZEKERAAR
- FACTUUR
- BETALING

De beschrijving geeft ook goed aan hoe de relaties tussen de entiteiten zijn. Zo zien we dat elke afspraak altijd met precies 1 arts is gepland. Je weet dan dus ook dat een arts meerdere afspraken kan hebben maar wellicht ook dagen dat er geen afspraak is. Als we dit omzetten naar ons ERD dan zien het volgende:

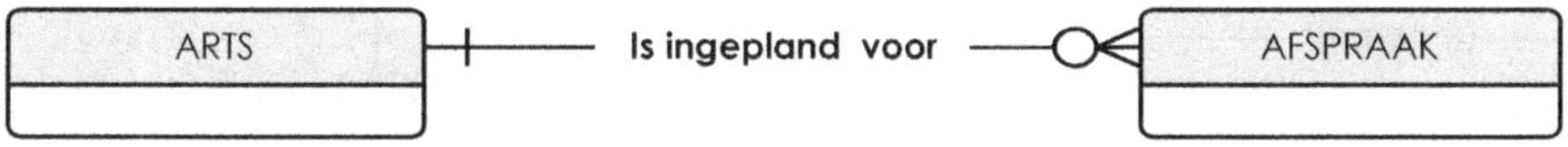

Figuur 3.8 ERD voor een afspraak met een arts

Als we vervolgens verder gaan en alle entiteiten in ons model zetten met de precieze relaties zoals we die uit de beschrijving kunnen halen, komen we op het model dat is weergegeven in figuur 3.9.

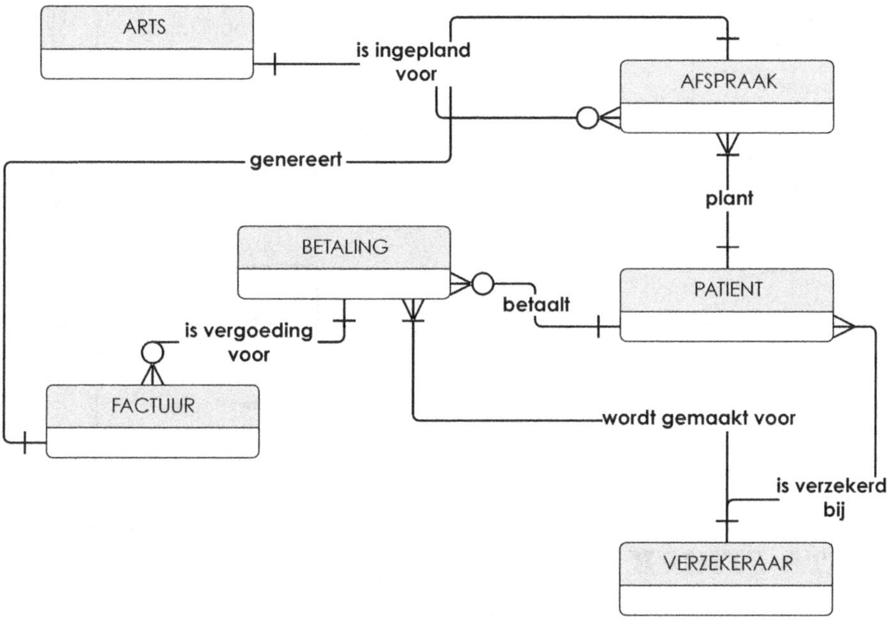

Figuur 3.9 ERD van de entiteiten in hun relaties in de het voorbeeld van de artsenpraktijk

Je ziet in het model nog geen attributen staan. Deze staan ook niet in de beschrijving genoemd. Het toevoegen van de attributen is de laatste stap om het datamodel compleet te maken. Je zou kunnen zeggen dat door goed de attributen te beschrijven, je de entiteiten pas echt begrijpt. Het verkregen datamodel is nu een goed communicatiemiddel geworden tussen de domeinexpert en de technische (ICT-) expert. De ICT'er gaat hier vervolgens mee door, specificeert in een fysiek model de technische details en bouwt het systeem vanuit de afspraken die zijn vastgelegd en besloten in het conceptueel model. In figuur 3.10 hebben we in het model voor de volledigheid ook nog een aantal attributen toegevoegd.

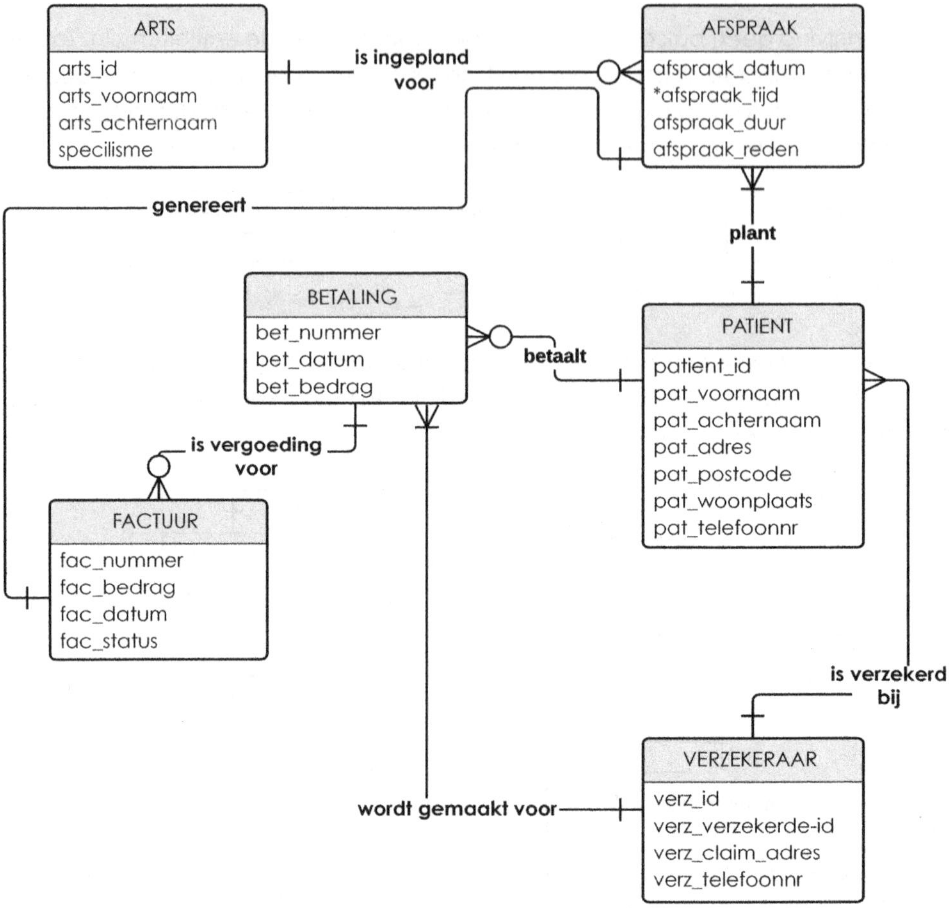

Figuur 3.10 ERD van het voorbeeld van de artsenpraktijk uitgebreid met attributen

■ 3.9 DATA-ETHIEK

Zoals we al aangaven, het verzamelen en gebruiken van data in de zorg heeft veel positieve kanten maar ook gevaren. Vanuit een juridisch perspectief wordt geprobeerd deze gevaren zoveel mogelijk in te perken door strikte regels te stellen aan het gebruik van de data. Maar regels alleen zijn niet genoeg. Niet alles wat mag is ook wenselijk in alle situaties. Gebruikers van data moeten ook handelen vanuit een moreel kompas.

Data-ethiek stelt zich, in de context van het verzamelen, vastleggen, beheren en gebruiken van data, vragen als "Is dit het juiste om te doen?" en "Kunnen we het beter doen?".[26] Dit zijn vragen die iedereen die met data bezig is zich stelt of hoort te stellen. Dus niet alleen de personen die de data verzamelen, verwerken, opslaan en met software aan de gebruiker presenteren, maar ook de gebruiker zelf moet zich deze ethische vragen bij het gebruik van data stellen.

Het Data Ethics Canvas[27] is een hulpmiddel bij het nadenken over verschillende aspecten van het verzamelen, delen en gebruiken van data. Het canvas, een soort van referentiemodel, is ontwikkeld door het Open Data Instituut (ODI)[28] met als doel individuen of organisaties te helpen ethische aspecten identificeren en vragen te stellen bij data-gerelateerde projecten. Het is een generiek model dat geschikt is voor alle projecten, ongeacht de grootte of de focus.

Het Data Ethics Canvas leidt je langs de belangrijkste aspecten in een dataproject. Door middel van vragen te stellen bouw je een beeld op over het project. De volgende aspecten komen in het model aan de orde:

1. Doel: Wat is het doel van het gebruik van data in het project, is dat duidelijk gedefinieerd en afgebakend? Zijn de verwachte uitkomsten en de risico's van het project verkend en beschreven?
2. Bronnen: Welke data worden er in het project verzameld? Zijn de bronnen betrouwbaar, compleet en mag ik ze ook daadwerkelijk gebruiken in mijn project? Hoe en waar wordt de data opgeslagen en wie beheert de data?
3. Effecten: Wat is de impact van het project op de verschillende belanghebbenden? Heb je een duidelijk beeld van de positieve en negatieve aspecten van het project en hoe kan je de negatieve effecten van het project minimaliseren?
4. Uitvoering: Heb je in het opstellen en uitvoeren van het project de juiste mensen betrokken? Ken je de belanghebbenden en hun motieven en begrijpen zij, op hun beurt, het doel van je project? Hoe transparant en open ga je communiceren en de resultaten publiceren?
5. Veiligheid: Denk ook na over wie toegang mag hebben tot de resultaten van je project en of het project alle veiligheidsmaatregelen heeft genomen om de data en de uitkomsten te beschermen tegen ongeoorloofde toegang en gebruik.
6. Monitoren en evalueren: Hoe ga je de uitkomsten en afspraken die worden gemaakt in het kader van het ethisch canvas opvolgen? Hoe vaak ga je het project evalueren en eventueel herzien?

De aspecten zijn samengebracht in een canvas waarin 15 verschillende onderwerpen bekeken worden. Het belang van de verschillende onderwerpen hangt af van de aard van het project maar alle onderwerpen spelen wel in alle projecten. Het canvas is in figuur 3.11 afgebeeld.

Het zal duidelijk zijn dat het Data Ethics Canvas geen antwoorden geeft op ethische aspecten, maar een leidraad is om je project onder een vergrootglas te leggen en met de betrokkenen in het project na te denken en tevens een leidraad is bij de discussie over ethische aspecten en overwegingen.[29]

Bij de inrichting van de patiëntenportalen, gekoppeld aan de elektronische patiëntendossiers, hebben ethische afwegingen een grote rol gespeeld en doen dat nog steeds. Het was en is nodig goed na te denken over het moment van beschikbaar

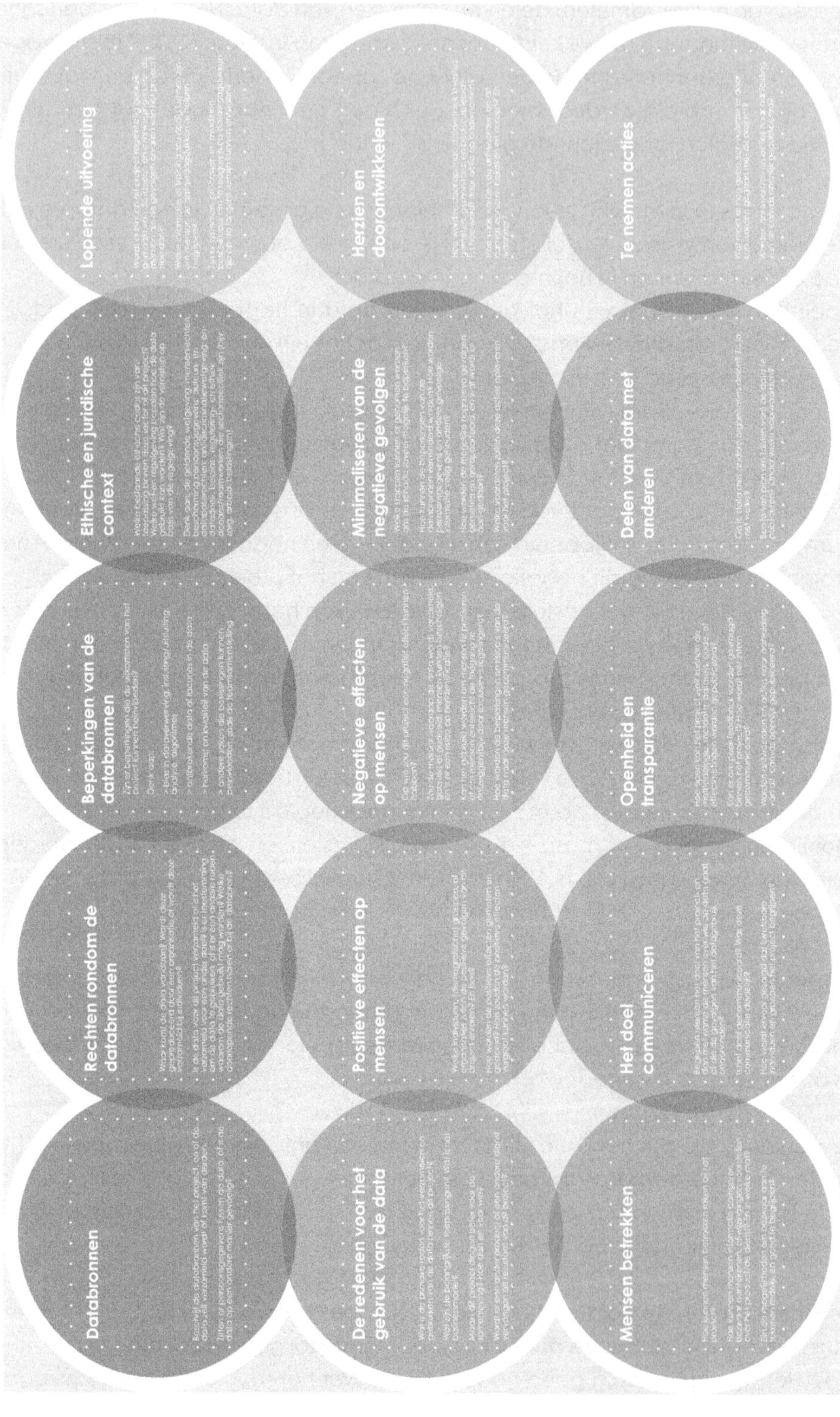

Figuur 3.11 Het Data Ethics Canvas, zie: https://theodi.org/insights/tools/the-data-ethics-canvas-2021/

komen van uitslagen, testen, bevindingen. Het doel van patiëntenportalen is patiënten meer regie te geven, door hen toegang te geven tot de eigen medische gegevens of zelfmetingen. Maar wanneer komen deze gegevens dan beschikbaar of zijn ze in te zien via het patiëntenportaal? En hoe komen ze in dat portaal? Met of zonder duiding, als ruwe data of met enige betekenis eraan gekoppeld? En welke betekenis dan? En hoe verwerk je het beschikbaar komen van deze uitslagen in het normale proces van het met patiënten bespreken van resultaten van ingezet onderzoek? Dit zijn ethische vraagstukken waar je voorafgaand aan de inrichting goed over na moet denken en samen met patiënten en domeinexperts keuzes in moet maken. Want kan een patiënt de uitslagen meteen zien op het moment dat de uitslagen in het dossier gezet worden? Is maximale transparantie wel het goede doen voor een patiënt? Of wil je dat de patiënt uitslagen van onderzoek pas met enige vertraging ziet? Bijvoorbeeld pas nadat een arts ze heeft geaccordeerd of van betekenis heeft voorzien? Of pas nadat een patiënt met een arts de bevindingen heeft kunnen doornemen en zo ook duiding van de uitslagen voor zijn persoonlijke situatie heeft kunnen krijgen? Denk aan bloeduitslagen die op kanker kunnen duiden, testen die kunnen betekenen dat er sprake is van een genetische afwijking of erfelijke ziekte, een mammografie waar een leek borstkanker in denkt te kunnen waarnemen. In hoeverre heeft een patiënt recht op/ behoefte aan/ is het ethisch juist om deze data direct beschikbaar te stellen zonder dat er ook toelichting, uitleg, ruimte voor vragen is? In hoeverre mogen we de beschikbare informatie 'even' achterhouden? Het is data van, zo niet over de patiënt. Maar, aan de andere kant, niet alles wat technisch kan, hoeft meteen zo gemaakt te worden of direct beschikbaar te komen. We mogen hierin met elkaar keuzes maken en in de context van de DIKW-piramide zouden we dit aanduiden als wijsheid. Naast het hanteren van wetgeving hierin is dan een zorgvuldige afweging samen met de betrokkenen nodig om de negatieve impact zo klein mogelijk te houden en de positieve effecten zo groot mogelijk te maken.

Naast het Data Ethics Canvas zijn er nog andere hulpmiddelen of tools die je kunt gebruiken bij ethische beschouwingen. Het belang van ethische afwegingen is voorzichtig doorgedrongen. Zo ontwikkelde het Nictiz een tool in samenwerking met de Utrechtse Dataschool van Universiteit Utrecht, de DEDA (De Ethische Data Assistent).[30] Fontys Hogescholen ontwikkelde de Technology Impact Cycle Tool om al tijdens het ontwikkelproces van technologie ethische afwegingen te kunnen doen.[31] De overheid wijst professionals die werken aan digitalisering op de Toolbox Ethisch Verantwoorde Innovatie.[32]

3.10 CASE: HET GEBRUIK VAN DATA IN DE JEUGDZORG

Bijdrage van Arjan de Jager

In de zorg kan goede data-analyse helpen bij het nemen van beslissingen en het verbeteren van de zorg. Een voorbeeld uit de pleegzorg.

In 2023 bleek bij een grote jeugdhulporganisatie het tekort aan pleegzorg-gezinnen sterk op te lopen in twee jeugdhulpregio's. In de vier andere jeugdhulpregio's, waar deze jeugdhulporganisatie werkzaam is, bleef dit tekort (landelijk circa 14%) stabiel. Het management vroeg zich af waar dit verschil vandaan zou kunnen komen en initieerde een dataonderzoek.

De analist gaat stapsgewijs te werk:

1. Bij stap 1 vindt de oriëntatie en probleemanalyse plaats: Wat is er al bekend over pleegzorg? Welke achtergrondinformatie is er (online) te vinden over pleegzorg van deze jeugdhulporganisatie en welke algemene stukken over de pleegzorg zijn bruikbaar? Vervolgens worden vergelijkbare onderzoeken gezocht en gelezen.
   Na deze eerste oriëntatie kan er, door gesprekken te voeren met de eindverantwoordelijke en met zorgprofessionals uit de pleegzorgpraktijk[33], nog meer verdiepende informatie worden gevonden.
   Op basis van de informatie worden de werkprocessen geanalyseerd: hoe doen professionals het werk en welke data gebruiken zij hierbij (bijvoorbeeld demografische gegevens, redenen voor plaatsing, duur van pleegzorg-trajecten, etc.). Vervolgens kwantificeert de analist de data, bijvoorbeeld in belangrijk tot minder belangrijk of van historische data van de cliënt tot contextdata.[34] De eerste stap wordt afgesloten met een onderzoeksvraag. Samen met de opdrachtgevers wordt geformuleerd welke doelen ze voor ogen hebben met de data-analyse. Het belang van samen de doelen formuleren helpt te voorkomen dat de analyse een antwoord oplevert waarop men niet zit te wachten. De onderzoeksvraag wordt SMART[35] gemaakt en de aangescherpte formulering wordt daarna ter goedkeuring voorgelegd aan de opdrachtgever.

2. Bij stap 2 wordt gestart met het verzamelen, visualiseren en analyseren van de data en worden de volgende stappen doorlopen:
   a. Onderzoek welke data van stap 1 bij deze jeugdhulporganisatie zélf beschikbaar is. De meeste zorgorganisaties "zitten op een databerg"; data die gebruikt worden voor accountancy, caseloads en dergelijke, maar meestal weinig voor het verbeteren van de zorg.
   b. Onderzoek welke data beschikbaar is via CBS Statline[36] (data sets waar iedereen vrij toegang toe heeft). Veel te weinig mensen maken gebruik van deze dataschat!
   c. Een datamodel wordt gemaakt om de relaties tussen de data goed te begrijpen

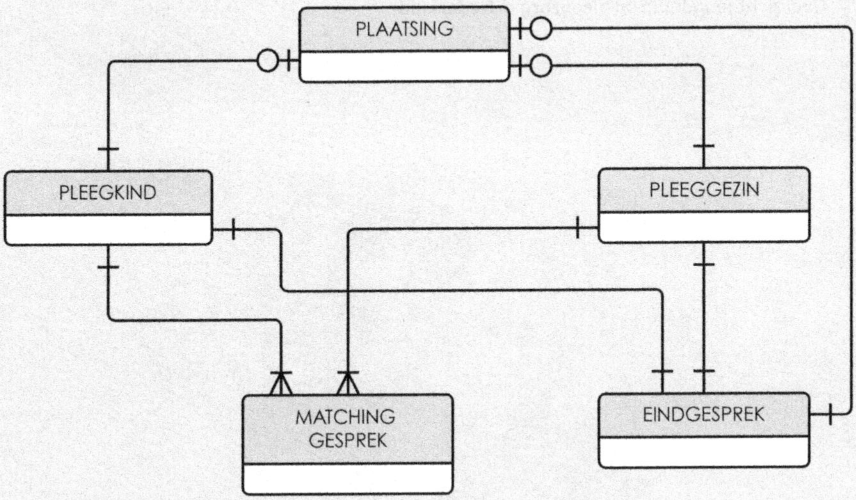

Figuur 3.12 Deel van het datamodel

Stap 3. Nu volgen de meer technische stappen:
Opschonen van de data. Het is bijna altijd zo dat er onvolledige (bijvoorbeeld het begin van vorige pleegzorgtraject is onbekend) of onnauwkeurige data in de verzamelde data zijn. Kunnen bepaalde data niet worden opgeschoond, dan kunnen die data beter niet gebruikt worden.
Een eerste analyse met een visualisatie met een histogram (bijvoorbeeld het aantallen geplaatste kinderen per gemeente in een regio) of data op een kaart van de jeugdhulpregio's om inzicht te krijgen hoe deze twee jeugdhulpregio's afwijken van de andere vier.
Een histogram kan prima worden gemaakt met een spreadsheetprogramma als MS Excel. Echter, als er geavanceerdere visualisaties nodig zijn, dan wordt gebruikt gemaakt van programma's die hiervoor zijn gemaakt zoals PowerBI van Microsoft[37], Tableau[38] of via de programmeertaal Python. In de figuur 3.13 is een visualisatie te zien die is gemaakt met Tableau. Via de link[39] kan de hele visualisatie online worden bekeken.

- De visualisaties worden besproken met zorgprofessionals. Hen wordt gevraagd of zij zich kunnen herkennen in deze visualisaties. En ook het waarom van bepaalde patronen in deze visualisaties wordt met hen besproken. Wat zit er volgens hen achter? Met de visualisaties geeft de analist context aan de data. Hierdoor wordt de data (eerst in onoverzichtelijke spreadsheets) omgezet in informatie, kennis en mogelijke interventies (wijsheid).
- In sommige gevallen wordt er nog een diepgravende(r) statistische analyse uitgevoerd bijv. om eventuele correlaties[40] op te sporen, met bijvoorbeeld een statistisch pakket zoals SPSS. Deze applicatie is hier goed voor geschikt.

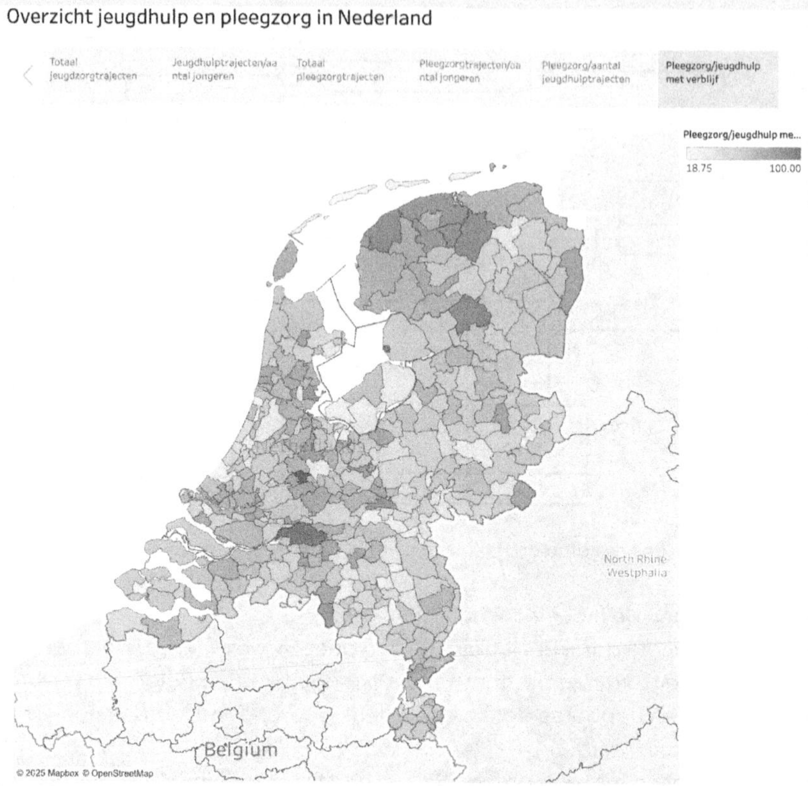

Figuur 3.13 Overzicht jeugdhulp en pleegzorg in Nederland weergegeven als een "story" in Tableau

- Tot slot gaat het om het uiteindelijke interpreteren van de resultaten met de zorgprofessionals en het vaststellen van mogelijke implicaties voor de besluitvorming en/of de uitvoering van de zorg en wordt de analyse afgesloten.

Wat hebben we geconcludeerd?

Door het aantal pleegkinderen (in procenten) te visualiseren op een kaart met behulp van de data van Statline van het CBS (Trajecten jeugdzorg in natura; regio (gemeente)) kon worden geconcludeerd dat de aantallen pleegzorgtrajecten en de pleegzorgduur in de te onderzoeken jeugdhulpregio's niet afwijken van de andere vier regio's. Waarin wijken de twee jeugdhulpregio's dan wel af?

Uit verdere analyse van de data van de jeugdhulporganisatie zelf bleek het aantal pleegoudergezinnen dat stopt tijdens een pleegzorgtraject in deze twee jeugdhulpregio's veel hoger is dan in de andere vier regio's. Deze uitkomst gaf aanleiding voor een gedetailleerde procesanalyse van de complexiteit en doorlooptijd van het intakeproces in de twee regio's.

Bespreking met de belanghebbenden resulteerde in:

1. De constatering dat bij het intakeproces bepaalde eigenschappen van het pleegoudergezin anders werden geïnterpreteerd in twee jeugdhulpregio organisaties. De betekenis (semantiek) van begrippen verschilt dus van regio tot regio,

van instelling tot instelling. Data kent veel kwaliteitsaspecten. Nauwkeurigheid, volledigheid, tijdigheid etc. In de zorg is dezelfde betekenis/semantiek een belangrijke kwaliteit. Misschien wel een kwaliteit van levensbelang.

2. De beleidsaanpassing (waaronder minder administratie en meer tijd voor begeleiding) in het begeleidingsproces van deze pleegoudergezinnen in deze twee jeugdhulpregio's.

3.11 WAT KAN JE ZELF DOEN?

Om dit hoofdstuk af te sluiten, geven we puntsgewijs een aantal acties die je zelf kan ondernemen om beter grip te krijgen op de data in je eigen werkomgeving en zo mogelijk voorstellen voor verbetering te doen.

1. Kijk samen met je collega's naar de gegevens die bij de uitvoering van het werk worden geregistreerd. Je kan hier goed de concepten, entiteiten en attributen introduceren om structuur te geven aan de gegevens en ze beter te kunnen groeperen.
2. Identificeer waar, naar het inzicht van jou en jouw collega's, te veel of overbodige gegevens worden vastgelegd en waar te weinig. Zorg ervoor dat deze oordelen worden gerelateerd aan efficiëntie en effectiviteit van de uitvoering van professionele taken en niet gebaseerd zijn op ongefundeerde gevoelens.
3. Stel vast waar identieke gegevens in verschillende systemen moeten worden vastgelegd en verken, eventueel samen met je collega's, wat de implicaties zijn als bij de invoering van deze gegevens fouten worden gemaakt. Denk hier bijvoorbeeld aan een schrijffout in de naam of de geboortedatum van een patiënt/cliënt.
4. Externe databronnen en informatie kunnen een belangrijke rol spelen bij het maken van beslissingen. Verken externe data- en informatiebronnen die behulpzaam zijn bij het maken van zorgbeslissingen en waar (in welke systemen) en wanneer (taken in het zorgproces) deze bronnen beschikbaar zouden moeten zijn.
5. Het waarborgen van de veiligheid van patiënt-/cliëntgegevens is een wettelijke verplichting. Vanuit een technisch perspectief zijn hiervoor veel mogelijkheden en tools maar die maken het gebruik van de systemen er meestal niet gebruikersvriendelijker van. Verken hoe veiligheid en gebruikersgemak tegen elkaar opwegen en of er 'geitenpaadjes' worden gebruikt die weliswaar het gebruik van de systemen makkelijker maken maar mogelijk de veiligheid van de data in gevaar brengen. Je kan gebruik maken van het Data Ethics Canvas om de discussie te structureren.
6. Trek, waar mogelijk, hierin op met de cliënt- of patiëntvertegenwoordiging binnen jouw organisatie.

3.12 OPDRACHTEN EN OEFENINGEN

3.1 Je komt bij een patiënt op bezoek en je ziet het volgende beeld:

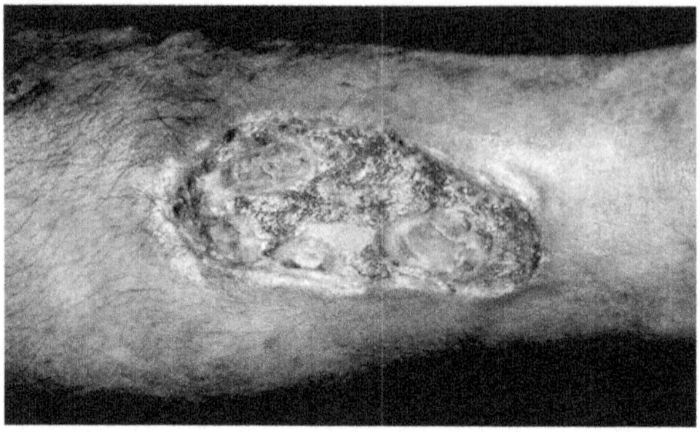

Figuur 3.14 Wat je observeert bij de cliënt[41]

Beschrijf de situatie in termen van data, informatie en kennis.

3.2 Geef voorbeelden uit je eigen werkomgeving van het goed gebruik van gegevens voor beschrijven/monitoren, evalueren/diagnosticeren, voorspellen en voorschrijven.

3.3 Het Elektronisch Patiënten Dossier is een van de belangrijkste bronnen van data in organisaties in de gezondheidszorg. Kijk door de bril van het Data Ethics Canvas en beschrijf de grootste uitdagingen van dit systeem.

3.4 Maak een ER-datadiagram van de volgende situatie:

> *Een patiënt met een depressie meldt zich aan bij een kliniek voor geestelijke gezondheidszorg. De patiënt wordt beoordeeld door een psychiater en krijgt een diagnose van depressie. De patiënt wordt vervolgens doorverwezen naar een therapeut voor verdere behandeling. De therapeut houdt sessies met de patiënt en maakt aantekeningen over de voortgang van de behandeling. De patiënt krijgt ook medicatie voorgeschreven door de psychiater, die wordt bijgehouden door een apotheker. De patiënt kan ook worden doorverwezen naar een ondersteuningsgroep voor mensen met depressie.*

Je kan dit met pen en papier doen, maar er zijn veel geautomatiseerde tools die je hier goed bij kunnen helpen. Een goede gratis tool waar je mee aan de slag zou kunnen gaan is draw.io (https://www.drawio.com/)

Noten

1 Voor de leesbaarheid worden de woorden 'data' en 'gegevens' door elkaar gebruikt met dezelfde betekenis. Waar het woord 'data' staat, kan ook 'gegevens' worden gelezen en omgekeerd.

2 Denk hierbij aan bevolkingsonderzoeken, gegevens over welvaart, aantal geboortes/land, verdeling aantal mannen en vrouwen per beroep, etc.,

3 Seth Stephens-Davidowitz, *Everybody Lies: Big Data, New Data, and What the Internet Can Tell Us About Who We Really Are*, 2017. Bloomsbury Publishing Plc.

4 *Homepage*. (z.d.). Quantified Self. Retrieved April 2, 2024, from https://quantifiedself.com/

5 Ksibi, A., Alluhaidan, A. S. D., Salhi, A., & El-Rahman, S. A. (2021). Overview of lifelogging: Current challenges and advances. *IEEE Access, 9*, 62630–62641. https://doi.org/10.1109/access.2021.3073469

6 De DIKW-piramide is een veelgebruikt concept dat veelal wordt toegeschreven aan Russell Ackoff – (Russell L. Ackoff. (1989), "From Data to Wisdom," *Journal of Applied Systems Analysis*, Vol. 16, pp. 3-9.)

7 Hier wordt vaak gesproken over de 3 V's van big data: 1) high Volume – grote hoeveelheid, 2) high Velocity – data verandert snel, denk maar aan sensor data, en 3) high Variability – data komt voor in allerlei vormen, soorten, en maten.

8 *Wat is open data?* (z.d.). Data Overheid. Retrieved September 13, 2024, from https://data.overheid.nl/ondersteuning/open-data/wat-is-open-data

9 Rosling, H., Factfulness: Ten reasons we're wrong about the world – and why things are better than we think, Sceptre, 2018 – TED. (2007). The best stats you've ever seen [Video]. In *YouTube*. https://youtu.be/hVimVzgtD6w?si=-w8HCJxclMPpLT-E

10 *NRC*, Een wake-up call voor veiligheidsdiensten, 1 februari 2018. https://www.nrc.nl/nieuws/2018/02/01/een-wake-up-call-voor-veiligheidsdiensten-a1590694

11 The Strava Heat Map and the End of Secrets, Wired, JAN 29, 2018 7:14 PM, https://www.wired.com/story/strava-heat-map-military-bases-fitness-trackers-privacy/ (10/1/2024)

12 Zie bijvoorbeeld de zorgkeuzehulpen op https://zorgkeuzelab.nl/

13 Uitleg zorgkeuzehulpen op https://zorgkeuzelab.nl/

14 *Home*. (2021, March 8). Begin Een Goed Gesprek. https://begineengoedgesprek.nl/

15 Patiëntenrechten (WGBO). (2020, May 15). *Patiëntenfederatie Nederland*. https://www.patientenfederatie.nl/over-de-zorg/patientenrechten#aanvulling-informatieplicht-voor-zorgverleners-samen-beslissen

16 Nordqvist, C. (2017, November 16). *What is GIGO (garbage in, garbage out)?* Market Business News. https://marketbusinessnews.com/financial-glossary/gigo-garbage-in-garbage-out/

17 *Overview data quality dimensions [Data Management Wiki]*. (z.d.). Retrieved March 25, 2024, from https://datamanagement.wiki/overview/overview_data_quality_dimension

18 Dirk Lukkien, Lisa Abdel Alim, Hendrik Buimer, Liesbeth van den Berg en Johan Vesseur, Datagedreven zorg: welke rol speelt data in de langdurende zorg? Vilans,, z.d. – Wat is datagedreven zorg? (vilans.nl)

19 Martha Dewey Bergren, Erin D. Maughan, Data and Information Literacy: A Fundamental Nursing Competency, NASN School Nurse, 2020 May; 35(3):140-142.

20 Foto van https://www.mortein.co.in/expert-advice/expert-prevention/how-to-protect-your-newborn-baby-from-mosquito-bites/

21 Het RELATIONELE MODEL is een wiskundig model. We gebruiken TUPLES (een rij van objecten) als representatie van een BEWERING over de werkelijkheid. Bijvoorbeeld <Voornaam: Bas, Achternaam: Van Gils, Geboortedatum 06-dec-1976> representeert een bewering over de geboortedatum van een persoon. Een RELATIE is een SET van deze TUPLES. Als je die TUPLES onder elkaar plakt dan lijkt het op een TABEL. Er zijn echter fundamentele

(wiskundige) verschillen tussen TABEL en RELATIE. Die uitleg gaat te ver voor dit document. Daarom spreken we hier van RIJEN in plaats van TUPLES en TABELLEN in plaats van RELATIES.

22 In vervolg op de vorige voetnoot: De laatste component van de tuple was: <Geboortedatum: 06-dec-1976>. Nu we ook van het bestaan van datatypes weten kunnen we corrigeren naar: <Geboortedatum Datum: 06-dec-1976>. Dit bestaat uit: een semantische indicator (Geboortedatum zegt waar de data over gaat), een datatype (Datum, in een format), en een waarde (die past bij dat type).

23 Kumar, A. (2022, December 24). *NoSQL data models types: Concepts & examples*. Analytics Yogi. https://vitalflux.com/nosql-data-models-concepts-examples/

24 Hills, T. (2016). *NoSQL and SQL data modeling: Bringing together data, semantics, and software*, Technics Publications.

25 Teorey, T, S. Lightstone, T. Nadeau, H.V. Jagadish (2011), *Database modeling and design, Logical design* (5th Edition), Elsevier.

26 5 principles of data ethics for business – Harvard Business School Online https://online.hbs.edu/blog/post/data-ethics

27 Printversie van het Data Ethics Canvas – https://theodi.org/documents/477/Data-Ethics-Dutch-Canvas-colour-1.pdf

28 Website van het Open Data Instituut – https://theodi.org/

29 https://theodi.org/insights/tools/the-data-ethics-canvas-2021/: zoek specifiek in de Data Ethics Canvas User Guide

30 *De ethische data assistent (DEDA)*. (z.d.). De Ethische Data Assistent (DEDA). Retrieved April 15, 2024, from https://deda.dataschool.nl/

31 *Technology impact cycle tool*. (z.d.). Technology Impact Cycle Tool. Retrieved April 15, 2024, from https://www.tict.io/

32 *Toolbox ethisch verantwoorde innovatie toolbox ethisch verantwoorde innovatie*. (2019, October 23). Digitale Overheid. https://www.digitaleoverheid.nl/overzicht-van-alle-onderwerpen/nieuwe-technologieen-data-en-ethiek/publieke-waarden/toolbox-voor-ethisch-verantwoorde-innovatie/

33 Indien mogelijk wordt ook met jongeren en pleegoudergezinnen gesproken.

34 Hier: schoolloopbaan, demografische gegevens etc. en context data van het pleegzorg-gezin.

35 SMART staat voor Specifiek, Meetbaar, Acceptabel, Realistisch en Tijdsgebonden en is een manier om concrete, richtinggevende en haalbare doelen te formuleren. Het gaat in de zorg bijna altijd om historische data van de cliënt. Hier: zijn/haar geschiedenis in de jeugdzorg voor er besloten werd tot pleegzorg en de geschiedenis van het pleegzorggezin. Daarnaast gaat het om contextdata.

36 Zie https://opendata.cbs.nl

37 https://www.microsoft.com/en-us/power-platform/products/power-bi

38 https://www.tableau.com/

39 Zie https://public.tableau.com/app/profile/ynformed/viz/OverzichtjeugdhulpenpleegzorginNederland/Story1

40 Correlatie betekent kort gezegd samenhang. Het gaat hierbij om samenhang tussen reeksen getallen. Denk bijvoorbeeld aan de samenhang tussen leeftijd en lengte bij kinderen.

41 *Open been / Ulcus cruris*. (2014, April 19). Huidarts.Com. https://www.huidarts.com/huidaandoeningen/open-been-ulcus-cruris/

4 Processen in de zorg*

4.1 INTRODUCTIE

In het hoofdstuk 3 zijn we ingegaan op data in de zorg. Zoals we hebben aangegeven zien we data als (een foto van ofwel) het statische deel van een organisatie ten opzichte van de processen (die we kunnen opvatten als een video van de werkzaamheden in de organisatie). In een organisatie worden echter ook heel veel handelingen uitgevoerd. Door middel van het uitvoeren van onderling aan elkaar gerelateerde handelingen, samen een proces, worden de doelstellingen van een organisatie gerealiseerd. Dit noemen we samen de *dynamische organisatie*.

In dit hoofdstuk gaan we dieper in op de processen in een organisatie. Het denken vanuit processen is erg anders dan het denken vanuit data en informatie. Natuurlijk speelt data een belangrijke rol in het uitvoeren van processen. Dit hebben we al kort aangestipt in hoofdstuk 1 toen we het concept van het informatiesysteem hebben behandeld. Om een proces goed uit te voeren hebben we data nodig en als we een proces afronden dan creëren we nieuwe data. Dus je zou kunnen zeggen, zonder data geen proces en zonder proces geen data. Twee kanten van dezelfde munt (dit kunnen we opvatten als respectievelijk de gedetailleerde foto en de video).

We gaan eerst in op de processen die we in de zorg zien en waar de uitdagingen voor de zorgverleners liggen. Dan gaan we dieper in op hoe we processen kunnen beschrijven en modelleren. We kijken ook naar manieren om processen te verbeteren, dat wil zeggen, hoe we ze effectiever en efficiënter kunnen laten verlopen en met welke ethische aspecten we dan rekening moeten houden. We sluiten af met een case over de spoedzorgketen waar door middel van gedigitaliseerde data-uitwisseling de processen zijn verbeterd.

* Dit hoofdstuk is geschreven in samenwerking met prof.dr.ing. Hans Mulder – Antwerp Management School.

■ 4.2 DE WAARDEKETEN

Een goed startpunt om processen beter te begrijpen is de waardeketen van Michael Porter[1] (1985), figuur 4.1. De waardeketen helpt bij het begrijpen van hoe verschillende activiteiten in een organisatie met elkaar samenhangen en toegevoegde waarde creëren. In zijn originele model uit 1985 keek Porter naar productieorganisaties zoals fabrieken voor de productie van goederen als kleding, meubels, medicijnen etc. Niet dat deze organisaties fundamenteel anders zijn dan een ziekenhuis of een organisatie in de thuiszorg, maar toch voelt dat wel zo. Laten we eerst kijken naar het originele model en dan verdiepen naar de processen in de zorg.

Als we naar het model kijken dan zien we een aantal zaken. Porter stelt dat je een organisatie pas kan begrijpen als je de kernactiviteiten identificeert en hun samenhang begrijpt in het proces van waardecreatie. Om de waardecreatie te beoordelen, worden de individuele activiteiten op hun waarde onderzocht. Activiteiten die geen waarde toevoegen aan het totale proces moeten worden verbeterd, uitbesteed, of misschien zelfs worden geschrapt.

In de waardeketen van Porter worden primaire en secundaire activiteiten onderscheiden. Primaire activiteiten dragen direct bij aan het realiseren van de doelstelling van de organisatie terwijl secundaire activiteiten tot doel hebben om de primaire activiteiten te ondersteunen. Ze dragen dus niet direct bij aan het doel van de organisatie maar moeten ervoor zorgen dat het primaire proces zo efficiënt en effectief mogelijk verloopt. Bij het model van Porter wil dit dus bijvoorbeeld zeggen dat human resource management de juiste mensen met de juiste kennis, vaardigheden, professionele normen en waarden uit de markt rekruteert en de ICT-infrastructuur de juiste systemen opzet en inricht om het primaire proces zo goed mogelijk te laten verlopen en dus zo min mogelijk te verstoren. Daarbij moet worden opgemerkt dat de ondersteunende processen in het model hoofdgroepen zijn die weer verder kunnen worden opgedeeld afhankelijk van de organisatie in kwestie. Zo bestaat het secundaire proces Infrastructuur bijvoorbeeld naast de daadwerkelijke 'stenen' infrastructuur bij veel organisaties ook uit de afdelingen juridische zaken, communicatie, financiën, kwaliteitscontrole, etc.

Het waardeketenmodel van Porter wordt vaak gebruikt als eerste stap voor organisatieverbetering, maar het is ook het begin van het beschouwen van organisaties als een samenstel van onderling gerelateerde activiteiten en processen. Hoewel het model zich in eerste instantie richtte op productieorganisaties, kan het ook goed worden toegepast in de zorg. We zien echter wel vaak dat het door de complexiteit van de zorg leidt tot een aantal deelmodellen met een specifiek primair proces zoals bijvoorbeeld de processen op een verpleegafdeling of de eerste hulp. Zorginstellingen zijn nu eenmaal erg complex met veel verschillende processen.

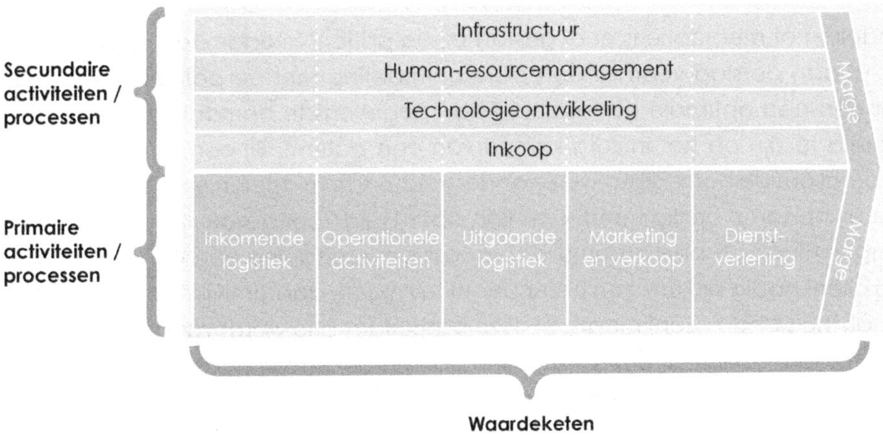

Figuur 4.1 De waardeketen van Michael Porter

4.3 PROCESSEN IN DE ZORG

Binnen een zorgorganisatie zijn er verschillende niveaus van zorgprocessen die samenwerken om kwalitatieve zorg te bieden. In de volgende paragrafen worden enkele primaire en secundaire processen beschreven. We voegen daar tertiaire (strategische) processen aan toe. Een categorie die Porter niet noemt maar wel belangrijk is.

4.3.1 Primair proces

Het primaire proces is het hoofdproces waarop de organisatie haar bestaansrecht baseert. Dit proces draait om directe zorgverlening aan de patiënt of cliënt. Het omvat activiteiten zoals diagnose, behandeling, medicatie, en persoonlijke zorg. Het zorgverloop van een patiënt wordt ook wel met een op dit moment populaire term 'patient journey' genoemd (de route die een patiënt in de zorg/ zorgketen doorloopt). Het is het belangrijkste proces in de zorg, of ook wel de reden dat de zorg plaatsvindt, het rechtvaardigt het bestaan van een zorgorganisatie. Het proces van gegevensverzameling loopt parallel aan dit proces van de patiënt en start al vaak bij een aangekondigde 'komst in zorg' van een patiënt. We beschrijven dit proces vanuit de activiteiten die er voor een verpleegkundige aan vast zitten.[2]

Pre opname/ pre zorg

Voordat een patiënt in zorg komt, start er al een belangrijk proces. De verpleegkundige stelt zichzelf allerlei vragen, gaat op zoek naar eventuele beschikbare informatie en probeert een idee vooraf te krijgen van de patiënt. Wat is er met deze patiënt aan de hand? Waar komt de patiënt vandaan? Waarom is er nu zorg nodig? Waarom bij ons? Is al duidelijk wat de mate van de zorgbehoefte is? Welke symptomen van ziekte of tekortkomingen in zelfzorg zijn er bekend? Welke behandeling of medicatie is er al gestart bij de patiënt? Kortom, de verpleegkundige is al aan de slag voordat de eerste ontmoeting met de patiënt plaatsvindt. Ze probeert een optimale hoeveelheid aan gegevens te bemachtigen om goed voorbereid te zijn op het in zorg komen van een patiënt. Bij een klinische setting komt vooral om de hoek kijken welke ondersteunende middelen en materialen een patiënt bij opname nodig heeft, dan kan daar tijdig voor gezorgd worden. In een thuiszorg setting kan bijvoorbeeld daarnaast de inschatting van de woonsituatie van de cliënt nodig zijn om een beter beeld te krijgen, daarom vindt de intake voor zorg vaak thuis bij de cliënt plaats. Al deze basisinformatie wordt vastgelegd op een centrale plaats of, als dat al voorafgaand aan de daadwerkelijke start van de zorg kan worden aangemaakt, in een persoonlijk dossier.

Opname/ in zorg komen/ in zorg zijn

Na deze eerste inschatting van benodigde zorg vindt het verdere proces van gegevensverzameling plaats. Hoe lang gaat de zorg duren? Welke behandeling is er nodig? Welke zorg en in welke mate? Wie gaat die zorg leveren? Wat wil de patiënt en hoe staat deze ten opzichte van de zorgverlening? Hoe verloopt de zorg, klopt de daadwerkelijk benodigde zorg bij de inschatting die vooraf was bedacht, moet er worden bijgesteld? Gedurende het gehele zorgproces vindt een continue monitoring en bijstelling van de zorg plaats en hiermee samenhangend ook een continu up-to date houden van de benodigde en vastgelegde gegevens. Deze gegevensverzameling zal gedurende de gehele betrokkenheid van de verpleegkundige bij de patiënt plaatsvinden, en na stopzetting van de zorg zal het dossier ook bewaard (moeten) blijven. Voor deze gegevensverzameling heb je ook geregeld te maken met de gegevens van of aan andere disciplines die betrokken zijn bij de zorg aan de patiënt. De verzamelde gegevens vanuit alle bronnen en betrokkenen worden continu genoteerd en up-to-date gehouden in een elektronisch patiëntendossier. Op dit moment is het nog niet overal zo dat alle betrokken disciplines op dezelfde wijze toegang hebben tot het dossier van de patiënt. Dit betekent dat er geregeld bypasses in het dossier gemaakt worden om de informatie zo goed mogelijk op elk moment te kunnen ontsluiten indien nodig. Denk hierbij aan tijdelijke toegang tot een dossier, het overtypen vanuit een andere informatiebron, het inscannen van documenten, het gekoppeld zijn aan andere elektronische informatiebronnen of dossiers dan het eigen dossier, of het tegelijkertijd werken in twee of meer informatiesystemen omdat deze los naast elkaar bestaan en er (nog) geen koppeling is.

Ontslag/ overdracht

Als de zorg aan de patiënt stopt doordat deze klaar is met de zorg, terug naar huis gaat of naar een andere (interne of externe) zorgverlener wordt doorverwezen, zal er overdracht van gegevens moeten plaatsvinden. In het eerste geval zal er een samenvattende overdracht naar de huisarts of mogelijk thuiszorgorganisatie of andere betrokken hulpverleners worden gedaan, uiteraard ook naar de patiënt zelf. Hierin is opgenomen een samenvatting van de geleverde zorg en de 'stand van zaken' bij het beëindigen van de zorg. In het tweede geval zal er een overdracht geschreven worden waarin de zorg wordt toegelicht die de patiënt heeft ontvangen en nog ontvangt of moet gaan ontvangen. Dit om de zorgverlening door de andere zorgverleners zo naadloos mogelijk voor de patiënt te laten verlopen. Bij een interne overdracht zal er mogelijk weinig aan daadwerkelijke 'overdracht' geschreven worden in het patiëntendossier, de ontvangende afdeling heeft toegang tot hetzelfde dossier. Wel zal er vaak sprake zijn van een 'warme overdracht' waarbij de patiënt begeleid wordt naar de andere afdeling en er ter plekke nog laatste informatie over de patiënt gedeeld wordt. Bij een externe overdracht zal het dossier bij de overdragende zorgverlenende organisatie worden afgesloten. Ook hier wordt meer en meer gepleit voor een warme overdracht naast een papieren (bestaat helaas nog steeds) of digitale overdracht.

Een goede visualisatie van genoemde patient journey en het vaak cyclisch verloop, is in figuur 4.2 weergegeven.

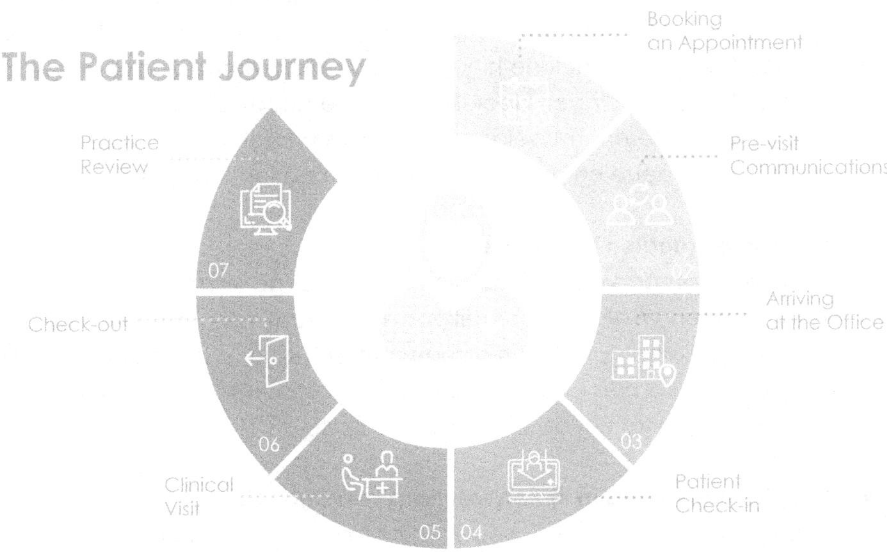

Figuur 4.2 De patient journey[3]

4.3.2 Het verpleegkundig proces, uitgelicht

We lichten hier het meest complexe primaire proces extra toe, het verpleegkundig proces. Dit verloopt cyclisch en iteratief en op een systematische wijze. Bij de (tussentijdse) evaluatie kan blijken dat teruggekeerd moet worden naar een vorige stap. Daarna kunnen, met de hernieuwde inzichten, weer volgende stappen worden genomen. Er wordt een verpleegkundige methode of model gebruikt. Het verpleegkundig proces bestaat uit de volgende zes stappen:

1. **Anamnese (verzamelen van gegevens):**
   Dit is de eerste stap in het cyclische verpleegkundige proces. Hier verzamel je op systematische wijze door middel van observaties, (eerder) ontvangen gegevens, wetenschappelijk onderbouwde meetinstrumenten en een gesprek met de patiënt of naaste, alle gegevens die je een goed inzicht geven in de situatie van een cliënt, een groep cliënten of een wijk. Het helpt je om de behoeften en problemen van de patiënt te identificeren ofwel een totaalbeeld te krijgen van de actuele situatie van de patiënt. Vaak wordt er gebruikgemaakt van een verpleegkundig model voor anamnese, een vragenlijst of checklist.

2. **Diagnose stellen (ordenen en analyseren van gegevens):**
   Op basis van de anamnese kun je een verpleegkundige diagnose stellen. Dit is de omschrijving van het probleem als conclusie van alle gegevens die je hebt verzameld via observatie en gesprekken. Hierbij wordt bepaald welke zorgbehoeften een patiënt heeft op basis van de verzamelde informatie, de waarneming van de verpleegkundige en de beleving van de patiënt. In deze stap breng je dus ordening aan in alle informatie over de patiënt en je analyseert deze informatie. Vervolgens beschrijf je de conclusie hiervan (de verpleegkundige diagnose). Je bespreekt of je de goede dingen doet. En doe je ze goed? De afstemming met de patiënt is in deze fase enorm belangrijk. Is de verpleegkundige diagnose de juiste voor de zorgbehoefte en de zorgvraag van de patiënt?

3. **Resultaten bepalen (doelen beschrijven):**
   Na het vaststellen van de verpleegkundige diagnose, ga je de resultaten vaststellen en beschrijven. Wat wil je bereiken? Welke resultaten zijn wenselijk en haalbaar? Verpleegkundigen stellen samen met de patiënt doelen op voor de behandeling en zorg van de patiënt. Deze doelen kunnen variëren van het verlichten van symptomen tot het bevorderen van herstel.

4. **Interventies plannen (acties in tijd en resultaat vastleggen):**
   Wanneer duidelijk is welk doel en welk zorgresultaat je wilt bereiken, kun je de verpleegkundige interventies en activiteiten plannen. Dit omvat het opstellen van een behandelplan, het inplannen van afspraken en het coördineren van zorgactiviteiten. Het helpt je om de juiste acties te ondernemen om de gewenste resultaten te bereiken.

5. **Uitvoeren van geplande werkzaamheden (monitoren van voortgang m.b.v. gegevens):**
   Zorgverleners voeren samen met de patiënt de geplande zorgactiviteiten uit, zoals medicatie toedienen, fysiotherapie, verpleegkundige zorg, etc. De in onderling overleg en in afstemming met de patiënt vastgestelde interventies worden uitgevoerd. De planning van deze interventies is essentieel. Dit is het moment waarop je daadwerkelijk de zorg verleent aan/ met de patiënt.

6. **Zinvolle evaluaties uitvoeren (op basis van gegevens bijstellen):**
   Evalueren is een essentieel kenmerk van methodisch handelen. Het is geen vrijblijvend onderdeel van het verpleegkundig proces, maar een continu proces van plannen, uitvoeren en zo nodig de resultaten en interventies aanpassen. Na de uitvoering van de zorgactiviteiten wordt geëvalueerd of de gestelde doelen zijn bereikt. Indien nodig worden de plannen bijgesteld om de zorg te optimaliseren. Het helpt je om te beoordelen of de zorg effectief is en waar nodig bij te sturen.

Een mooie weergave van het verpleegkundig proces en de complexiteit van de bijbehorende stappen, is weergegeven in figuur 4.3.

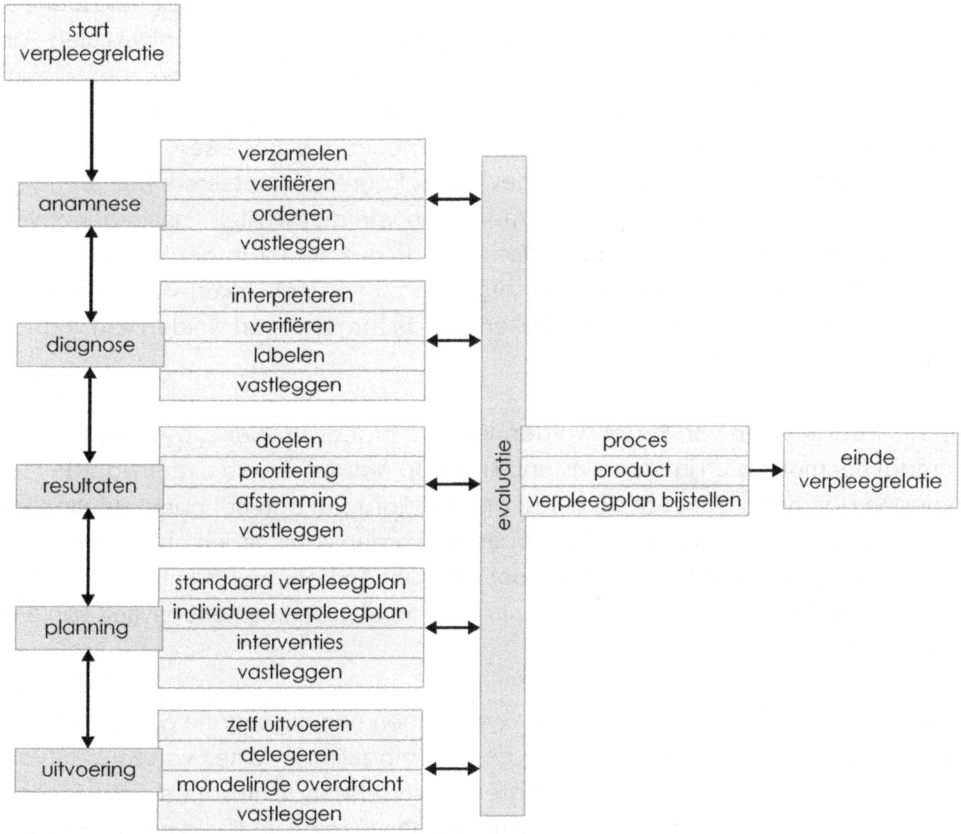

Figuur 4.3 Model methodisch handelen II[4]

4.3.3 Secundaire processen

Naast het primaire proces heb je in de zorg als verpleegkundige ook te maken met secundaire processen: alles wat erop gericht is om het primaire proces goed te laten verlopen en in zijn huidige vorm te continueren. Secundaire processen ondersteunen het primaire proces. Ze zijn niet direct gericht op de patiënt, maar zijn essentieel voor een goed functionerende organisatie. Denk hierbij aan een elektronisch patiëntendossier, de medicatievoorzieningen, een bestelling plaatsen bij de inkoopafdeling of überhaupt de zorg voor een voldoende voorraad, maar ook het salarissysteem dat ervoor zorgt dat je elke maand je loon betaald krijgt of, het kwaliteitssysteem dat de organisatie hanteert, of het intranet met de protocollen die daarop te vinden zijn.

4.3.4 Tertiaire processen

Ook tertiaire processen spelen een rol.[5] Deze processen worden niet door Porter genoemd in het waardeketenmodel maar zijn zeker van belang voor ons werk. Denk hierbij aan alle activiteiten die erop gericht zijn om de essentie van het primaire proces ook op langere termijn in stand te houden. Deze processen richten zich op bredere aspecten, zoals beleid, strategie, kwaliteits- en veiligheidsbeheer en samenwerking met andere organisaties. Denk hierbij aan het ontwikkelen van langetermijnstrategieën, het bevorderen van samenwerking tussen zorginstellingen, en het voldoen aan wettelijke vereisten. Dit betekent het aanpassen en steeds maar weer vernieuwen van zowel primaire als secundaire processen. Dit vraagt een steeds meer veranderen van de omgeving. Het continu verbeteren, het leren van fouten door incidentmeldingen, het monitoren van de kwaliteit van zorg, het verantwoorden van processen aan derden zoals de overheid of inspectie, het samenwerken met partnerorganisaties, het organiseren van netwerken van samenwerking, initiatieven tot het duurzaam maken van de zorg zijn voorbeelden van vormen van tertiaire processen.

In de waardeketen van Porter worden tertiaire processen niet expliciet genoemd omdat het model zich in eerste instantie richt op activiteiten die direct waarde toevoegen aan het product of de dienst en die bijdragen aan het concurrentievoordeel van een organisatie. Tertiaire processen worden vaak gezien als minder direct verbonden met de waardecreatie voor de klant en het concurrentievoordeel. Ze kunnen echter nog steeds belangrijk zijn voor de efficiëntie en effectiviteit van een organisatie.

Het is van groot belang dat alle processen binnen één organisatie goed op elkaar zijn afgestemd. Zo kan de zorgvrager de best mogelijke kwaliteit van zorg ontvangen. Samenwerking en afstemming tussen de verschillende niveaus zijn cruciaal om het gehele zorgproces effectief te laten verlopen. Om de veelheid en complexiteit van de zorgverlening te kunnen duiden en er op te kunnen handelen is het nodig in processen te denken. Dit is nog niet altijd en overal vanzelfsprekend in de zorg.

■ 4.4 PROCESDENKEN

We hebben hierboven heel veel processen in de zorg gezien. De primaire processen als hoofdprocessen waarop de organisatie haar bestaansrecht baseert, secundaire processen die tot doel hebben de primaire processen goed te laten verlopen en tertiaire processen die het strategisch kader van de organisatie creëren en zelfs over de grenzen van de organisatie heen gaan. Hoewel we de namen van de processen kennen, blijven het toch ook black boxes. Dat wil zeggen, we weten wat erin gaat en wat er vervolgens weer uitkomt, maar wat gebeurt er nu eigenlijk in de box? Laten we de box van de processen open maken.

4.4.1 De aard van processen

Als we praten over processen dan merken we al snel dat iedereen daar wat anders onder verstaat. Wat de ene persoon een proces noemt, noemt de ander een handeling. Daarnaast worden ook vaak termen als werkproces, bedrijfsproces, organisatieproces, ketens en taken in de literatuur en discussies genoemd. De oorzaak van deze spraakverwarring heeft te maken met welke eenheid van analyse wordt gebruikt. Op zich hoeft dit geen probleem te zijn, als er maar goede afspraken worden gemaakt over de definitie van een proces. Vanuit een duidelijke definitie weten we waar we over praten.

In hoofdstuk 2 hebben we al kort de DEMO methode[6] geïntroduceerd om beter te kunnen nadenken over organisatie, data/informatie en ondersteunende technologie. We gebruiken dit denkkader ook hier om processen beter te begrijpen en af te bakenen. Binnen deze methode wordt de kern van een proces gezien als een patroon waar mensen samen afspraken maken om dingen te doen, ofwel acties uit te voeren.[7] Samen worden ze een transactie genoemd. In een transactie onderkennen we in de eerste plaats een patroon van talige acties waarmee de coördinatie in een proces wordt uitgevoerd. Dit is een standaard patroon waarbij twee partijen met elkaar communiceren. Een transactie start met een verzoek om een actie uit te voeren, dat wordt gevolgd door een belofte om het te gaan doen als dit mogelijk is. Als de actie is uitgevoerd dan wordt er een terugkoppeling gegeven dat het is gedaan en als de initiële vrager van het verzoek het resultaat van de uitvoering bevestigt, dan is de transactie klaar. Ten tweede het onderkennen van de uitvoering van de daadwerkelijke (materiële) actie die vervolgens bestaat uit een of meer handelingen. Denk bijvoorbeeld aan het klaarzetten en aftekenen van de medicatie en erop toezien dat Mevr. Jaspers rond 12 uur de medicatie inneemt. Dit hele patroon met talige en materiële acties is afgebeeld in figuur 4.4.

De transactie is de kern waarmee we een proces identificeren. In het bovenstaande voorbeeld is dit natuurlijk nog relatief simpel, maar het kan ook veel complexer worden als er bijvoorbeeld ook nog discussies en vergaderingen bij komen en er meerdere partijen bij betrokken zijn. Denk bijvoorbeeld aan het opstellen van een behandelplan voor een patiënt met een uitgezaaide vorm van borstkanker. Toch willen we dit allemaal als één proces beschouwen om overeenstemming te hebben over waar we over praten als we het over een proces hebben.

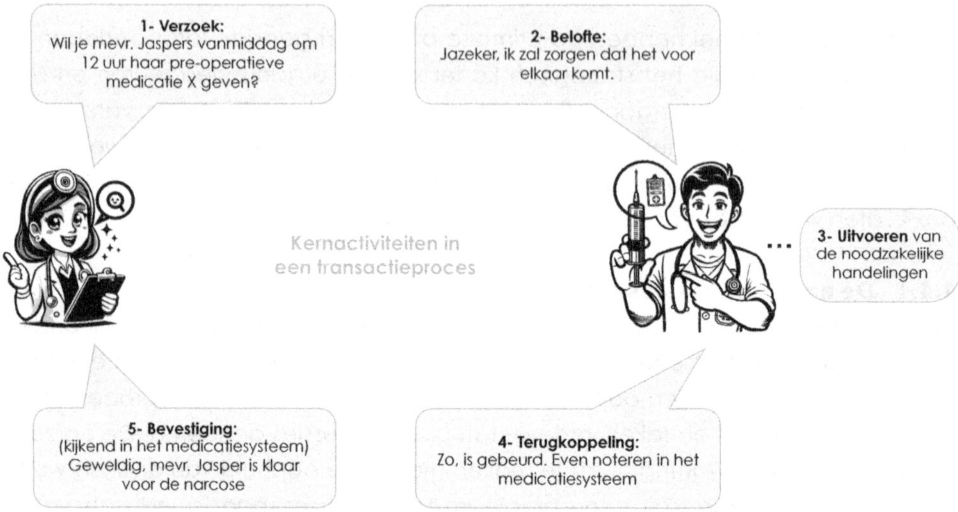
1- Verzoek:
Wil je mevr. Jaspers vanmiddag om 12 uur haar pre-operatieve medicatie X geven?
2- Belofte:
Jazeker, ik zal zorgen dat het voor elkaar komt.
Kernactiviteiten in een transactieproces
3- Uitvoeren van de noodzakelijke handelingen
4- Terugkoppeling:
Zo, is gebeurd. Even noteren in het medicatiesysteem
5- Bevestiging:
(kijkend in het medicatiesysteem) Geweldig, mevr. Jasper is klaar voor de narcose

Figuur 4.4 Voorbeeld van een transactieproces

Als we meerdere van deze processen achter elkaar uitvoeren omdat ze gerelateerd zijn, dan spreken we van een bedrijfsproces of een organisatieproces. Zo kunnen we bijvoorbeeld een opname van een oudere in een verpleeghuis als een bedrijfsproces zien. We kunnen, aan de andere kant, ook inzoomen op een proces en hier handelingen en taken onderscheiden. We zien dan bijvoorbeeld procedures voor het voorkomen en behandelen van een decubituswond of een brandwond. Daarin worden veel kleinere handelingen in een voorgeschreven volgorde gedaan. Als we dit vervolgens op een rijtje zetten, zien we drie niveaus ontstaan. Een bedrijfsproces bestaat uit meerdere onderling samenhangende processen en de processen, op hun beurt, bestaan uit meerdere samenhangende handelingen. Denk hierbij goed aan het feit dat de handelingen zowel betrekking hebben op de afspraken die er tussen mensen worden gemaakt als op de acties die we in de fysieke wereld doen.

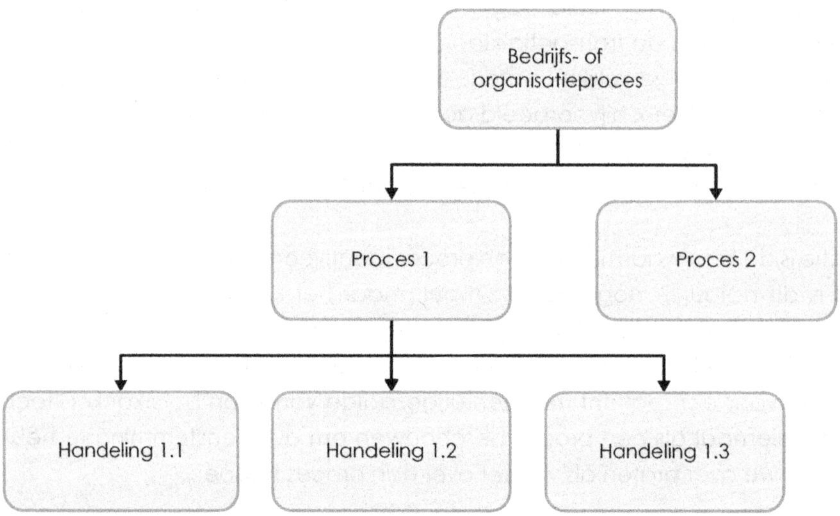

Figuur 4.5 Relatie bedrijfsproces, proces en handeling

4.5 MODELLEREN VAN PROCESSEN

In hoofdstuk 2 hebben we het Entiteit-Relatie-model geïntroduceerd als een tool om gegevens in een systeem of subsysteem in een organisatie heel precies te beschrijven. Eenzelfde tool hebben we ook nodig voor processen. Een beschrijving in natuurlijke taal zou ook hier erg lang worden als je compleet wil zijn, of niet erg precies als je de beschrijving beknopt wil houden. Bovendien, als je praat met mensen uit de IT-wereld, dan gaat dit over het algemeen makkelijker via visuele modellen die de dynamische organisatie precies beschrijven of een stuk van het proces van een applicatie in beeld brengen.

Er zijn verschillende formele en visuele technieken of talen om processen te beschrijven. Sommigen zijn meer bekend, anderen minder. We kiezen voor de BPMN – Business Process Model and Notation[8], omdat dit veruit de meest bekende en meest gebruikte methode is bij zowel IT'ers als organisatiedeskundigen. Via BPMN kan je processen beter en preciezer beschrijven dan in natuurlijke taal en heb je een gedeeld communicatiemiddel om ideeën uit te wisselen.

4.5.1 BPMN[9]

BPMN is een gestandaardiseerde diagramtaal die een grafische weergave biedt van bedrijfsprocessen. Het stelt organisaties in staat om hun processen te documenteren, te analyseren en te optimaliseren. Met BPMN kunnen organisaties hun interne processen op eenduidige en compacte wijze beschrijven en begrijpen, en deze op een gestandaardiseerde manier communiceren.

Er worden drie centrale modellen onderscheiden in BPMN:

1. Process en collaboration diagram: In het processtroomdiagram worden de processen gemodelleerd door middel van activiteiten en flows. Het processtroomdiagram is verreweg de meest gebruikte diagramtechniek in BPMN. In het collaboration (samenwerking) diagram wordt gekeken naar de berichten die tussen verschillende processen worden uitgewisseld.
2. Choreografiediagram: In dit model worden de gegevensuitwisselingen tussen de verschillende actoren/partners in het systeem beschreven.
3. Conversatiediagram: Dit diagram geeft een overzicht van de actoren/partners en hun onderlinge relaties.

Hoewel alle drie modellen een rol spelen in het beschrijven van de dynamische organisatie, gaan we alleen in op het procesdiagram en het collaboratiediagram omdat dit de meest gebruikte modellen zijn bij ICT'ers.

4.5.2 De componenten in een procesdiagram

Laten we beginnen met het beschrijven van de belangrijkste elementen in een BPMN-diagram om vervolgens een voorbeeld uit te werken om de elementen te illustreren.

Elk proces start en eindigt met een of meer events, soms ook aangeduid met de term 'gebeurtenis'. Hier onderscheiden we dus een gebeurtenis die de start van het proces veroorzaakt en een gebeurtenis die het einde van het proces is. Een start-gebeurtenis wordt aangegeven met een normale cirkel en een eind-gebeurtenis met een cirkel met een dikke lijn.

Figuur 4.6 Event of gebeurtenis

Als het proces een keer is gestart, dan gaan de activiteiten of taken in het proces van start. Als in BPMN sprake is van activiteiten of taken dan moet je dus denken aan de handelingen die deel uitmaken van het proces. Dit hebben we hierboven uitgelegd. Activiteiten worden weergegeven met rechthoeken. Ze worden altijd aangeduid met een werkwoord en een zelfstandig naamwoord om de actie te beschrijven. Daarnaast worden ook complexe of samengestelde activiteiten weergegeven. Dit worden transacties genoemd en ze worden weergegeven met een rechthoek met een dubbele rand. Je kan soms ook zien dat ze worden gevisualiseerd als een activiteit met een plusteken.

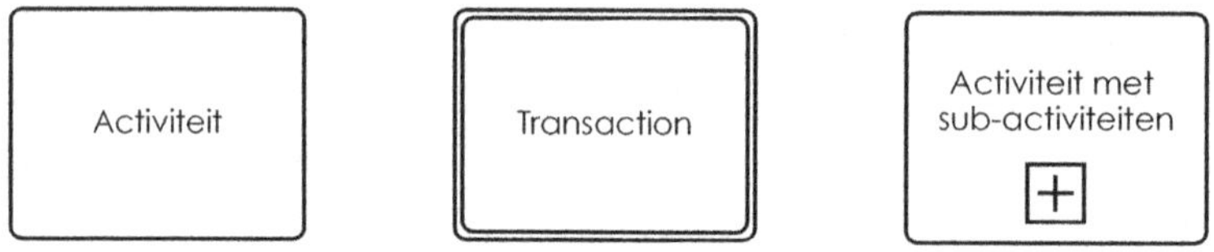

Figuur 4.7 BPMN: Activiteiten

De afronding van een activiteit kan leiden tot de start van een volgende activiteit, maar in sommige gevallen moeten er ook beslissingen worden genomen of moeten activiteiten parallel aan elkaar worden uitgevoerd. Er wordt dan gesproken over een procesgang op basis van voorwaarden. Dit wordt in een BPMN-model met gateways gemodelleerd. Gateways worden getekend als een ruit. Om de aard van de gateway aan te geven wordt er in de ruit een extra indicator gezet. Er zijn drie indicatoren die je vaak nodig zal hebben:

1. Exclusieve gateway: Wordt gebruikt om aan te geven dat je het een óf het ander moet doen. Dus als de wondranden erg rood zijn en de huid rondom de wond

warm voelt en er veel pus uit de wond komt dan roep je de arts erbij en anders ga je de wond zelf verzorgen.

2. Parallelle gateway: Wordt gebruikt om twee of meer activiteiten tegelijkertijd plaats te laten vinden. In een extreme situatie zien we dit terug bij de behandeling van een hartaanval. Zo veel mogelijk noodzakelijke handelingen worden tegelijkertijd uitgevoerd om tijd te besparen en hopelijk een leven te redden.

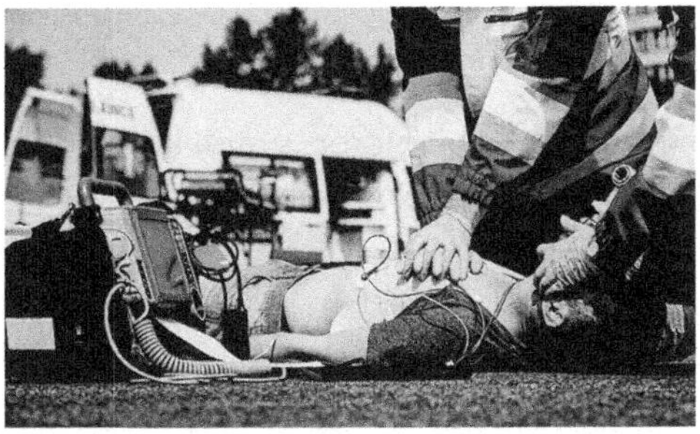

Figuur 4.8 Hart reanimatie bij de ambulance dienst[10]

3. Event gateway: Wordt gebruikt om aan te geven dat een event van buiten het proces de procesgang bepaalt. Dus, voor je eerste bezoek aan een patiënt in de wijkzorg wacht je tot je de overdracht van het ziekenhuis hebt ontvangen.

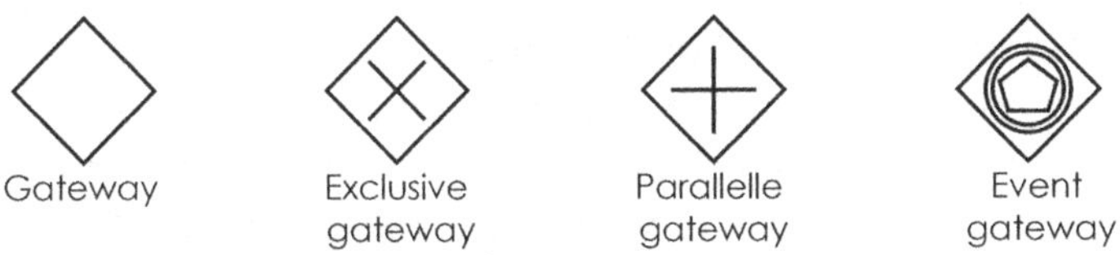

Figuur 4.9 BPMN: Gateways

Om alle bovenstaande symbolen met elkaar te verbinden, gebruiken we connectoren. Er zijn vier soorten connectoren die veel worden gebruikt en die je zelf ook vaak nodig zal hebben. Om een normale procesgang te modelleren wordt een pijl met een doorgetrokken lijn getekend. Deze connector is verreweg het meest gebruikt in BPMN-diagrammen en kan tussen alle bovenstaande elementen worden gebruikt. De berichtenconnector wordt gebruikt om aan te geven dat er samenwerking is tussen processen en actoren. Deze connector wordt vooral gebruikt bij collaboratiediagrammen. De dataconnector wordt gebruikt om aan te geven dat er bepaalde gegevens nodig zijn om een activiteit uit te voeren. Deze zal meestal naar een database gaan. De associatie, ten slotte, geeft aan dat er een (informele) verbinding is tussen elementen in het model. De laatste drie connectoren zijn belangrijk om te kennen, met name de dataconnector die de link is tussen je datamodel en het procesmodel. Via de dataconnector geef je aan welke data van belang is bij de uitvoering van de activiteiten.

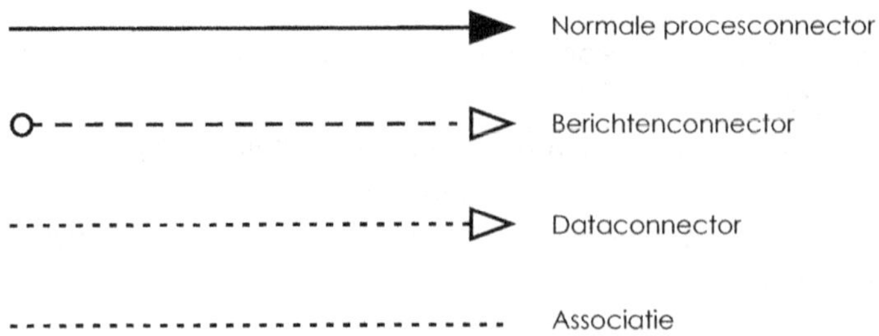

Figuur 4.10 BPMN: Connectoren

Natuurlijk zijn er bij de uitvoering van activiteiten ook actoren betrokken. In het geval van BPMN worden deze aangeduid als procesdeelnemer en dan moet je denken aan organisatorische eenheden (afdelingen) of specifieke functies, zoals bijvoorbeeld een huisarts, diëtist of een praktijkondersteuner. De procesdeelnemers worden in een BPMN-model weergegeven met pools en swimlanes. De swimlanes worden gebruikt om een specifieke functie of rol aan te geven en als er meerdere functies samen een organisatorische eenheid vormen, worden ze samengebracht in een pool. Binnen de swimlanes worden de activiteiten gemodelleerd.

In figuur 4.11 is een pool met twee swimlanes afgebeeld. Het is een huisartsenpraktijk met daarin een huisarts en een praktijkondersteuner ouderen. Binnen deze lanes worden vervolgens de processen in kaart gebracht. Dit gaan we zo verder uitwerken met een voorbeeld. De situatie is iets uitgebreid om ook een toepassing van het collaboratiediagram te laten zien. Naast de pool met de twee swimlanes is een zogenaamde black box pool gezet met berichtenconnectoren naar de huisartsenpraktijk. De pool van de wijkverpleging – wijkteam is grijsblauw omdat het voor jou op dit moment nog niet van belang is welke processen zich hier afspelen. De focus van het diagram is op de huisartsenpraktijk en welke berichten er worden uitgewisseld. Als je doel is het hele veld met organisaties of organisatie-eenheden en hun onderlinge samenwerking in beeld te brengen kan je dit doen met blackbox pools en de berichtenconnectoren.

Tot slot kunnen de BPMN-modellen verrijkt worden met allerlei optionele elementen om extra informatie aan het diagram toe te voegen. In figuur 4.12 staan een aantal veelgebruikte taaktypes afgebeeld, maar er zijn er veel meer en het staat iedereen eigenlijk vrij andere toe te voegen, zolang je ze maar goed uitlegt.

Laten we eens kijken naar een voorbeeldsituatie om te zien hoe de model-elementen met elkaar samenhangen. Hieronder geven we een fictieve beschrijving van een situatie waarbij verzorging wordt ingeroepen bij een ouder wordende thuiswonende cliënt.

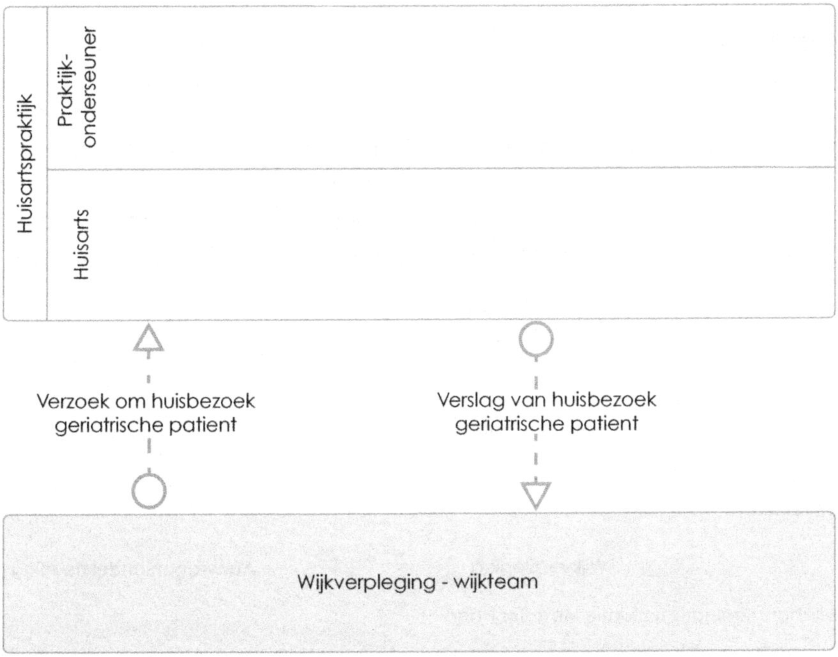

Figuur 4.11 Pools, swimlanes en berichten connectoren tussen black box pool

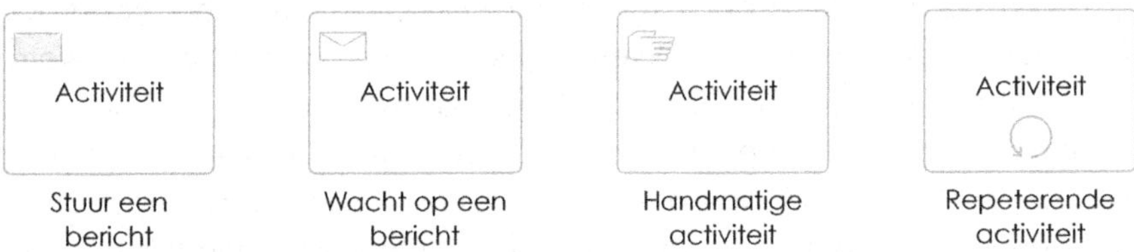

Figuur 4.12 PBMN: Taaktypes

De dochter van mevrouw Ter Haar neemt contact op met de huisarts om hun zorgen te uiten over de thuissituatie van haar moeder. Zelf woont ze aan de andere kant van het land en wegens een drukke baan en twee opgroeiende kinderen kan ze haar moeder niet regelmatig bezoeken. Tijdens het laatste bezoek is haar opgevallen dat er veel mis was. Moeder had haar steunkousen niet aan, medicatie was niet ingenomen en moeder maakte een erg neerslachtige indruk.

De dochter vraagt de huisarts om een inschatting van de ernst van de situatie te maken. De huisarts besluit de praktijkondersteuner huisartsen met aandachtsgebied Ouderen (POH Ouderen) in te schakelen om te kijken of hier een taak ligt voor de wijkverpleging.

Uit de beschrijving zien we dat er een aantal procesdeelnemers zijn:

- de dochter
- de huisarts
- de POH Ouderen

- de wijkverpleging
- mevr. Ter Haar

Om te beginnen maken we een collaboratiediagram. We groeperen hierbij mevr. Ter Haar en haar dochter als cliënt en de huisarts en de praktijkondersteuner als huisartsenpraktijk. We kijken nu alleen op hoog niveau naar hoe ze samenwerken. Eigenlijk brengen we dus alleen de transactieprocessen tussen de partijen in beeld.

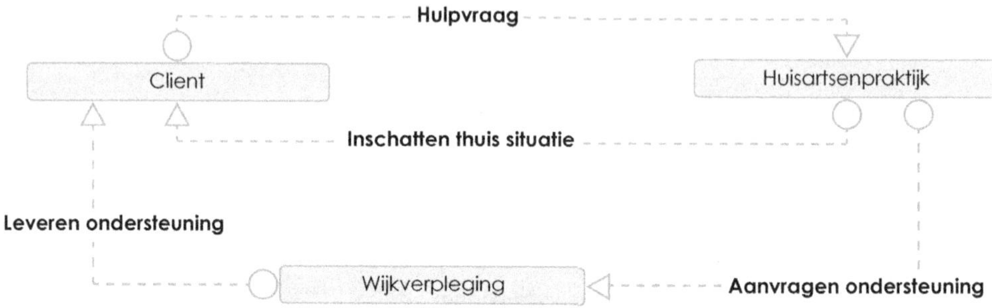

Figuur 4.13 Collaboratiediagram situatie Mevr. Ter Haar

Laten we nu verder inzoomen op de processen die spelen tussen de cliënt en de huisartsenpraktijk. We zien twee pools met ieder twee swimlanes. We gaan nog niet in detail in op swimlane van de wijkverpleging. We zien dat het proces wordt gestart door de dochter die aan de huisarts hulp vraagt voor haar moeder. Al in het gesprek maakt de huisarts een inschatting of er reden is om verder actie te ondernemen. De huisarts besluit dan om het proces te stoppen of om de praktijkondersteuner te vragen een huisbezoek uit te voeren. Om de situatie te begrijpen gaat de praktijkondersteuner op bezoek bij de cliënt en vraagt de problemen te beschrijven. Na het bezoek wordt een rapport geschreven en de huisarts geïnformeerd. Op basis van de inschatting van de situatie wordt besloten om al dan niet contact op te nemen met de wijkverpleging.

Speciale aandacht verdient de link naar het datamodel. Deze is terug te vinden in de dataconnector naar de databank Cliënt Gegevens. Als je verder op deze databank zou inzoomen dan krijg je een datamodel te zien zoals we dit in hoofdstuk 3 hebben gemaakt. Je zal hier bijvoorbeeld een entiteit Cliënt vinden met attributen: naam, geboortedatum, adres, telefoonnummer etc. En op deze wijze worden de statische organisatie en de dynamische organisatie op modelniveau aan elkaar gekoppeld.

De fictieve situatie is als BPMN-diagram in figuur 4.14 weergegeven. In de realiteit zal het proces natuurlijk complexer zijn, maar het voert hier te ver om de procesgang in alle details weer te geven.

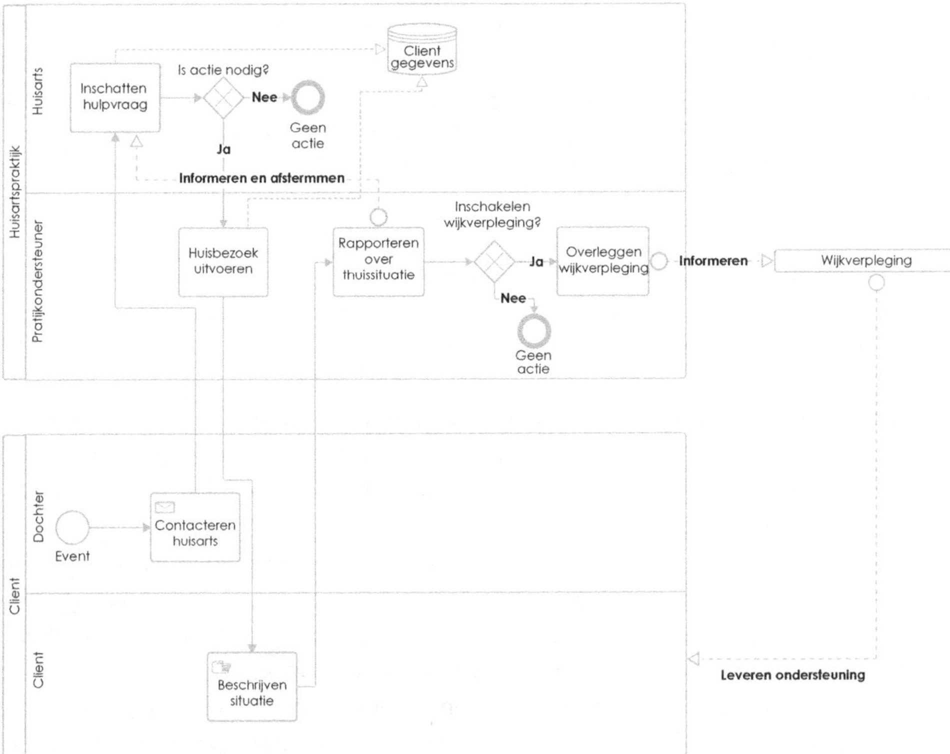

Figuur 4.14 BPMN-diagram van de situatie mevr. Ter Haar

4.6 VERBETEREN VAN PROCESSEN[11]

Het modelleren van organisatieprocessen is een opmaat voor een kritische beschouwing en het zoeken naar mogelijkheden voor verbetering. Het modelleren van processen doe je per slot van rekening niet voor niets.

Heel veel processen zijn organisch ontstaan, dat wil zeggen dat ze zich over de tijd hebben ontwikkeld. Elke keer worden er kleine veranderingen of verbeteringen in het proces aangebracht. Deze veranderingen worden veelal gedreven door de wens tot verhoging van de efficiëntie en effectiviteit. Met efficiëntie bedoelen we dat de afwikkeling van het proces sneller gaat en effectiviteit dat de uitkomsten van het proces beter of meer succesvol zijn. Daarnaast worden processen in toenemende mate aangepast vanuit veiligheidsoverwegingen voor zowel de patiënt/cliënt als voor de zorgverlener. Op den duur kan dit echter ook leiden tot zeer complexe organisatieprocessen waar eigenlijk niemand meer precies weet waarom alle handelingen moeten worden uitgevoerd. En vaak doen we dingen omdat we denken dat het wel nodig zal zijn en we het eigenlijk altijd al zo hebben gedaan.

Nadenken over processen is belangrijk. We moeten onszelf eigenlijk continu de vraag stellen of we nog wel steeds de juiste dingen doen en ze op de juiste wijze doen. Dit wordt echter nog eens extra belangrijk als we processen in of tussen organisaties gaan automatiseren. Als een proces eenmaal deel uitmaakt van de computercode van een systeem of applicatie is het moeilijk te veranderen of kost een verandering veel geld.

4.6.1 Herkennen van procesproblemen

Er zijn een aantal signalen die wijzen op problemen in de procesgang in een organisatie. Laten we er een aantal nader bekijken.

Als we bij herhaling **fouten** of **inconsistente kwaliteit** zien optreden bij de uitvoering van taken is dit een aanleiding om een proces beter te bekijken. Er kunnen een aantal oorzaken zijn. Het proces kan erg ingewikkeld zijn en er moeten veel handelingen worden uitgevoerd, maar het kan ook zijn dat het proces essentiële stappen impliciet laat of zelfs overslaat. Zo zijn er in veel organisaties vaste tijden waarop medicatie wordt gegeven aan zorgvragers. De tijden zijn daarbij geregeld gekoppeld aan voedingsmomenten en ook zo ingevoerd in het cliëntendossier: 8.00 uur, 12.00 uur, 17.00 uur en dan nog één moment voor het slapen gaan. Het gaat hierin bij herhaling fout als medicatie op afwijkende tijden gegeven moet worden (bijvoorbeeld elke 2 uur) of als een zorgvrager zelf voorkeur heeft voor afwijkende tijden omdat hij graag uitslaapt. Het systeem geeft aan dat je te laat bent of de verpleegkundige vergeet de medicatie omdat het tijdstip afwijkt van de routine.

Een andere reden om processen beter te bekijken is als meerdere collega's **klachten** hebben over de uitvoering van een bepaalde taak. Dit kunnen bijvoorbeeld klachten zijn over dat het proces erg tijdrovend is, moeilijk is uit te voeren, of dat wordt aangegeven dat mensen het gevoel hebben dat er dubbel werk wordt gedaan. Steeds vaker zien we in de zorg ook klachten over de grote hoeveelheid tijd die wordt besteed aan het registreren van data over patiënten en het zorgproces. Dit zijn allemaal signalen dat er veel handelingen in een proces moeten worden uitgevoerd waarvan het de procesuitvoerder niet duidelijk is waarom al deze stappen nodig zijn. Er kan natuurlijk een goede reden voor zijn, maar het betekent ook dat er wellicht overbodig veel stappen in het proces moeten worden gemaakt. Zo komt het nog geregeld voor dat er vanuit verschillende digitale systemen informatie over zorgvragers overgetypt moet worden omdat de diverse systemen geen koppeling met elkaar hebben. Automatische transfer van gegevens is hierbij niet mogelijk. Dit voelt als nodeloze administratieve rompslomp waarbij de professional zich geregeld afvraagt wat maakt dat dit niet makkelijker kan. Bijkomend risico is het maken van fouten bij het overtypen.

Gingen de vorige signalen vooral over proceshandelingen, frequent voorkomende **miscommunicatie** of **discussies** kunnen ook wijzen op problemen in de processen.

De talige acties in het transactiepatroon worden dan niet goed begrepen of er wordt niet gehandeld op basis van de afspraken. Hier kunnen verschillende oorzaken voor zijn. Een belangrijk inzicht in miscommunicatie is te duiden vanuit verschillen die kunnen ontstaan in hoe de 'zender' de communicatie bedoelt en hoe de 'ontvanger' de communicatie begrijpt. Dit wordt ook wel de communicatiemuur genoemd, zie figuur 4.15.[12]

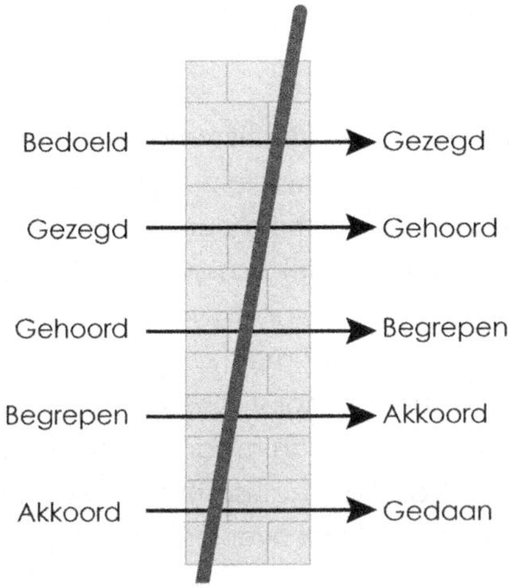

Figuur 4.15 Communicatiemuur Derveaux & De Sadeleer, 1993

Patiënten of cliënten kunnen ook een goede indicator van problemen zijn. Frequente klachten door deze groep kunnen worden begrepen als een procesproblemen. Ze zijn dan niet tevreden met de uitkomst of het verloop van het proces. Als deze klachten vaak en van verschillende kanten komen dan is het van belang om de oorzaak te zoeken. Denk in dit geval bijvoorbeeld aan de klachten van de bewoners (en familie/verzorgers) als zij pas tegen de middag uit bed worden gehaald. Maar denk ook aan de klachten van patiënten of cliënten die aangeven verkeerde medicijnen uitgereikt te hebben gekregen.

Veel signalen van problemen zien we ook terug bij het personeel. Veel **ziekteverzuim en burn-out** onder personeel is een duidelijk teken dat er wat aan de hand is. Het kan natuurlijk voortkomen uit personeelstekort, of financiële uitdagingen, maar dit zijn ook vaak management-antwoorden om niet verder te zoeken naar de echte problemen. Als er niet meer personeel voorhanden is, dan zal moeten worden gezocht naar manieren om meer werk met minder handen te doen. Denk hier bijvoorbeeld aan manieren waarop de administratieve last kan worden verminderd, bijvoorbeeld door overbodige handelingen te elimineren of betere ondersteuning door de inzet van technologie.

Bij elk van deze signalen moet er een lichtje gaan branden om na te gaan denken over mogelijkheden tot procesverbetering.

4.6.2 Procesverbetering

Het verbeteren van processen in de zorg is een lastige opgave. Het gaat namelijk niet alleen om het verbeteren van efficiëntie en effectiviteit, maar er is ook altijd een menselijke dimensie waar rekening mee moet worden gehouden. Organisatieprocessen kunnen nog zo efficiënt en effectief worden ingericht, maar ze schieten het doel voorbij als de patiënt of de cliënt hierbij in de verdrukking komt. Procesverbetering in de zorg moet dus altijd worden gedaan met de menselijke maat in gedachten.

De basis van procesverbetering kan worden gelegd bij de scientific management benadering[13] die F.W. Taylor meer dan 100 jaar geleden ontwikkelde. Om de efficiëntie en de effectiviteit van werk te verhogen en de kwaliteit meer consistent te maken, ontwikkelde hij werkwijzen en hulpmiddelen die beter passen bij de aard van het werk dat moest worden uitgevoerd. De gedachte van Taylor speelt nog steeds een belangrijke rol in het management-denken, maar met name in de zorg en andere serviceorganisaties is er behoefte aan een meer holistische benadering waarbij niet alleen naar geïsoleerde processen wordt gekeken maar ook naar de gevolgen die veranderingen op het geheel, de rest van de organisatie, hebben. Dit zogenaamde systeemdenken vindt zijn oorsprong in het werk over lerende organisaties van Peter Senge[14] in de jaren '90.

Binnen het systeemdenken wordt ervan uit gegaan dat alle onderdelen van een organisatie onderling met elkaar verbonden zijn. Deze verbindingen zijn niet altijd bekend en worden pas zichtbaar als er aan een subsysteem veranderingen worden doorgevoerd. Pas dan wordt duidelijk welke andere elementen in het systeem verbindingen hebben en ook effecten laten zien. Je moet hier denken aan het rimpeleffect dat ontstaat als je een steen in het water laat vallen. De effecten van de steen die in het water valt worden duidelijk als je kijkt naar de rimpels die op het water verschijnen, figuur 4.16. Zo verspreiden de effecten van een verandering zich ook door een organisatie.

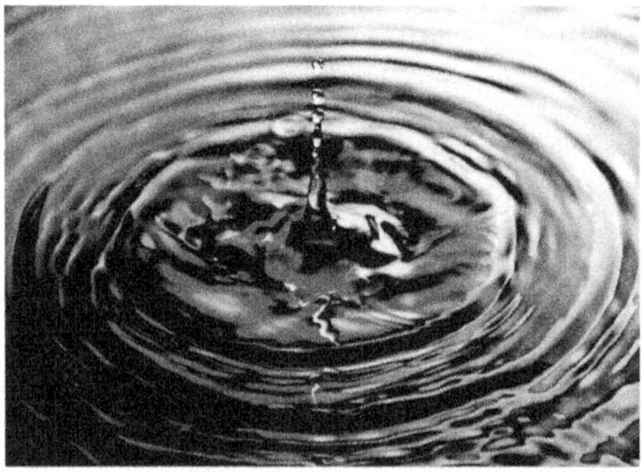

Figuur 4.16 De effecten van veranderingen verspreiden zich als rimpels op water[15]

4.6.3 Drie niveaus voor procesverbetering

Vanuit het DEMO-denken, onderscheiden we drie niveaus voor procesverbetering: herontwerp van processen, procesoptimalisatie en automatisering, figuur 4.17. Bij het herontwerpen van processen gaan we terug naar de kern van de organisatie en vragen ons af of we alle processen die we nu doen eigenlijk nog wel moeten doen óf dat we nieuwe processen nodig hebben om het werk beter uit te kunnen voeren. Dit zijn over het algemeen radicale veranderingen voor de organisatie, die kunnen leiden tot ontslag of aannemen van nieuw personeel of veranderingen van taakomschrijvingen. Denk bijvoorbeeld aan de praktijkondersteuner Ouderen in ons voorbeeld. Voorheen lag deze taak min of meer bij de huisarts, maar met de toename van de problematiek rondom ouderen is dit een nieuw proces geworden met een nieuwe functie.

Procesoptimalisatie komt veel vaker voor. Er wordt gekeken naar de stappen in een proces en naar manieren gezocht om dit proces efficiënter en effectiever te laten verlopen. De focus is dus gedetailleerder dan bij herontwerp. Gekeken wordt of alle stappen nog wel nodig zijn, of sommige stappen in het proces wellicht tegelijkertijd kunnen worden uitgevoerd in plaats van na elkaar. Ook wordt gekeken of de juiste gegevens op tijd beschikbaar zijn om het proces ongehinderd te laten verlopen. Denk bijvoorbeeld aan de overdracht van patiënten van de OK naar de verpleegafdeling. Het schort hier nog vaak de gegevensoverdracht waardoor makkelijk vertraging in het proces sluipt en de kans op fouten toeneemt.

Bij automatisering wordt gezocht naar de juiste technologische ondersteuning om de uitvoering van het proces zo goed mogelijk te laten verlopen. Op dit niveau worden de processen eigenlijk niet veranderd en daarom zie je dat dit meestal samengaat met procesoptimalisatie. Denk bij automatisering bijvoorbeeld aan het beschikbaar maken van de cliëntgegevens op de tablet van de wijkverpleegkundige of een medicatiesysteem dat de medicijnuitgifte registreert maar ook meteen voorraden bijhoudt. Het is juist op dit niveau dat instellingen en de overheid op de korte en middellange termijn veel toegevoegde waarde verwachten om de mensen in de zorg te ontlasten en kwaliteitsverbetering aan te brengen.

Procesoptimalisatie en automatisering worden samen aangeduid als herinrichting van processen. Dat wil zeggen dat de processen wel blijven bestaan, in tegenstelling tot herontwerpen waar deze kunnen verdwijnen of nieuwe kunnen worden toegevoegd, maar op een andere manier worden vormgegeven.

4.6.4 Verbeteren van processen

De basisgedachte voor het herontwerpen van processen is beschreven door Michael Hammer en James Champy in hun baanbrekend boek *Reengineering the Corporation* in 1993.[16] Hierin bepleiten zij dat organisaties alleen dramatische prestatieverbeteringen kunnen realiseren als ze bereid zijn radicale veranderingen in hun

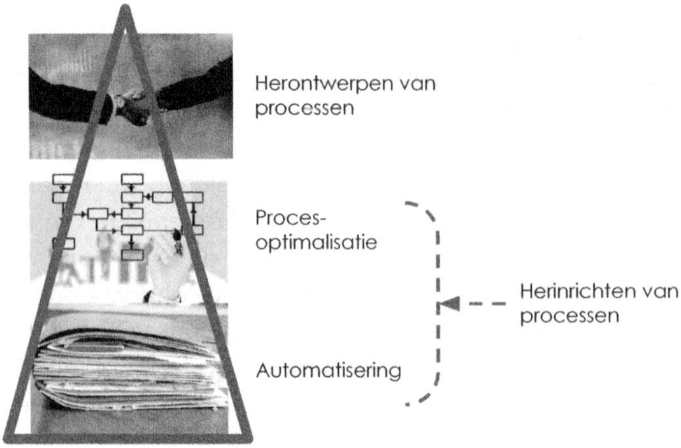

Figuur 4.17 Drie niveaus voor procesverbetering

processen door te voeren. Redenerend vanuit het doel van de organisatie moet elk proces op zijn toegevoegde waarde voor de patiënt worden beoordeeld. Is er geen toegevoegde waarde, of onvoldoende, dan moet het worden geëlimineerd. Als we naar ons BPMN-model kijken dan zullen we zien dat er hele procesketens zouden kunnen verdwijnen, of een hele swimlane wordt opgeheven. Bij het herontwerpen van processen zullen we dus ook grote veranderingen in ons procesmodel zien. Herontwerpen van processen valt trouwens buiten het domein van de ICT'er en is typisch het werk van (strategisch) managementadviseurs.

Er zijn verschillende methoden om procesoptimalisatie aan te pakken. Een vaak gebruikte methode in de zorg is Lean[17]. Lean is oorspronkelijk afkomstig uit de productie-industrie en streeft naar het maximaliseren van de waarde die in processen wordt gecreëerd terwijl tegelijkertijd verspillingen moeten worden geëlimineerd. Het begrip verspilling (Engels: waste) wordt binnen de Lean denkwijze breed gedefinieerd en kan worden samengevat als alles wat geen toegevoegde waarde heeft. Daarbij wordt aangetekend dat sommige verspillingen nodig zijn voor bijvoorbeeld de patiëntveiligheid en dus niet kunnen worden geëlimineerd.

Lean in de zorg is gebaseerd op vijf principes:[18]

1. Creëer waarde vanuit het perspectief van de patiënt: Het zorgsysteem dient ingericht te zijn om te voldoen aan het welzijn en de behoeften van de patiënt.
2. Transparante processen: Maak het volledige proces van patiëntenzorg van begin tot eind inzichtelijk en verbeter het waar mogelijk, met de focus op het verminderen van inefficiënties zoals onnodige wachttijden, dubbel werk, of herhaaldelijk verzamelde informatie.
3. Elimineer verspillingen: Richt je op het vermijden van activiteiten die geen waarde toevoegen voor de patiënt, zoals het beperken van wachttijden, minimaliseren van onnodige bewegingen binnen de zorgverlening en voorkomen van overproductie van diensten.

4. Verantwoorde beheersing van wachttijden: In lijn met de verwachtingen van de patiënt moeten behandeling, behandelplannen, systemen en communicatie bijdragen aan het verkorten van wachttijden.
5. Streven naar perfectie staat centraal: Bied de best mogelijke zorgkwaliteit met minimale verspilling en maximale patiënttevredenheid en houd dit op peil door continue proceskwaliteitsverbetering.

De toepassing van Lean in de zorg is niet onbesproken. Sommigen critici beweren dat Lean denken zich te sterk richt op procesefficiëntie, wat mogelijk leidt tot een ontmenselijking van de patiëntenzorg en het verwaarlozen van individuele patiëntenbehoeften.[19] Andere onderzoekers vragen zich af Lean wel geschikt is voor de hoge complexiteit van de zorg[20] en of de toepassing van Lean tot langdurige en duurzame verbeteringen in zorgomgevingen.[21] Deze beperkingen van Lean kunnen in sommige gevallen leiden tot weerstand onder zorgprofessionals.[22]

Wanneer we de principes van Lean toepassen op een procesmodel dan kunnen we een aantal veranderingen zien optreden:

- Activiteiten kunnen worden geschrapt als ze overbodig zijn of veranderen om bijvoorbeeld innovatie een plaats te geven. In sommige gevallen kan een extra activiteit worden toegevoegd om een proces bijvoorbeeld veiliger te maken.
- De plaats van de activiteiten in het totale proces kan veranderen. Een veelvoorkomende verandering is het uitvoeren van processen in parallel met als doel wachttijden te verkleinen. In figuur 4.18 zie je daar een voorbeeld van waarbij twee activiteiten tegelijkertijd worden uitgevoerd.

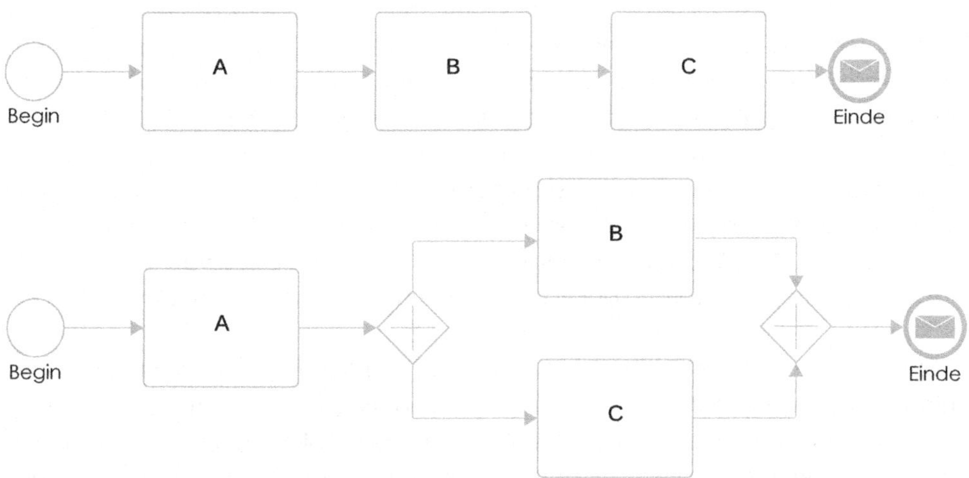

Figuur 4.18 Parallel uitvoeren van processen

- Om processen beter uit te voeren kan ook worden gekeken naar de beschikbaarheid van de gegevens die in het proces nodig zijn. Hiervoor worden de dataconnectoren en de databanken in het model kritisch bekeken. Indien deze worden veranderd, dan is dit meestal een eerste stap naar automatisering.

Als we naar het niveau van automatisering gaan dan zien we eigenlijk geen veranderingen in het procesmodel, maar we gaan activiteiten of processen, dataconnectoren en databanken aanduiden die gedigitaliseerd gaan worden. Dit kan op veel manieren gebeuren. BPMN geeft hier geen eenduidige regels voor maar om in de DEMO-denkwijze te blijven is het goed om al deze zaken die geautomatiseerd gaan worden in blauw in ons BPMN-model aan te geven zodat we meteen kunnen zien waar we het over (gaan) hebben.

Hoe het proces van automatisering verder verloopt, en hoe we het nieuwe systeem of applicatie kunnen specificeren zien we in hoofdstuk 5. Tot slot van dit hoofdstuk gaan we nog kort in op een aantal ethische aspecten van veranderingen.

4.6.5 Ethics Canvas

Het verbeteren van processen kan grote gevolgen hebben voor organisaties en individuele personen. Niet al deze gevolgen zijn voor alle partijen positief. Ons uitgangspunt in deze is dat het verbeteren van processen ten eerste altijd beter moet zijn voor de patiënt of cliënt, vervolgens zou als tweede moeten gelden dat het beter is voor de professional die met of vanuit het verbeterde proces moet werken. Daarna volgt de vraag of het proces voor de organisatie, de samenleving, etc. een verbetering betekent. Zo kan de inzet van technologie er bijvoorbeeld toe leiden dat de toegang tot patiënt- of cliëntgegevens wordt verbeterd, maar het kan er ook toe leiden dat gevoelige informatie makkelijk 'op straat' komt te liggen of dat bepaalde collega's die minder handig zijn met het gebruik van ICT het gevoel krijgen dat ze het allemaal niet meer bij kunnen benen en langzaam afhaken. Ook kan het verbeteren van bedrijfsprocessen voordelig zijn voor de organisatie als geheel, voor de procesdeelnemers kan het meer werkdruk geven of sommigen zelfs overbodig maken. De gevolgen van veranderingen in de processen van een organisatie moeten dus goed worden bekeken en het ethiek canvas kan ons daarbij helpen.

Het Ethics Canvas[24] (ethiek canvas) is een hulpmiddel om de gevolgen van organisatieveranderingen en in het bijzonder veranderingen op technologisch vlak, te onderzoeken en te kijken naar oplossingen voor de problemen die ontstaan. Bij veranderingen worden binnen het ethiek canvas zes soorten impact onderscheiden:

1. Impact voor het individuele **gedrag** van personen. Denk hierbij aan traditionele gedragspatronen die moeten veranderen.
2. Impact op de **relaties** tussen personen. In de professionele omgeving kan dit betekenen dat vertrouwde collega's wegvallen en nieuwe relaties moeten worden opgebouwd.

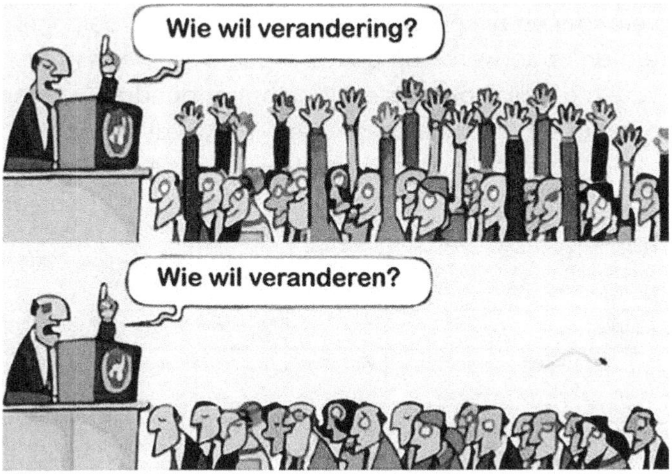

Figuur 4.19 Willen versus doen[23]

3. Impact op de **wereldvisie** van de organisatie en de medewerkers. Bijvoorbeeld: "Wij waren eerst een organisatie die alle tijd had voor de patiënten, nu worden we gekenmerkt door efficiëntie."
4. Impact op sociale **ongelijkheid**. Denk hier bijvoorbeeld aan het feit dat veranderingen gevolgen kunnen hebben voor collega's met een beperking.
5. Impact door middel van gebruik van **grondstoffen**. Een verandering kan bijvoorbeeld tot gevolg hebben dat bepaalde personen in de organisatie meer moeten gaan rijden om de cliënten te verzorgen. Is dit wel in lijn met de milieurichtlijnen van de organisatie?
6. Impact door product of service **falen**. Stel dat we een nieuw systeem introduceren waarbij we toegang tot alle cliëntgegevens hebben in ons werk als wijkverpleegkundige. Wat zijn dan de gevolgen als we een dag, als gevolg van een technisch mankement, geen toegang hebben?

Het ethiek canvas brengt deze verschillende gevolgen samen om daarmee de totale impact ter discussie te stellen, prioriteiten te stellen en naar oplossingen te zoeken. Er is een stappenplan uitgestippeld om op een gestructureerde wijze over impact en oplossingen na te denken. Als je het ethiek canvas gebruikt, begin je met het identificeren van de relevante stakeholders, de personen (1) en de groepen (2) op wie de verandering of innovatie invloed gaan hebben. Vervolgens ga je kijken naar de aard van de gevolgen op het gedrag (3) van mensen en op de relaties (4) tussen mensen. Dit kan aangemerkt worden als de micro-impact van de verandering. Naast micro-impact wordt ook gekeken naar de macro-impact van de verandering. Dat wil zeggen dat je je moet afvragen of de wereldvisie (5) van de stakeholders verandert en of de verandering al dan niet tot meer sociale ongelijkheid of conflicten (6) zal leiden. Daarnaast is het ook belangrijk om bij verandering de vraag te stellen wat er zal gebeuren als de verandering of innovatie faalt (7) en of er omgevingsimpact is (8).

Als alle aspecten van de verandering zijn geïnventariseerd, worden de belangrijkste aspecten geïdentificeerd en onderwerp van discussie gemaakt. Het is natuurlijk wel belangrijk dat zo veel mogelijk stakeholders (belanghebbenden) worden betrokken bij de discussie en dat de discussie op goede wijze wordt gevoerd. Je zou hier kunnen overwegen het de vorm te geven van een moreel beraad[25], maar andere methoden mogen ook, zolang iedereen maar mee mag en kan praten en vrij zijn om hun mening te geven.

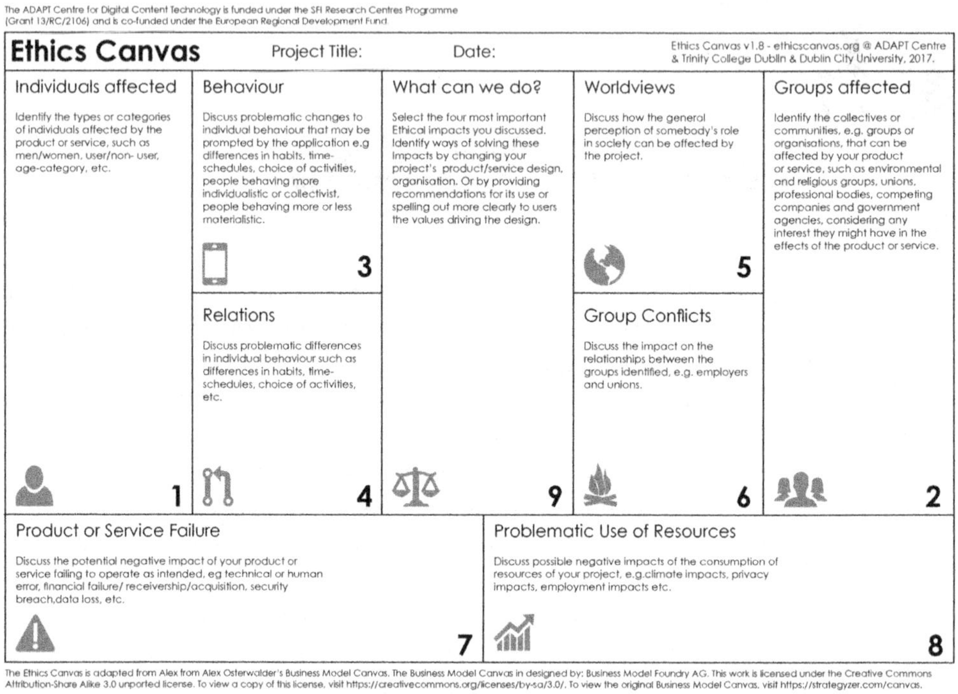

Figuur 4.20 Template voor het ethiek canvas[26]

4.7 CASE: SPOEDZORG[27]

Bijdrage van Gert Koelewijn

Betere databeschikbaarheid in het acute zorgnetwerk

Wat is er aan de hand?

In de acute zorg is juiste en tijdige informatie vaak van levensbelang. Zorgverleners moeten in veel gevallen direct over de actuele gegevens van de spoedsituatie en de medische geschiedenis van de patiënt beschikken. Het beschikbaar hebben van deze gegevens verhoogt de kwaliteit van de zorg en verlaagt de kosten.

In Nederland is de acute zorg goed georganiseerd. 24/7 bieden huisartsen, huisartsenposten, ambulancediensten en spoedeisende hulpen (SEH's) zorg bij spoedsituaties. In de praktijk hebben de zorgverleners echter niet alle relevante patiëntgegevens eenduidig zichtbaar in hun informatiesystemen. Dit gebrek in de informatievoorziening frustreert de onderlinge samenwerking bij spoedsituaties.

Jaarlijks zijn er 1,8 miljoen behandelingen op de spoedeisende hulp, ruim 4,4 miljoen contacten tussen patiënten en huisartsenposten en 1,3 miljoen ambulance-inzetten.[28]

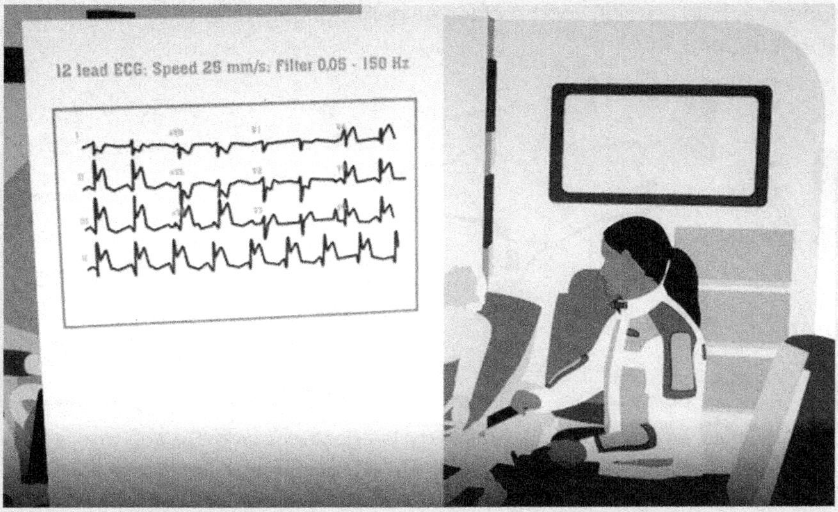

Figuur 4.21 Ambulanceverpleegkundige draagt digitaal gegevens over naar de SEH

Wat is het probleem?
Zodra een patiënt zich met een zorgvraag meldt starten de zorgverleners in het acute zorgnetwerk met de zorg. Ze beoordelen of de patiënt hulp nodig heeft en bepalen wat de juiste vervolgzorg is. In het geval van een levensbedreigende situatie wordt een ambulance gestuurd en wordt de patiënt naar het ziekenhuis vervoerd.

De spoedpatiënt krijgt in een korte tijd te maken met meerdere en verschillende zorgverleners, zoals de verpleegkundig centralist meldkamer, ambulanceverpleegkundige, SEH-verpleegkundige en SEH-arts. Vaak kennen deze zorgverleners de patiënt niet en zijn de medische gegevens onbekend. Ook weet de patiënt meestal niet de exacte medische gegevens over zichzelf. Het ontbreken van deze gegevens kan leiden tot fouten in de beoordeling en een vertraging van de verdere behandeling.

Hoe ziet de oplossing eruit?
De partijen in het acute zorgnetwerk hebben in de richtlijn Gegevensuitwisseling acute zorg[29] vastgelegd welke gegevens van belang zijn om digitaal uit te wisselen in spoedsituaties. In totaal gaat het om 23 berichten die de informatievoorziening tussen de huisartsenpost, huisarts, spoedeisende hulp, meldkamer en ambulance ondersteunen.

Op basis van de richtlijn heeft Nictiz in samenwerking met de partijen in het acute zorgnetwerk de informatiestandaard Acute Zorg ontwikkeld. Deze informatiestandaard zorgt ervoor dat alle acute zorgverleners via hun eigen computersysteem informatie met elkaar kunnen uitwisselen, op een voor iedereen begrijpelijke manier.

Een voorbeeld van een uitwisseling tussen zorgverleners is het digitaal overdragen van de patiëntgegevens vanuit de ambulance naar de SEH. De ambulanceverpleegkundige stuurt gedetailleerde informatie van de spoedpatiënt naar de SEH. Hiermee kan de spoedeisende hulp arts zich voorbereiden en gelijk handelen zodra de patiënt wordt binnengebracht.

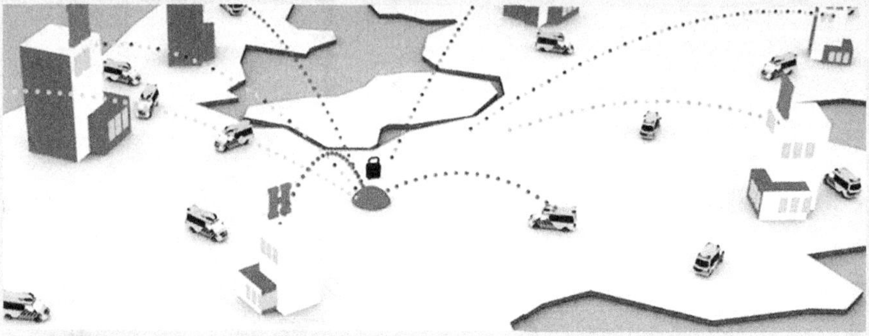

Figuur 4.22 Ambulanceverpleegkundige draagt digitaal gegevens over naar ieder ziekenhuis in Nederland

Hoe is er gewerkt?

Voor het realiseren van de digitale ambulanceoverdracht naar de SEH zijn vele partijen betrokken, waaronder zorgverleners en managers van ambulancediensten en ziekenhuizen. Hiervoor is het interoperabiliteitsmodel van Nictiz gevolgd. Dit vijf-lagenmodel ondersteunt bij het analyseren en oplossen van gegevensuitwisselingsproblemen. Het biedt structuur om per laag afspraken te maken.

Per laag zijn afspraken gemaakt over	
Organisatiebeleid	De manier waarop de samenwerking tussen de betrokken zorgorganisaties is georganiseerd.
Zorgproces	Welke gegevens de zorgverleners mogen delen op geschikte momenten in het zorgproces.
Informatie	De gestructureerde gegevens, de eenheid van taal en de uitwisseltechniek in de informatiestandaard.
Applicatie	De voorwaarden waaraan zorginformatiesystemen moeten voldoen om gegevens te kunnen delen.
Infrastructuur	De voorwaarden waaraan netwerken moeten voldoen om de gegevens te kunnen transporteren.

Figuur 4.23 Afspraken per laag van het Nictiz interoperabiliteitsmodel

Organisatiebeleid

De ambulance- en ziekenhuisorganisaties zijn benaderd en betrokken voor de implementatie van de ambulanceoverdracht naar de SEH. Op bestuurlijk niveau is commitment gegeven, waardoor mensen, financiën en middelen beschikbaar kwamen voor het project. Vervolgens is de implementatiestrategie bepaald en vastgelegd in het implementatieplan. Hiermee is structuur gegeven aan de landelijke implementatie van de ambulanceoverdracht naar de SEH.

Zorgproces

Voor de ambulanceoverdracht naar de SEH hebben de zorgpartijen het proces beschreven waarin aangegeven is welke gegevens op welk moment gedeeld moeten worden. Van belang is dat precies de juiste gegevens geleverd worden die nodig zijn voor de vervolgzorg. In een acute situatie is er geen tijd voor het doornemen van onnodige gegevens.

In het zorgproces zijn ook de regio-overstijgende ritten opgenomen, omdat ambulances steeds vaker naar ziekenhuizen rijden buiten de eigen regio. Daarnaast zijn de patient journeys ontwikkeld. Deze geven een gedetailleerd totaalbeeld over hoe een specifiek deel van het zorgproces wordt doorlopen vanuit het perspectief van de patiënt.

Informatie

Het bericht voor de digitale overdracht van de gegevens uit de ambulance is in de informatiestandaard Acute Zorg gerealiseerd. Deze standaard zorgt ervoor dat de ambulance- en ziekenhuissystemen de gegevens technisch, eenduidig en gestructureerd kunnen uitwisselen. Hiermee ziet de SEH-arts precies wat de ambulanceverpleegkundige heeft vastgelegd, zoals de persoonsgegevens van de patiënt, het toestandsbeeld, de observaties, de behandelingen, de werkdiagnoses en ECG's.

De ambulanceverpleegkundige kan door de standaard gegevens overdragen op de volgende momenten:

1. De vooraankondiging van de ambulance naar de SEH als de ambulance met de patiënt op weg gaat naar de SEH.
2. Een bericht om aanvullende gegevens te melden aan de SEH.
3. De eindoverdracht van de ambulance naar de SEH.

Applicatie

Om ervoor te zorgen dat zorgverleners gebruik kunnen maken van de gegevensuitwisseling is de informatiestandaard Acute Zorg ingebouwd in de zorginformatiesystemen van ambulancediensten en ziekenhuizen. Hiermee kunnen zorgverleners via de gebruikersschermen de informatie digitaal versturen en ontvangen.

Infrastructuur

Afspraken zijn gemaakt over de manier waarop de uitwisseling over de communicatienetwerken tussen de Regionale Ambulancevoorziening(en) (RAV's) en de ziekenhuizen loopt. Deze afspraken zijn landelijk, zodat een ambulance bij ieder ziekenhuis in Nederland de patiënt en de bijbehorende gegevens kan overdragen. Hiermee is de gegevensoverdracht vanuit de ambulances naar de SEH's 24/7 landelijk geregeld.

Wat zijn de bereikte resultaten/voordelen?
Het doel van de ambulanceoverdracht naar de SEH is de continuïteit van zorg voor de patiënt bij de overdracht tussen verschillende zorgverleners. De spoedeisende hulp krijgt de status van de acute patiënt en de verwachte aankomsttijd.

De directe digitale uitwisseling levert meerwaarde op voor de patiënt en zorgverleners, deze zijn:
1. De patiënt beleeft zijn bezoek positiever doordat er minder kans is op fouten in de overdracht.
2. De SEH kan zich beter voorbereiden op de komst van de patiënt. De SEH zorgt ervoor dat de juiste zorgverleners en apparatuur klaar staan op het moment dat de patiënt arriveert.
3. Onderzoek uit de ambulance hoeft niet onnodig dubbel uitgevoerd te worden op de SEH. Immers, de resultaten van de ambulance zijn direct beschikbaar op de SEH.
4. De samenwerking tussen de ambulance- en SEH-zorgverleners verbetert.

4.8 WAT KAN JE ZELF DOEN?

Om dit hoofdstuk af te sluiten, geven we puntsgewijs een aantal acties die je zelf kan ondernemen om kritisch te kijken naar de processen in je eigen werkomgeving en zo mogelijk voorstellen voor verbetering te doen.

1. Definieer, redenerend vanuit je eigen werk, je eigen primaire proces in termen van transacties (zie figuur 4.4). Identificeer binnen de beschrijving van het primaire proces activiteiten die je uitvoert die ter ondersteuning van de secondaire en tertiaire processen zijn.
2. Stel de activiteiten ter ondersteuning van secundaire en tertiaire processen ter discussie met als doel de toegevoegde waarde te vaststellen. Gebruik hierbij efficiëntie, effectiviteit en werkplezier als evaluatiecriteria. Probeer ook objectief vast te stellen hoeveel tijd deze activiteiten kosten en wat de mogelijke gevolgen zijn bij de uitvoering van het primaire proces.
3. Leg gebruikers het verschil uit tussen het beschrijven van processen in natuurlijke taal en in formele diagram-talen als BPMN en dat het gebruik van deze formele talen beter geschikt zijn om met ICT'ers in dialoog te gaan.
4. Maak een BPMN-model van een proces dat als tijdrovend of anderszins lastig wordt ervaren. Bediscussieer dit model vanuit twee perspectieven:
   a. Hoe kunnen we de stappen in het proces optimaliseren zodat het proces als efficiënter en effectiever wordt ervaren?
   b. Op welke wijze en in welke stappen in het proces zou informatietechnologie gebruikt kunnen worden om het verloop van het proces te verbeteren?
5. Gedrag en wereldvisie vormen een belangrijk uitgangspunt bij het denken over en verbeteren van processen. Is efficiëntie het belangrijkste uitgangspunt voor verbeteringen of is kwaliteit van zorg belangrijker? Wordt digitalisering gezien als een bedreiging of omarmen we het? Maak, in discussies met collega's en

belanghebbenden het gedrag en de wereldvisie expliciet zodat iedereen van elkaar weet waar ze staan op cruciale onderwerpen.

6. Trek, waar mogelijk, hierin op met de cliënt- of patiëntvertegenwoordiging binnen jouw organisatie.

4.9 OEFENINGEN EN OPDRACHTEN

4.1 Secundaire processen hebben tot doel om de primaire processen zo efficiënt en effectief mogelijk te laten verlopen. Redeneer vanuit het waardeketenmodel van Porter welke secundaire processen nodig zijn om het verpleegkundig proces Opname/ in zorg komen/ in zorg zijn zo goed mogelijk te laten verlopen.

4.2 Nictiz heeft een procesbeschrijving hulpmiddelenzorg ontwikkeld.[30] Figuur 4.24 geeft het overzicht op het hoogste niveau. Om te kijken of het proces efficiënt verloopt word je gevraagd hier een beschrijving van te maken in BPMN.

Je kan dit met pen en papier doen, maar er zijn veel geautomatiseerde tools die je hier goed bij kunnen helpen. Een goede gratis tool waar je mee aan de slag zou kunnen gaan is draw.io (https://www.drawio.com/)

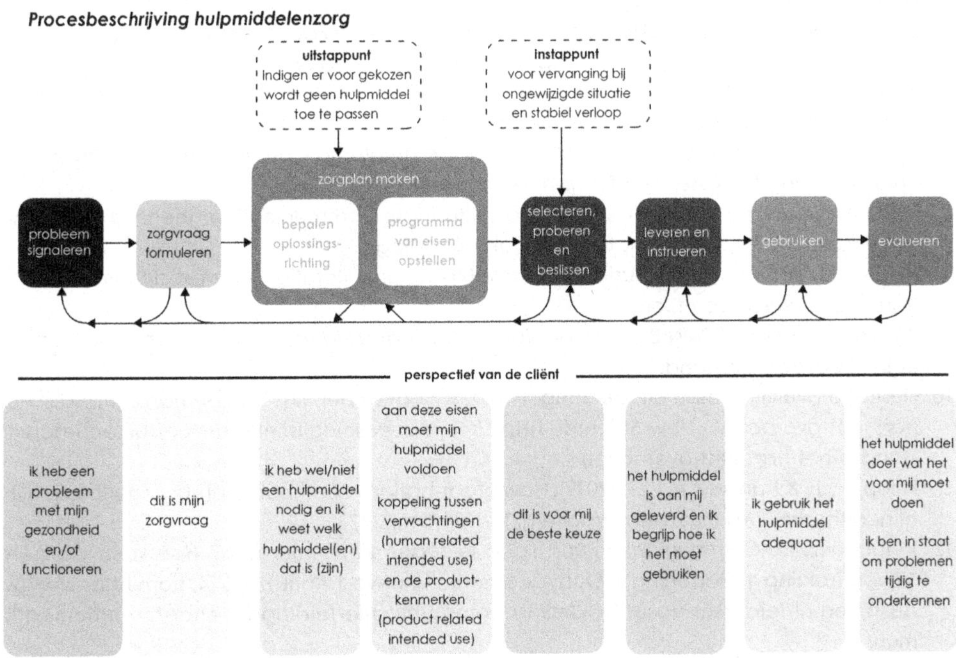

Figuur 4.24 Procesbeschrijving hulpmiddelenzorg van Nictiz

4.3 Verbeteringen in processen kunnen op drie niveaus worden gemaakt. Beschrijf en beargumenteer welke verbetering(en) je ziet in de case over het acute zorgnetwerk ten opzichte van oude situatie. Zie je naast de beschreven verbeteringen nog andere mogelijkheden om het proces te optimaliseren?

4.4 Gebruik het ethiek canvas om een analyse te maken van de impact van de procesbeschrijving hulpmiddelenzorg van Nictiz. Ga in op alle acht componenten van het canvas en maak duidelijke aanbevelingen over vervolgstappen.

4.5 De AVG is echt doorgedrongen tot alle lagen van zorgorganisaties en de doelgroep krijgt/heeft te maken met FG's (Functionarissen Gegevensbescherming). Is het maken van een DPIA (Data Protection Impact Assessment[31]) of een andere activiteit in het kader van voldoen aan de AVG een secundair of een tertiair proces? Licht je antwoord toe.

Noten

1 Porter, M. E. (1985). *Competitive advantage: Creating and sustaining superior performance*. Free Press.
2 Uiteraard gelden deze procesniveaus ook voor andere zorgprofessionals, we lichten hier als denk-voorbeeld die van een verpleegkundige eruit.
3 Mode, K. (2020a, November 3). *3 Steps to Great Patient Reviews (grow your practice)*. Continuum. https://www.carecloud.com/continuum/3-ways-to-get-great-patient-reviews-and-generate-new-business/
4 Overgenomen uit Elly van Haaren e.a. (red.), *Theoretisch kader voor de verpleegkundige beroepsuitoefening* (pagina 36). Uitgeverij BSL, Houten, 2020.
5 In 't Veld, J. (2002). *Analyse van organisatieproblemen: een toepassing van denken in systemen en processen*. Wolters-Noordhoff.
6 Dietz, J. L. G., & Mulder, H. B. F. (2020). *Enterprise ontology: A human-centric approach to understanding the essence of organisation*. Springer Nature.
7 Van Reijswoud, V.E (1996). The Structure of Business Communication: Theory, Model and Application, PhD Thesis. Delft University of Technology, Delft.
8 *BPMN specification*. (z.d.). Business Process Model and Notation. Retrieved March 1, 2024, from https://www.bpmn.org/
9 Allweyer, T. (2016). *BPMN 2.0: Introduction to the standard for business process modeling*. BoD – Books on Demand.
10 Illustratie overgenomen uit: de Jong, P. (2023, September 17). *'Bij een hartstilstand is het hart juist overactief.'* New Scientist. https://www.newscientist.nl/premium/bij-een-hartstilstand-is-het-hart-juist-overactief/
11 Fulop, N. J., & Ramsay, A. I. G. (2019). How organisations contribute to improving the quality of healthcare. *BMJ*, *365*. https://doi.org/10.1136/bmj.l1773
12 Webba. (z.d.). *Communicatiemuur: Loop je tegen een muur aan? Hoe komt dat?* De Steven Training | Coaching | Outplacement. Retrieved April 17, 2024, from https://www.desteven.nl/leiderschapsontwikkeling/communicatie-leidinggevende/communicatiemuur
13 Taylor, F. W. (2022). *The principles of scientific management*. DigiCat.
14 Senge, P. M. (2010). *The Fifth Discipline: The art and practice of the learning organization: Second edition*. Random House.
15 Bacioiu, S. (2011, September 19). File: Ripple Effect on water.jpg. Wikimedia Commons. https://commons.wikimedia.org/wiki/File:Ripple_effect_on_water.jpg

16 Hammer, M., & Champy, J. (1993). *Reengineering the Corporation: A Manifesto for Business Revolution*. HarperCollins Publishers.
17 Iswanto, A. H. (2019). *Lean implementation in hospital departments: How to move from good to great services*. CRC Press.
18 admin. (2020a, March 13). *Lean in de zorg: Hoe het de patiëntenzorg verbetert*. Lean.Nl. https://www.lean.nl/lean-in-de-zorg/
19 D'Andreamatteo, A., Ianni, L., Lega, F., & Sargiacomo, M. (2015). Lean in healthcare: A comprehensive review. *Health Policy, 119*(9), 1197–1209. https://doi.org/10.1016/j.healthpol.2015.02.002
20 Holden, R. J. (2011). Lean thinking in emergency departments: A critical review. *Annals of Emergency Medicine, 57*(3), 265–278. https://doi.org/10.1016/j.annemergmed.2010.08.001
21 Moraros, J., Lemstra, M., & Nwankwo, C. (2016). Lean interventions in healthcare: Do they actually work? A systematic literature review. *International Journal for Quality in Health Care, 28*(2), 150–165. https://doi.org/10.1093/intqhc/mzv123
22 Waring, J. J., & Bishop, S. (2010). Lean healthcare: Rhetoric, ritual and resistance. *Social Science & Medicine, 71*(7), 1332–1340. https://doi.org/10.1016/j.socscimed.2010.06.028
23 https://sl.bing.net/kWgzcAmi0qq
24 *The ethics canvas*. (z.d.). Retrieved March 6, 2024, from https://www.ethicscanvas.org/
25 *Moreel beraad voor verpleegkundigen – Een stappenplan*. (2022, september 15). Enurse.Nl. https://enurse.nl/praktijk/kwaliteit-en-ethiek/moreel-beraad/
26 https://ethicscanvas.org/download/online-ethics-canvas.pdf
27 Koelewijn, G. (2019). *Nictiz – Presentatie spoedzorg* – https://www.gegevensuitwisselingindezorg.nl/binaries/gegevensuitwisselingindezorg/documenten/publicaties/2019/02/06/presentaties-consultatiesessie-6-februari-2019/190206_01_Presentatie_+Ambulancezorg.pdf
28 *Acute zorg*. (z.d.). Volksgezondheid En Zorg. Retrieved April 6, 2024, from https://www.vzinfo.nl/acute-zorg
29 *Richtlijn gegevensuitwisseling acute zorg*. (2023, February 22). Nictiz. https://nictiz.nl/publicaties/richtlijn-gegevensuitwisseling-acute-zorg/
30 De gedetailleerde procesbeschrijving van Nictiz kan hier worden gedownload – https://nictiz.nl/app/uploads/2021/09/procesbeschrijving-hulpmiddelenzorg.pdf
31 *Data protection impact assessment (DPIA)*. (z.d.). Autoriteit Persoonsgegevens. Retrieved May 3, 2024, from https://www.autoriteitpersoonsgegevens.nl/themas/basis-avg/praktisch-avg/data-protection-impact-assessment-dpia

5 Specificeren van systemen

5.1 INTRODUCTIE

Als de analyse van de statische en dynamische aspecten van de organisatie zijn uitgevoerd en is besloten dat een nieuw systeem of applicatie tot verbetering van de zorg zal gaan leiden, dan wordt de volgende stap in de system development life cycle (SDLC) gezet, figuur 5.1. We ronden de analysefase af en we gaan de eerste stappen maken in de ontwerpfase. We gaan het aanvankelijke idee voor het systeem of de applicatie omzetten in concrete specificaties waar de softwareontwikkelaar mee aan de slag kan.

Bij het opstellen van de specificaties is het van groot belang dat dit zo precies mogelijk gebeurt. Hoe preciezer de specificaties zijn opgesteld, hoe beter we kunnen verwachten dat het eindproduct doet wat we willen en verwachten. Tegelijkertijd moet er wel rekening worden gehouden met regelgeving en informatiestandaarden in de zorg. Deze zijn vaak complex en stellen veel eisen aan de kennis en kunde van de ontwerpers en softwareontwikkelaars.

5.2 NIEUWE SYSTEMEN EN SYSTEEMVERBETERINGEN

De zorgsector is continu in beweging. Nieuwe regels en nieuwe procedures vragen dat nieuwe data moeten worden vastgelegd en nieuwe werkprocessen moeten worden ondersteund en ingericht. Dit geeft grote druk op de systemen en applicaties in de zorg. Concreet betekent dit dat de systemen zich moeten aanpassen om deze continue en flexibele veranderingen te kunnen blijven ondersteunen. Dit is een grote uitdaging. Kleine veranderingen kunnen worden opgevangen door veranderingen in bestaande systemen aan te brengen, maar naar verloop van tijd zal er worden overwogen om over te gaan naar nieuwe systemen.

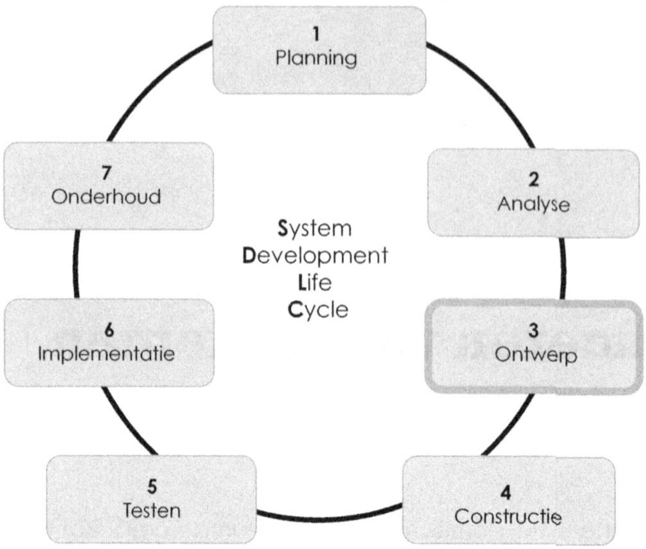

Figuur 5.1 Ontwerpen in de SDLC

5.2.1 Overstappen naar een nieuw systeem

Er zijn verschillende redenen om de overstap van een oud systeem, in ICT-terminologie 'legacy software' of 'legacy systeem' genoemd, naar een nieuw systeem te overwegen. We kijken naar een aantal van de meest voorkomende redenen:

- *Slechte gebruikerservaring*: Verouderde systemen leiden vaak tot een slechte gebruikerservaring. Trage prestaties, crashes en omslachtige interfaces, afb. 5.2, belemmeren de productiviteit. In de zorgsector zien we vaak dat systemen erg lang in ontwikkeling zijn omdat de gezondheidszorg complex is. Hierdoor zien we ook vaak systemen die qua gebruikerservaring niet meer aan de eisen van de huidige tijd voldoen, waar informatie over patiënten snel en overzichtelijk moet worden gepresenteerd en de invoer van nieuwe gegevens makkelijk en intuïtief moet verlopen.
- *Technologische veroudering*: Legacy software is vaak gebouwd met oude softwaretechnologieën die op dit moment niet meer zoveel worden gebruikt. Hoe ouder de technologie, hoe minder ondersteuning en expertise er beschikbaar is om veranderingen aan te brengen. Voordelen van moderne software, zoals een betere gebruikersinterface, geoptimaliseerde performance en beveiliging, vragen bij verouderde systemen veel en erg gespecialiseerde aandacht die vaak schaars is.
- *Onderhoudskosten*: Organisaties spenderen een groot deel van hun ICT-budget aan het onderhouden en ondersteunen van legacy-applicaties. Herhaalde reparaties stapelen zich op en worden steeds lastiger om uit te voeren.
- *Schaalbaarheid en groei*: Als organisaties groeien, kunnen legacy systemen moeite hebben om bij te blijven. Ze missen de schaalbaarheid die nodig is voor groeiende gebruikersbestanden en veranderende behoeften en wetgeving. Vervanging door moderne oplossingen zorgt voor een betere afstemming op de groei van de organisatie.

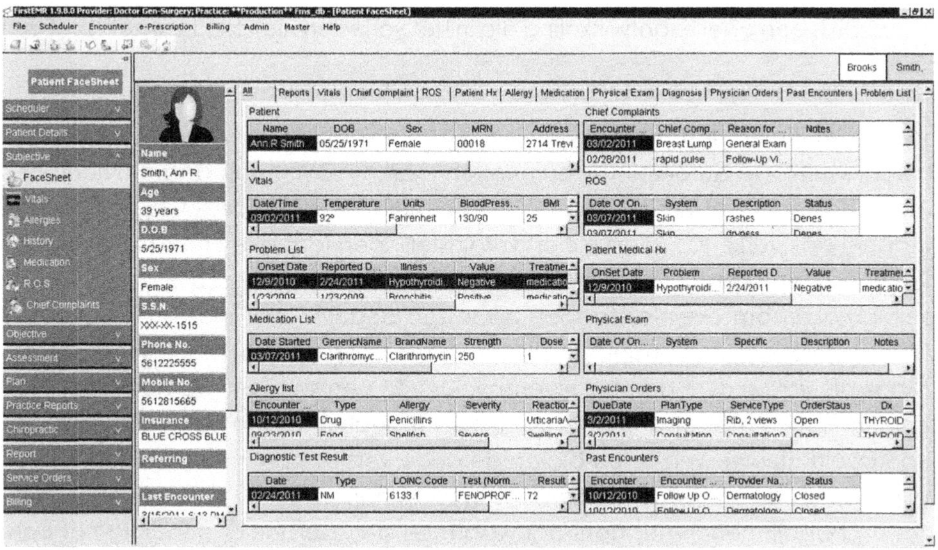

Figuur 5.2 Voorbeeld van een verouderde gebruikersinterface

- *Beveiligingsrisico's*: Legacy systemen hebben vaak te lijden onder zwakke plekken in de beveiliging als gevolg van verouderde code en een gebrek aan updates. Moderne systemen bevatten robuuste beveiligingspraktijken en blijven opkomende bedreigingen voor.
- *Inflexibiliteit*: Op maat gemaakte legacy systemen zijn afgestemd op specifieke organisatiemodellen. Ze vervangen door kant-en-klare tools lijkt onmogelijk. Deze inflexibiliteit kan echter wendbaarheid en innovatie in de weg staan.
- *Verkoper-lock-in*: Sommige organisaties raken vastgeklonken aan een leverancier die niet voldoende meebeweegt met de veranderingen in de markt en de organisatie, aanpassingen niet of tegen hoge kosten willen realiseren of erg hoge licentiekosten vraagt. In Nederland zien we dit vooral bij EPD's waar maar een paar grote spelers de markt domineren.

Organisaties die met deze beperkingen van hun systemen te maken hebben kunnen een overstap naar een nieuw, moderner systeem overwegen.

5.2.2 Communicatie met softwareleveranciers

De overstap naar een nieuw systeem leidt er in de meeste gevallen toe dat er contact gezocht wordt met leveranciers van software en applicaties. Met name bij de grote en bedrijfskritische systemen is dit een complex proces. De onderhandelingen worden dan ook voornamelijk belegd bij de ICT en financiële / juridische afdelingen van de instelling. Ook de directie of het bestuur zijn betrokken bij de besluitvorming. Het gaat namelijk over veel geld. Steeds vaker zien we dat domeinexperts, zoals verpleegkundigen, fysiotherapeuten of artsen, een rol bij de selectie krijgen toebedeeld. Zij zijn per slot van rekening de groep die het best weet wat een systeem moet doen en ook de groep die het meest met het nieuwe systeem zal moeten werken. Dit is een goede ontwikkeling die in het verleden niet altijd vanzelfsprekend was.

Onderhandelingen met softwareleveranciers zijn vaak lastig en leiden niet zelden tot problemen.[1] De Autoriteit Consument en Markt (ACM) heeft daarom richtlijnen opgesteld voor het afsluiten van contracten met ICT-leveranciers.[2] Ze hebben het standpunt dat sterke ICT-leveranciers zorginstellingen redelijke contracten moeten aanbieden. Zij mogen concurrenten niet tegenhouden of het voor zorginstellingen moeilijk maken om over te stappen naar een andere leverancier. De volgende richtlijnen helpen bij het onderhandelen met ICT-leveranciers:

1. Maak afspraken over de hele levenscyclus van een systeem: de aankoop, (her) implementatie, het onderhoud en geschilbeslechting. Hoe vaak komen er bijvoorbeeld nieuwe versies en blijven de oude versies dan werken? En is het verplicht om andere producten en diensten af te nemen?
2. Let op bepalingen in het contract waarmee de leverancier eenzijdig het contract kan aanpassen, bijvoorbeeld zonder overleg producten wijzigen of tarieven verhogen. En op bepalingen waarmee de leverancier zijn aansprakelijkheid beperkt als er iets misgaat.
3. Zorg dat er sprake is van een verplichting om resultaat te leveren. Zinsneden als 'zo goed mogelijk', 'naar beste weten' en 'staat er niet voor in' duiden op een verplichting om zich alleen in te spannen.
4. Laat de leverancier ervoor verantwoordelijk zijn dat zijn producten en diensten voldoen aan wet- en regelgeving.
5. Sluit een contract af voor een beperkt aantal jaren met de mogelijkheid om eerder op te zeggen. Zorg dat daar geen hoge boete of onredelijk lange termijn voor opzeggen voor geldt.
6. Spreek af wat er na het einde van het contract gebeurt met de toegang tot de gegevens, de koppelingen en de mogelijkheid om gegevens mee te nemen naar een systeem van een andere leverancier. Zorg dat de zorginstelling goed inzicht heeft in de technische documentatie of specificaties voor koppelingen met andere systemen. Vooral als de zorginstelling betaalt voor programma's of modules die speciaal voor de instelling zijn gemaakt.
7. Laat software die nodig is technisch testen. Let in elk geval op hoe makkelijk gegevens beschikbaar zijn en hoe goed zij zijn uit te wisselen met andere systemen.

■ 5.3 OPSTELLEN VAN SYSTEEMSPECIFICATIES[3]

Systeemspecificaties vormen de belangrijkste schakel tussen de wereld van de gebruikers en de wereld van de systeemontwikkelaar. Het opstellen van specificaties is een lastige activiteit. In de eerste plaats om de specificaties te vinden die breed worden gedragen door alle belanghebbenden. De 'echte wereld' is namelijk gecompliceerd, ongestructureerd en wordt vaak door verschillende personen op een verschillende wijze waargenomen en geïnterpreteerd. Dit staat bijna lijnrecht tegenover de wereld van de software. In deze wereld moet alles tot een stabiele en objectieve versie van de wereld worden teruggebracht om ondergebracht te kunnen worden in software. In de tweede plaats is het opstellen van specificaties een lastige activiteit omdat ze zodanig nader beschreven en geduid moeten worden dat ze door zowel de gebruikers als de leverancier en ontwikkelaar van de software eenduidig begrepen worden. Zoals we ook eerder hebben gezien is onze natuurlijke taal hiervoor niet goed geschikt en moeten we manieren gebruiken die preciezer zijn. We gebruiken hiervoor use case diagrammen, eenduidige manieren om specificaties uit te schrijven en schermontwerpen te maken. In de komende paragrafen gaan we hier verder op in.

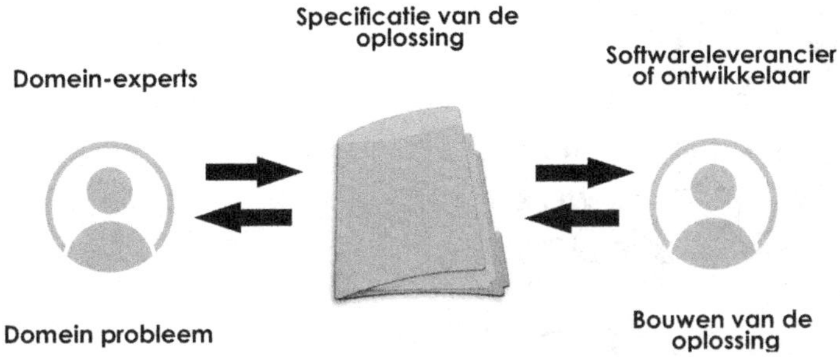

Figuur 5.3 Systeem specificatiedocument als brug tussen probleem en oplossing

Hoewel het opstellen van systeemspecificaties lastig is, zijn er wel een aantal zaken om rekening mee te houden om het succes te vergroten:

- Betrek gebruikers – Zoals we in hoofdstuk 2 al hebben gezien, zijn gebruikers een van de belangrijkste stakeholders van een systeem of applicatie. Bij de analyse en het opstellen van de systeemspecificaties moeten zij dan ook gehoord worden. Wat verwachten zij van het systeem? Maar wellicht net zo belangrijk, wat zijn redenen om een systeem of innovatie niet te gebruiken?
- Betrek het management: Een nieuw systeem moet passen in de visie en de strategie van een organisatie. Het management is verantwoordelijk voor het uitdragen en bewaken van de visie en strategie. Daarnaast moet het management ook geld en middelen ter beschikking stellen. Continue betrokkenheid is een vereiste. Maar al te vaak zien we dat het management betrokken is bij de start van een project om zich vervolgens te wijden aan de waan van de dag om vervolgens de kosten uit de hand te zien lopen of het uiteindelijke resultaat onder de maat te vinden.
- Competente mensen: Het is van belang om duidelijk te hebben welke kennis en vaardigheden belangrijk zijn bij de ontwikkeling van een systeem. Domeinkennis, technische vaardigheden en ervaring met het opzetten en uitvoeren van projecten vormen hierin de kerncompetenties. Niet zelden komt het voor dat de meest competente mensen ook degenen zijn die het drukst zijn en het minst kunnen worden gemist.

- *Zorg dat verwachtingen realistisch blijven*: Een gevaar bij het opstellen van systeemspecificaties is de zogenaamde 'scope creep'. Het opstellen van de systeemspecificaties is een leerproces voor alle partijen. De gebruikers krijgen gedurende het proces een beter begrip van wat mogelijk is, terwijl de ICT'ers steeds beter gaan begrijpen wat de gebruikers willen. Dit kan tot gevolg hebben dat er steeds meer functionaliteiten aan het originele idee worden toegevoegd waarmee het aanvankelijke doel langzaam opschuift, de scope creep. Dit leidt natuurlijk ook tot hogere kosten en meer ontwikkeltijd dan aanvankelijk was voorzien. Dus zorg dat de verwachtingen in lijn blijven met het oorspronkelijke doel en bijkomende toeters en bellen kritisch worden bekeken.

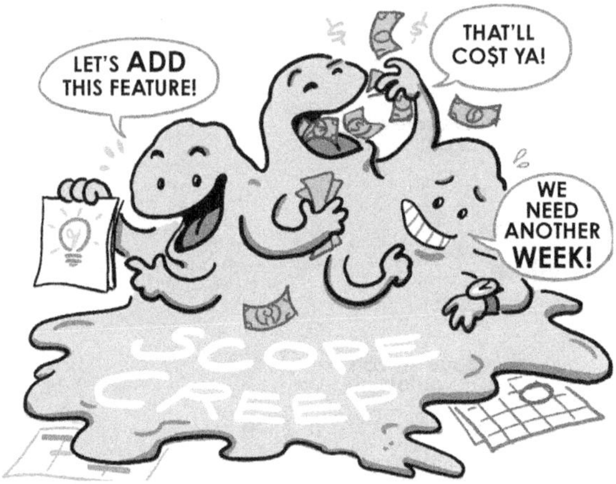
LET'S ADD THIS FEATURE!
THAT'LL CO$T YA!
WE NEED ANOTHER WEEK!
SCOPE CREEP

Figuur 5.4 Kijk uit voor de scope creep![4]

- *Pas op met onbewezen technologie*: Betrouwbaarheid van systemen in de zorg is van essentieel belang omdat het leven van een patiënt ervan kan afhangen. Ook veiligheid is cruciaal omdat wordt gewerkt met privacygevoelige gegevens.

5.3.1 Use cases[5]

Een veelgebruikt hulpmiddel bij het opstellen van de specificaties van een applicatie of een systeem is een use case diagram. Een use case in software engineering en systems engineering is een beschrijving van het gedrag van een systeem in reactie op een verzoek van buiten het systeem. Een simpel voorbeeld hiervan is het geven van een opdracht (door het klikken op de button: OPEN) om een applicatie te openen waarbij de app daadwerkelijk opent.

Use case diagrammen zijn onderdeel van UML (Unified Modeling Language), een complex raamwerk met verschillende modellen voor het specificeren en ontwerpen van softwaresystemen. UML is de belangrijkste modelleertaal die softwareontwikkelaars in hun opleiding krijgen aangeleerd. UML is ontwikkeld door Grady Booch, Ivar Jacobson en James Rumbaugh aan het einde van de vorige eeuw om de toenemende complexiteit van softwaresystemen en de opkomst van objectgeoriënteerd programmeren te ondersteunen. UML is een open standaard wat wil zeggen dat het voor iedereen open is om te gebruiken en open is om verder uit te werken. De laatste versie van UML wordt beheerd door de Object Management Group (OMG)[6] waar ook veel andere standaarden voor de software-industrie zijn ondergebracht.

Het use case diagram is een van de belangrijkste hulpmiddelen om gebruikers en softwareontwikkelaars direct met elkaar te laten praten over hoe de software zich moet gaan gedragen. Het wordt veel gebruikt omdat het simpel, maar tegelijkertijd ook krachtig is.

In een use case diagram worden actoren en use cases met elkaar verbonden door middel van relaties die ze met elkaar hebben. Een actor wordt gedefinieerd als mensen of dingen die op een of andere manier met het systeem interacteren. Actoren worden in het model aangeduid met een rol en een korte beschrijving. Dit kunnen gebruikers (mensen en organisaties), maar ook andere systemen (software of databases) of zelfs apparatuur (hardware) zijn. Ze worden allemaal aangegeven met een poppetje. De use case beschrijft een specifieke functionaliteit van het systeem en wordt aangegeven met een ovaal. De namen van de use cases worden, net als in de activiteiten in BPMN (zie paragraaf 4.5), aangeven met een werkwoord en een zelfstandig naamwoord om de actie te beschrijven. De twee concepten worden vervolgens met elkaar verbonden door middel van een pijl die de richting van de interactie aangeeft. Het laatste concept dat in het diagram wordt afgebeeld is de systeemgrens, dat wil zeggen dat wat binnen en buiten het computersysteem valt. Het systeem kan natuurlijk alles zijn, een website, een app voor een mobiele telefoon of tablet, maar ook een complexe computerapplicatie. In figuur 5.5 zie je de basisconcepten in een use case diagram van een verpleegkundige die interacteert met een patiëntregistratiesysteem om gegevens in te voeren.

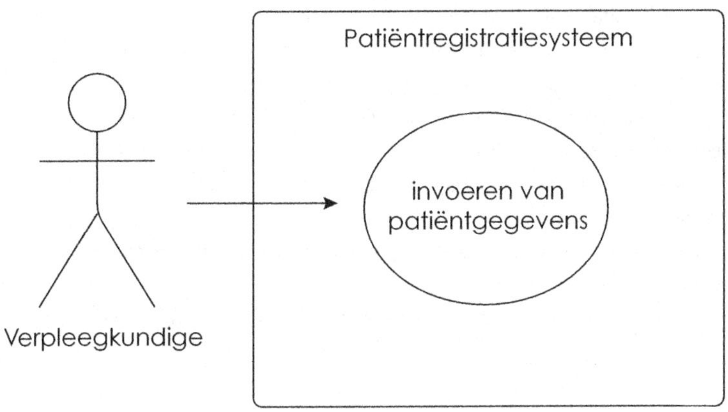

Figuur 5.5 De basisconcepten in een use case diagram

Bij de actoren in een use case diagram wordt onderscheid gemaakt tussen primaire en secundaire actoren. Primaire actoren zijn de actoren die een actie met het systeem initiëren terwijl secundaire actoren reageren op een actie van de primaire actor(en). Denk hier bijvoorbeeld aan de situatie waarbij een patiënt wordt geregistreerd en via de verzekeraar wordt gecheckt of de patiënt daadwerkelijk is verzekerd. De persoon die de patiënt registreert is dan de primaire actor en de verzekeraar de secundaire actor. De primaire actoren worden aan de linkerkant van het systeem gezet en secundaire actoren aan de rechterkant.

Als er meerdere use cases zijn die logisch op elkaar volgen, dan is het gebruikelijk om in het diagram de use cases van boven naar beneden te noteren om zo de volgorde uit te drukken.

Er worden vier soorten relaties in een use case diagram onderscheiden. Met de **associatie**-relatie tussen een actor en een use case wordt de actie, aangegeven in de use case, in gang gezet. Deze relatie hebben we in het bovenstaande voorbeeld al gebruikt. Een **include**-relatie speelt zich af tussen twee use cases waarbij de ene use case automatisch en altijd een andere use case initieert. De **extend**-relatie ligt ook tussen twee use cases, maar hier wordt de tweede use case alleen maar onder specifieke condities geïnitieerd. Tot slot kan de **generalisatie**-relatie het best omschreven worden als overerving tussen actoren of use cases. In figuur 5.6) is een voorbeeld afgebeeld waarin de verschillende relaties zijn weergegeven.

Om de concepten in dit hoofdstuk te illustreren maken we gebruik van het EiwitMaatje[7]. Het EiwitMaatje is een mobiele applicatie om eiwit- en waterinname te bevorderen bij patiënten met complexe wonden in de thuiszorg.

EitwitMaatje

In Nederland zijn er jaarlijks naar schatting 500.000 patiënten met een complexe wond. De kosten van wondbehandeling zijn hoog. Eiwitrijke voeding en voldoende waterinname hebben een sterk positief effect op de wondgenezing. De applicatie EiwitMaatje heeft tot doel patiënten te ondersteunen met hun voeding om daarmee het wondgenezingsproces te bevorderen.

EiwitMaatje is een mobiele applicatie waarmee individuele patiënten hun eiwitinname kunnen vastleggen en bevorderen. Door middel van beter begrip van het voedingsmiddel eiwit en het aanbieden van smakelijke eiwitrijke recepten wordt de patiënt uitgedaagd zijn voeding te verbeteren.

Water speelt ook een belangrijke rol in de genezing. EiwitMaatje heeft daarom ook de functionaliteit om waterinname vast te leggen.

De optimale inname van eiwit en water wordt berekend op basis van gewicht en lengte van de patiënt.

De eerste stap in het beschrijven van de systeemspecificaties doen we door middel van het opstellen van een use case diagram. In figuur 5.7 zien we een use case beschrijving van EiwitMaatje. Aan de rechterkant hebben we een aantal verklarende commentaren toegevoegd.

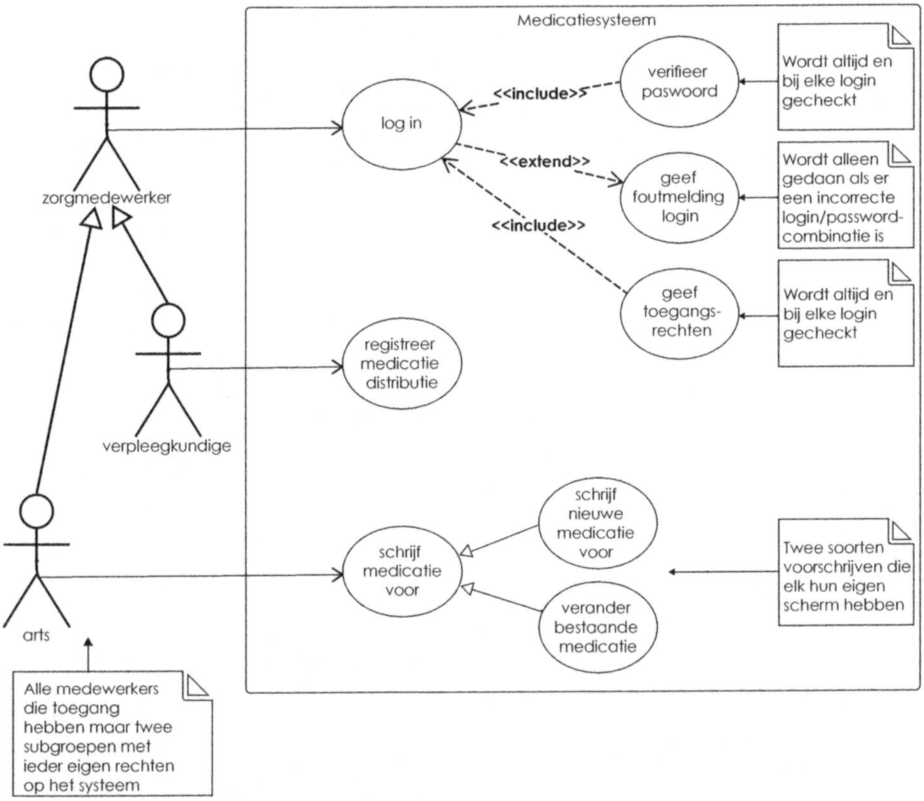

Figuur 5.6 Voorbeeld met uitleg van een use case diagram voor een medicatiesysteem

5.3.2 Specificaties opstellen[8]

Hoewel een use case diagram een goede eerste indicatie geeft van wat een nieuw systeem of een systeemuitbreiding moet gaan doen, zijn meer gedetailleerde specificaties nodig om het bouwproces van de softwareontwikkelaar in goede banen te leiden. Deze specificaties worden over het algemeen aangeduid met de term requirements.

In grote lijnen worden drie soorten requirements onderscheiden:

1. Functionele requirements: Deze requirements beschrijven het gedrag (functionaliteit) dat het systeem laat zien naar de gebruikers van het systeem. Deze gebruikers kunnen mensen zijn, maar het kunnen ook andere systemen zijn waarmee gecommuniceerd wordt.
2. Kwaliteitsrequirements: Deze requirements zijn meer technisch van aard en specificeren de kwaliteitskenmerken waar een systeem aan moet voldoen. Denk hier bijvoorbeeld aan de snelheid waarmee het systeem moet reageren als een eindgebruiker iets aan het systeem vraagt (performance), of de minimale tijd dat het systeem beschikbaar moet zijn, bijvoorbeeld 99,999% (availability) of hoe makkelijk het is om een systeem uit te breiden is met nieuwe functionaliteit (flexibility).

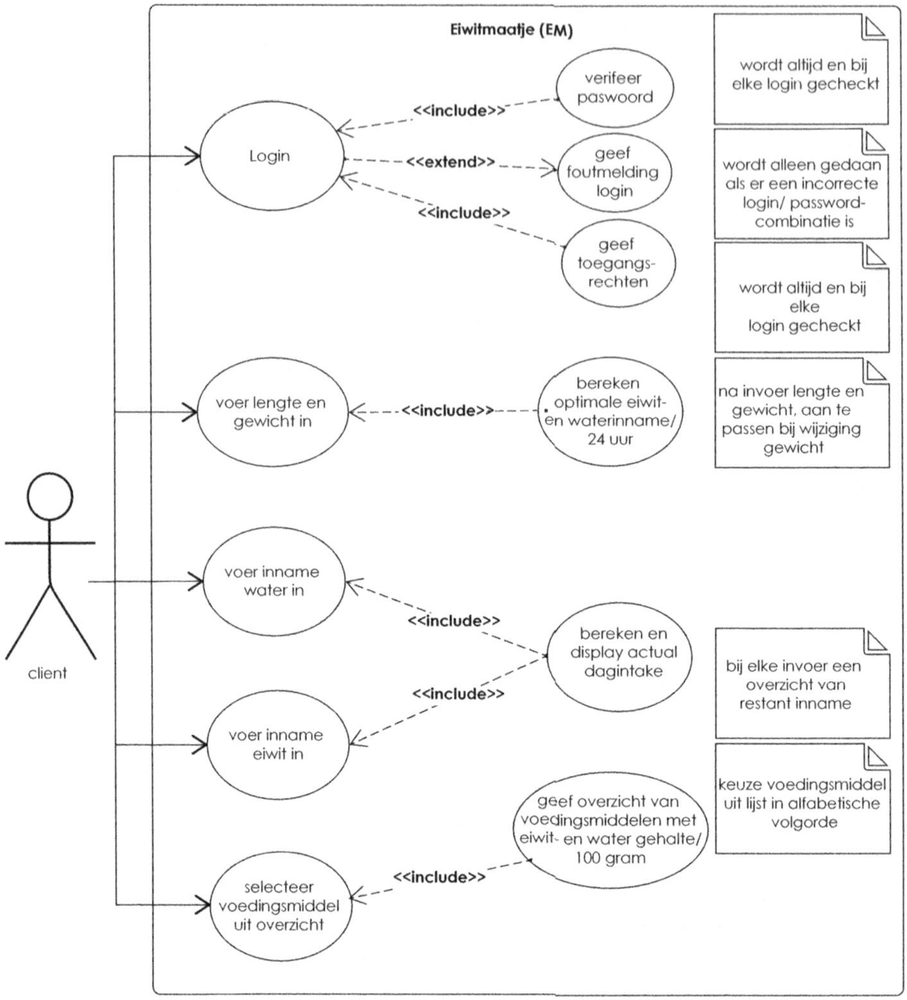

Figuur 5.7 Use case diagram van EiwitMaatje

Kwaliteitsrequirements kunnen ook betrekking hebben op de eisen die aan de interface worden gesteld of bepaalde wetgeving waaraan moet worden voldaan.

3. Constraints (beperkingen): Dit zijn organisatorische of technische vereisten die een beperking vormen voor het systeem of applicatie die wordt gemaakt. Dit klinkt lastiger dan het is, maar denk hierbij aan de beperking dat er geen sterke ICT-afdeling in de organisatie is en het onderhoud van het systeem bij een externe partij moet liggen. Of dat de ontwikkeling van de applicatie in verband met verandering in regelgeving niet langer mag duren dan zes maanden.

Het opstellen van requirements moet precies en eenduidig worden gedaan om zeker te zijn dat ze goed worden begrepen en door de softwarebouwer niet anders kunnen worden begrepen dan dat ze zijn bedoeld. Een precieze formulering is ook van belang voor de testfase. Als het systeem of de applicatie wordt opgeleverd, dan dient het gedrag van het systeem overeen te komen met de specificaties die we hebben geformuleerd. Klaus Pohl en Chris Rupp (2015) geven duidelijke richtlijnen over hoe de requirements van een systeem zo precies mogelijk beschreven kunnen worden.

Een specificatie van een requirement bestaat uit een aantal onderdelen:

- Conditie: wanneer iets gebeurt. Bijvoorbeeld, als de gebruiker op de knop 'overzicht patiënten' drukt en een dag selecteert in een datumveld. Dit heeft vooral betrekking op het gedrag van het systeem. De conditie is optioneel bij het beschrijven van kwaliteitsrequirements of condities.
- Systeem of scherm: waar de actie plaatsvindt. Bijvoorbeeld op het centrale dashboard van het patiëntenregistratiesysteem
- Verplicht / wenselijk: bepaalt of de requirement een harde eis is of een wenselijkheid. Om een harde eis aan te geven worden de woorden 'moet' of 'zal' gebruikt en voor een wenselijkheid de woorden 'mag' of 'kan'. In de IT-wereld wordt in dit verband respectievelijk gesproken over 'must have' requirements en 'nice to have' requirements.
- Gedrag: welk gedrag het systeem vervolgens vertoont. Bijvoorbeeld dat het systeem een overzicht laat zien van alle patiënten die op een bepaalde dag op een verpleegafdeling liggen met hun kamernummers en behandelend arts.

Het is van belang dat er in elke zin slechts één gedrag van het systeem wordt beschreven. Dit wordt een atomaire zin genoemd. Het gebruik van een atomaire zin voorkomt dat verwarring ontstaat bij het bouwen en testen.

In figuur 5.8 zijn deze elementen samengebracht in een template om requirements te specificeren.

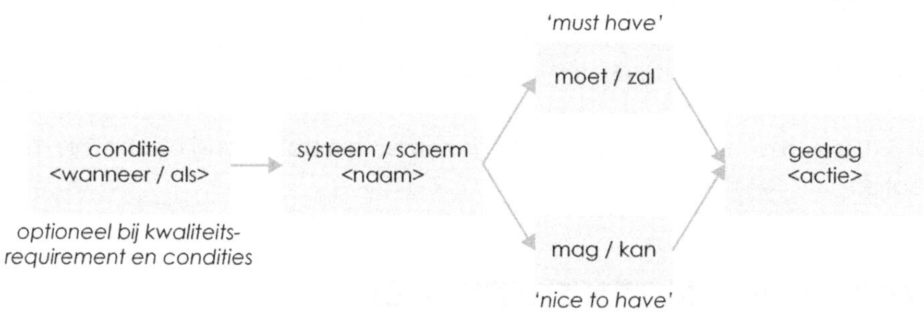

Figuur 5.8 Template voor het opstellen van een requirement

Samen beschrijven de specificaties van de requirements het gedrag van het systeem dat we eerder al in hoofdlijnen in kaart hadden gebracht in het use case diagram. De twee manieren van specificeren zijn natuurlijk in lijn met elkaar. De specificaties van de requirements moeten natuurlijk herleid kunnen worden tot de use cases in het use case diagram. Deze relatie wordt gelegd in het requirementformulier.

In het requirementformulier worden de eisen samengebracht. Naast de beschrijving van het gedrag in een atomische zin en de referentie naar de use case waar de requirement betrekking op heeft worden relevante informatie over de aard van de requirement, de belangrijkheid en verdere achtergronddetails toegevoegd. Het template voor een requirementformulier is afgebeeld in figuur 5.9.

REQUIREMENT FORMULIER

Requirement #
<zorg dat elke requirement een uniek nummer heeft>

Type requirement
<functie / kwaliteit / constraint>

Referentie naar use case
<noem use case waar de requirement aan gelieerd is>

Beschrijving
<geef beschrijving requirement in 1 atomaire zin>

Achtergrond
<beschrijf achtergrond reden van de requirement>

Belangrijkheid
<hoog / middel / laag>

Ondersteunende documenten
<documenten (bijv regelgeving) die onderbouwing van de requirement geven>

Figuur 5.9 Requirementformulier voor het specificeren van requirements

In figuur 5.10 is een aantal requirements opgenomen die betrekking hebben op het EiwitMaatje.

5.4 ONTWERPEN VAN SCHERMEN

Naast het opstellen van requirements voor een nieuw systeem of applicatie door middel van use case diagrammen en requirementspecificaties, kunnen er ook voorbeelden van de schermen worden gemaakt waarmee de gebruikers met het systeem verwacht worden te communiceren. Deze activiteit wordt aangeduid

Req#	Type	Use case	Beschrijving	Achtergrond	Belangrijkheid	Ondersteunende docs
2	F	Login	Cliënt moet inloggen met eigen account met gebruikersnaam en wachtwoord.	De applicatie moet persoonlijk advies geven	Hoog	N/A
6	K	Alle	De applicatie moet makkelijk in gebruik zijn voor oudere mensen door middel van het gebruik van eenvoudige symbolen en een groot lettertype.	De meeste ouderen hebben minder ontwikkelde IT skills en de applicatie mag geen hindernis vormen voor gebruik	Hoog	https://www.slideshare.net/BenMeulemans/regels-gebruiksvriendelijkheid-ouderen
12	F	Voer inname water in	De registratie van de intake loopt per 24 uur. Het meetinstrument (diagram) is leeg bij de start van een nieuwe dag.	Dagelijkse inname wordt gekoppeld aan dag en kan op een agenda ook teruggekeken worden	Middel	N/A
15	F	Voer inname water / eiwit in	Als de cliënt voor 11 uur geen vocht- of eiwitinname heeft geregistreerd, krijgt hij een pushbericht.	Soms is wat lichte ondersteuning nodig om de registratie te motiveren.	Middel	N/A
23	F	Login	Als de cliënt inlogt, moet er een basisscherm / beginscherm met een overzicht verschijnen met de symbolen: Agenda Waterdruppel Dagboek	Beginscherm moet duidelijk en overzichtelijk zijn	Middel	https://www.slideshare.net/BenMeulemans/regels-gebruiksvriendelijkheid-ouderen
32	C	N/A	De maximale ontwikkeltijd, inclusief gebruikerstesten, mag niet langer zijn dan 60 dagen	Beperkt budget en hoge prioriteit voor de organisatie.	Hoog	N/A

Figuur 5.10 Een voorbeeld van een aantal requirements van het EiwitMaatje

met user interface (UI) of user experience (UX) design en is een specialisatie in het ICT-domein waar grafisch ontwerp en programmeren elkaar ontmoeten.

Het ontwerpen van schermen is een manier om gebruikers en softwareontwikkelaars doelgerichter met elkaar te laten communiceren. Hoewel de functionaliteit veelal nog niet is gebouwd, geven de schermen van de gebruikersinterface een tastbaar beeld van hoe de applicatie eruit gaat zien. Tegelijkertijd geeft het een duidelijke richtlijn aan de bouwer.

Binnen de agile manier van werken (we gaan hier in detail op in in paragraaf 6.4.2) speelt gebruikersinterface design een belangrijke rol. In veel gevallen wordt eerst de gebruikersinterface vormgegeven om overeenstemming te krijgen met de gebruikers. Op basis van de gebruikersinterface wordt de functionaliteit bepaald. De softwareontwikkelaar zal een scherm presenteren aan de gebruiker en vragen gaan stellen over wat de elementen in de interface moeten gaan doen. Dus bijvoorbeeld, de ontwikkelaar zal vragen, als er op een bepaalde knop in de interface wordt geklikt, wat moet er dan vervolgens gebeuren?

Gebruikersinterfaces komen in veel soorten en maten. Veel is afhankelijk van het apparaat waar de applicatie voor wordt gebouwd. Voor applicaties die op een computerscherm werken gelden weer andere regels dan voor een tablet of mobiele telefoon. Toch zijn er wel algemene regels die in de gaten moeten worden gehouden:[9]

1. Streef naar consistentie: Zorg dat interfaces herkenbaar zijn in hun lay-out. Zorg dus bijvoorbeeld dat de knop om de invoer op te slaan altijd op dezelfde plek in het scherm staat en de gebruiker er niet elke keer naar hoeft te zoeken. Maar zorg ook dat kleuren, letterfonts, etc. consistent worden gebruikt.
2. Streef universele bruikbaarheid na: Ontwerp zodanig dat zowel beginners als experts gebruik kunnen maken van de interface. Dat wil dus zeggen dat er duidelijke terminologie voor beginners beschikbaar is, maar ook dat experts die het systeem kennen snel en zonder hindernissen door het systeem kunnen navigeren.
3. Geef informatieve feedback: Elke actie van de gebruiker moet worden bevestigd. Bij een simpele actie is een simpele bevestiging voldoende, maar een impactvolle actie, zoals bijvoorbeeld het wissen van een bestand, vraagt om duidelijke feedback.
4. Ontwerp dialogen om ze af te ronden: Wanneer meerdere schermen samenhangen om een complexe actie uit te voeren, bijvoorbeeld de registratie van een cliënt, zorg dan dat er een duidelijk begin is, de samenhang herkenbaar is, en de gebruiker geïnformeerd wordt wanneer de totale actie is uitgevoerd.
5. Voorkom dat gebruikers fouten maken: Help gebruikers om snel te zien welke keuzes gebruikelijk en minder gebruikelijk zijn. Kleur een knop om een cliëntdossier te verwijderen, duidelijk rood en voeg er wellicht zelfs een extra bevestiging aan toe waarop de gebruiker moet klikken om het wissen te bevestigen.

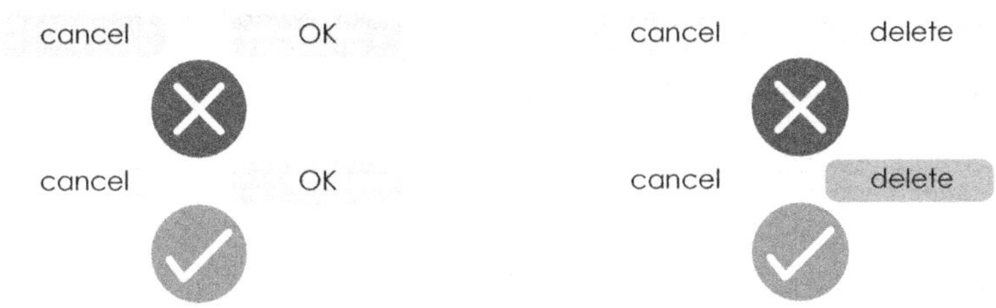

Figuur 5.11 Voorkom fouten door duidelijke knoppen

6. Eenvoudige omkering van acties toestaan: Acties moeten zoveel mogelijk kunnen worden teruggedraaid en er moeten duidelijke instructies zijn om gebruikers te helpen fouten te herstellen.
7. Houd informatie per scherm beperkt: Als er te veel op een scherm staat of er te veel per scherm moet worden ingevuld, dan is dit verwarrend voor de gebruiker. Als een algemene regel wordt aangegeven dat een scherm niet meer of minder dan zeven – plus of min twee – informatie-eenheden mag bevatten. Worden het meer informatie-eenheden, maak er dan twee schermen van en worden het er minder, overweeg schermen samen te voegen.

5.4.1 Elementen in een gebruikersinterface[10]

In interfaces kunnen we drie soorten elementen onderscheiden:

1. Input-elementen: met deze elementen kunnen gebruikers gegevens invoeren of door de software navigeren.
2. Output-elementen: deze elementen laten de resultaten zien van acties van de gebruiker.
3. Hulp-elementen: dit zijn alle elementen die de gebruiker helpen om zijn of haar weg in de applicatie te vinden en er optimaal gebruik van te kunnen maken.

5.4.2 Input-elementen

In figuur 5.12 zijn de meest voorkomende input-elementen op een rijtje gezet. Er zijn er natuurlijk nog veel meer, maar over het algemeen zijn ze zo vormgegeven dat hun functie heel makkelijk te begrijpen is.

5.4.3 Output-elementen

Output-elementen laten de uitkomsten zien na een actie van de gebruiker. Deze uitkomsten kunnen direct in lijn zijn met de aard en het doel van het systeem, maar het kunnen ook foutmeldingen, waarschuwingen of bevestigingen zijn. De eerste groep output-meldingen zijn erg divers. Het kunnen tabellen, lijsten, grafieken, afbeeldingen, tekstuele analyses, etc. zijn, al naargelang de functie van het programma.

Button	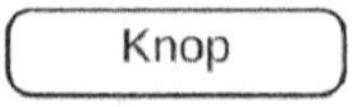	Door middel van het indrukken van een knop initieert de gebruiker een actie, zoals bijvoorbeeld het opslaan van een document.
Tekstveld	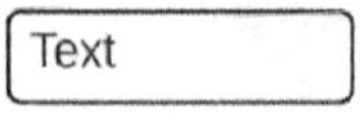	Geeft de gebruiker de mogelijkheid om tekst in te voeren zoals bijvoorbeeld een paswoord.
Dropdown en combo box	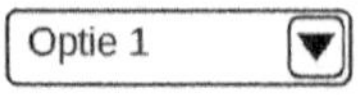	Hiermee kan de gebruiker een keuze maken. De lijst van keuzes wordt zichtbaar als er geklikt wordt. In een combo box kan de gebruiker typen om bij de juiste keuze uit te komen.
Toggle switch	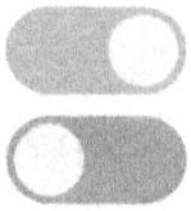	Geeft de gebruiker de mogelijkheid om een keuze tussen twee statussen te maken, bijvoorbeeld aan of uit.
Date picker	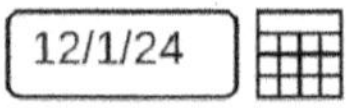	Dit element geeft de mogelijkheid om een datum te selecteren op een kalender.
Checkbox en radio button	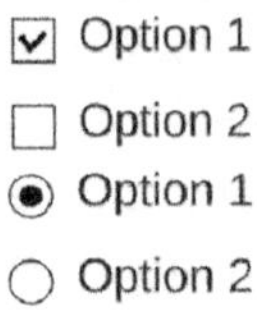	Elementen om gebruikers een keuze te laten maken. Checkboxes staan de gebruikers toe meer dan één keuze te maken, terwijl radio buttons slechts de selectie van een optie toestaat.
Confirmation dialogue	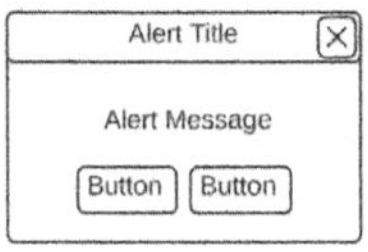	Een pop-up scherm dat wordt gebruikt om een actie te bevestigen voordat het wordt uitgevoerd. Dit element wordt gebruikt om onbedoelde en ongewenste acties te voorkomen.

Figuur 5.12 De belangrijkste input elementen

Voor waarschuwingen, foutmeldingen en bevestigingen geldt als algemene richtlijn dat ze de aandacht trekken van de gebruiker en de boodschap en eventuele vervolgacties duidelijk beschrijven.

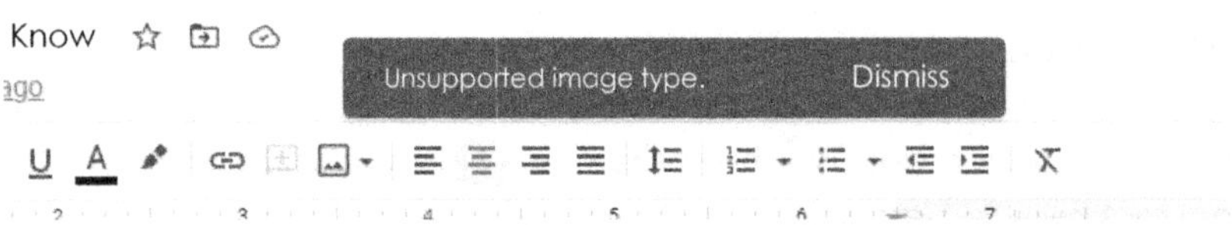

Figuur 5.13 Een foutmelding in Google Docs

5.4.4 Hulp-elementen

Hulp-elementen zijn alle navigatie-elementen die de gebruiker helpen om goed gebruik te maken van een applicatie. De meest voorkomende hulp-elementen zijn:

Meldingen – berichten of waarschuwingen die op het apparaat of scherm van een gebruiker verschijnen om hem te informeren over belangrijke of relevante informatie. Ze kunnen updates, herinneringen of waarschuwingen bevatten en zijn vaak ontworpen om de aandacht van de gebruiker te trekken.

Broodkruimels – kleine navigatie-elementen die de huidige locatie van de gebruiker binnen een website of applicatie weergeven. Ze verschijnen meestal als een spoor van links bovenaan een pagina en geven het hiërarchische (kruimel-)pad terug naar de hoofd- of startpagina aan.

Pictogrammen – grafische symbolen of kleine afbeeldingen die worden gebruikt om acties, objecten of concepten voor te stellen. Ze dienen als visuele aanwijzingen om gebruikers te helpen interfaces snel te begrijpen en erdoor te navigeren. Pictogrammen worden vaak gebruikt in menu's, werkbalken en knoppen.

Schuifbalken – dit zijn user interface (UI)-elementen waarmee gebruikers een waarde kunnen selecteren uit een continu bereik door een hendel langs een baan te slepen. Ze worden vaak gebruikt voor instellingen zoals volumeregeling of het aanpassen van numerieke waarden binnen een bepaald bereik.

Voortgangsbalken – geven visueel de voltooiingsstatus van een taak of proces weer. Ze bestaan meestal uit een gevuld gedeelte dat groeit naarmate de taak vordert, zodat gebruikers een visuele indicatie krijgen van hoeveel werk er is voltooid en hoeveel er nog moet gebeuren.

Tooltips – kleine, contextuele berichten die verschijnen wanneer een gebruiker met de muisaanwijzer over een specifiek UI-element beweegt of erop klikt. Ze geven extra informatie of uitleg over het doel of de functionaliteit van het element en helpen de gebruiker bij het begrijpen en de interactie.

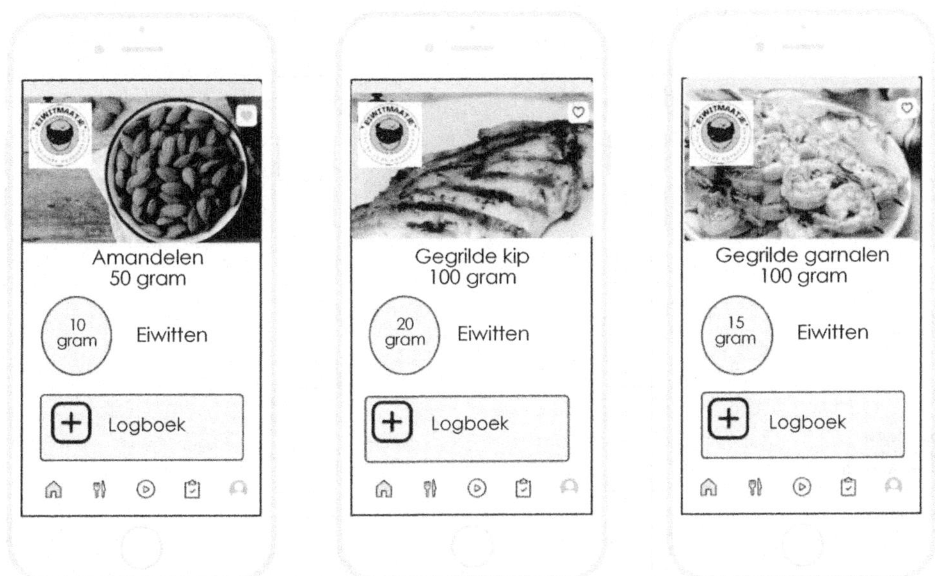

Figuur 5.14 Voorbeelden van schermontwerpen van EiwitMaatje

5.5 DE GEBRUIKERS JOURNEY

Als we hebben nagedacht over hoe de schermen van een applicatie eruitzien, moeten we het verloop van de schermen, zoals deze aan de gebruiker worden gepresenteerd als hij of zij met de applicatie werkt, in kaart brengen. Dit wordt aangeduid met de term 'user journey' of 'gebruikers journey'.

Een gebruikers journey beschrijft het chronologische pad dat een gebruiker volgt om een bepaalde taak uit te voeren.[11] Denk bijvoorbeeld aan de registratie van een patiënt bij opnamebalie in een ziekenhuis.

Er zijn een aantal elementen die worden gebruikt bij het opstellen van een gebruikers journey:[12]

- Scope: waar gaat de journey over, en hoe groot is de taak die we beschrijven? Vermelden we de hele ervaring, of een klein deel ervan?
- Gebruikersdoel: wat probeert de gebruiker te bereiken?
- Journey-fasen: wat zijn de grote stappen die een gebruiker doorloopt om dit doel na te streven? Zelfs als je kernervaring niet meer dan een app of website is, kunnen interacties hiervoor en erna interessant zijn om vast te leggen.
- Gebruikersacties of -taken: wat moeten de gebruikers voor elke stap of fase doen?
- Pijnpunten: wat irriteert de gebruiker hier? Zijn er fricties?
- Kansen: hoe kunnen we dit verbeteren?

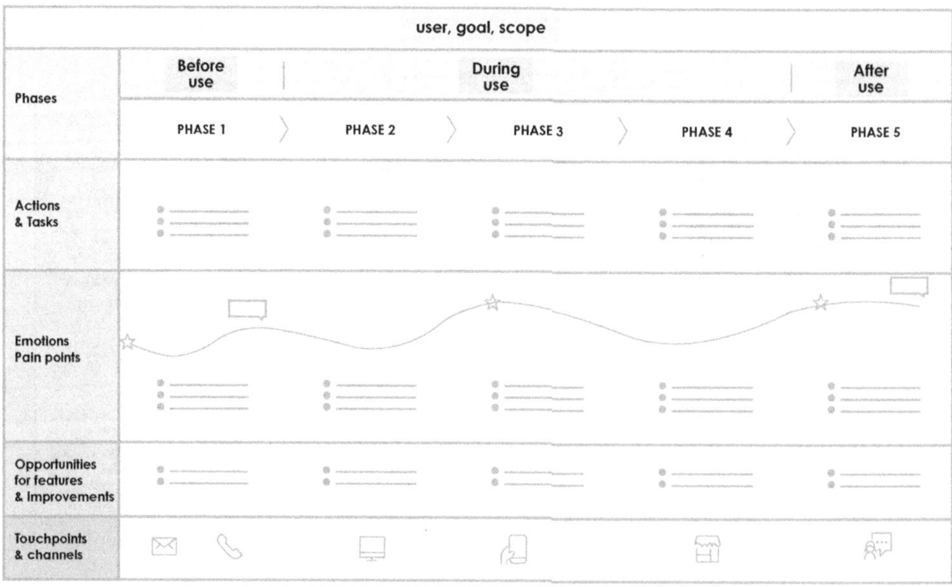

Figuur 5.15 Template voor het beschrijven van een gebruikers journey (Walter, 2022)

Daarnaast moet natuurlijk ook goed duidelijk zijn wie de gebruiker of gebruikers zijn. Voor verschillende gebruikers kunnen er verschillende paden door de applicatie zijn. Bij een gedetailleerde gebruikers journey worden de paden van elke gebruiker in kaart gebracht. Als we de taak beschrijven moet er goed worden beschreven wat het startpunt is en wanneer de taak compleet is uitgevoerd.

Er worden echter veel verschillende manieren gebruikt om een gebruikers journey weer te geven. Een echte standaardmethode is er niet voor. Met name bij kleinere applicaties is het voldoende om verschillende schermen met elkaar te verbinden

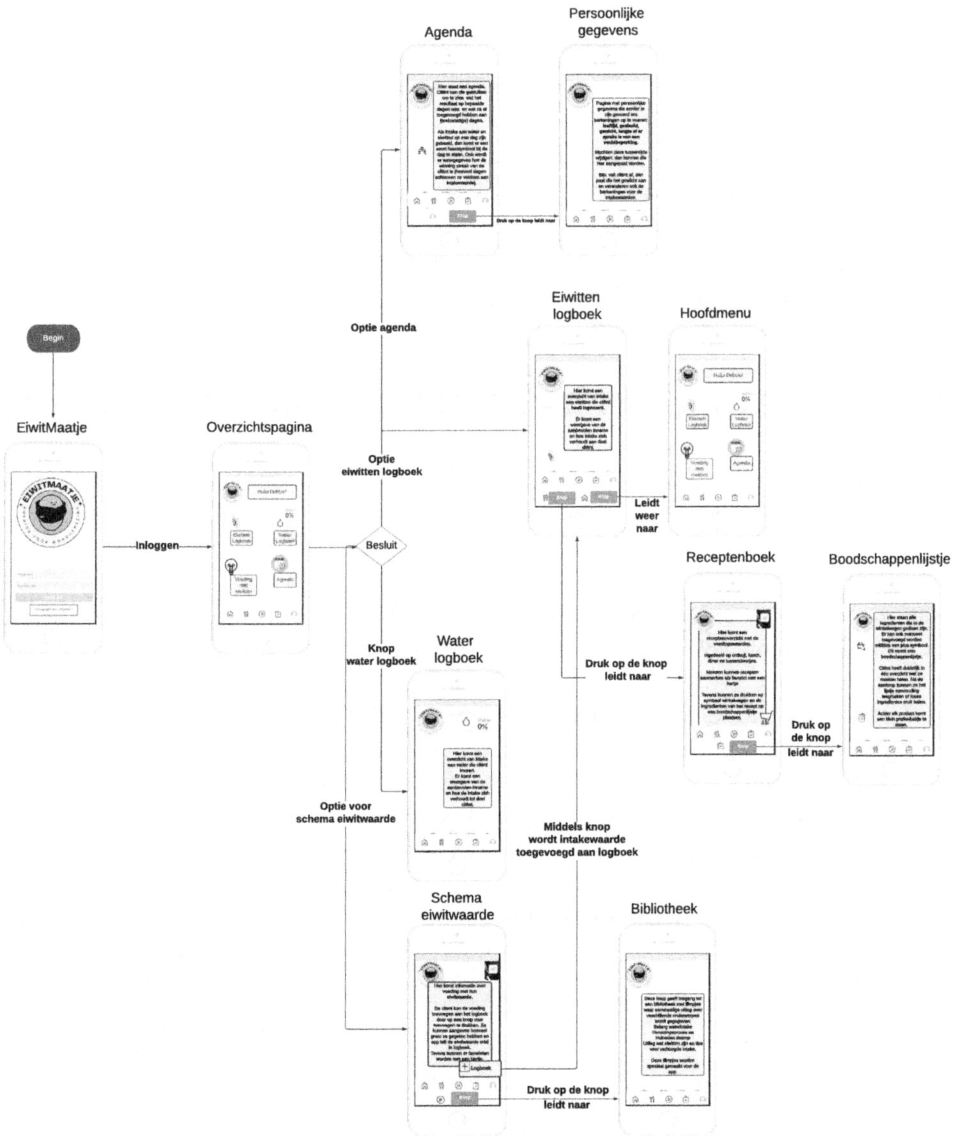

Figuur 5.16 Totaal-overzicht van de gebruikers journey van EiwitMaatje

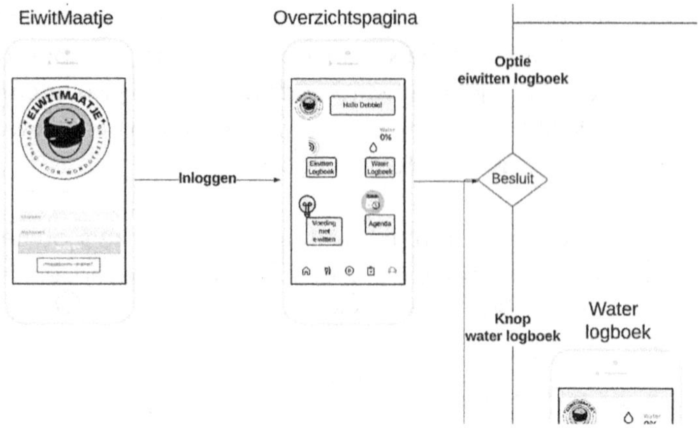

Figuur 5.17 Detail van de gebruikers journey van EiwitMaatje

en aan te geven wanneer er naar het volgende scherm wordt gegaan. Om het chronologische aspect vorm te geven wordt er van links naar rechts gewerkt. De schermen worden van links naar rechts doorlopen. Om een indruk te krijgen van hoe dit er in de praktijk kan uitzien, is in figuur 5.16 en 5.7 de gebruikers journey van Eiwitmaatje weergegeven.

■ 5.6 STANDAARDEN EN REGELGEVING IN DE ZORG*

Als we het hebben over standaarden en regels in de zorg is het wellicht handig eerst de begrippen an sich te verklaren alvorens we nader op de verschillende onderdelen inzoomen.[13]

- Wetgeving: juridisch bindende regels die door de overheid zijn vastgesteld en die iedereen moet volgen. Overtreding ervan kan leiden tot sancties. De overheid handhaaft.
- NEN/ISO-standaarden: vrijwillige afspraken over de kwaliteit en veiligheid van producten, diensten of processen. Deze worden ontwikkeld in samenwerking met het Nederlands Normalisatie Instituut (NEN) of ISO, de International Organization for Standardization. Het gebruik van veel NEN/ISO-standaarden is vrijwillig maar de toepassing van sommige NEN-ISO-standaarden is onderdeel van een formele wetgeving
- Informatiestandaarden: standaarden ontwikkeld voor informatie-uitwisseling in de zorg, zie figuur 5.18. Ze zorgen voor uniforme communicatie tussen verschillende partijen en systemen.

* Deze paragraaf is geschreven in samenwerking met Gert Koelewijn – Nictiz

In figuur 5.18 die is overgenomen van de website van het ministerie van VWS, wordt de samenhang tussen deze verschillende onderdelen visueel gemaakt.[14]

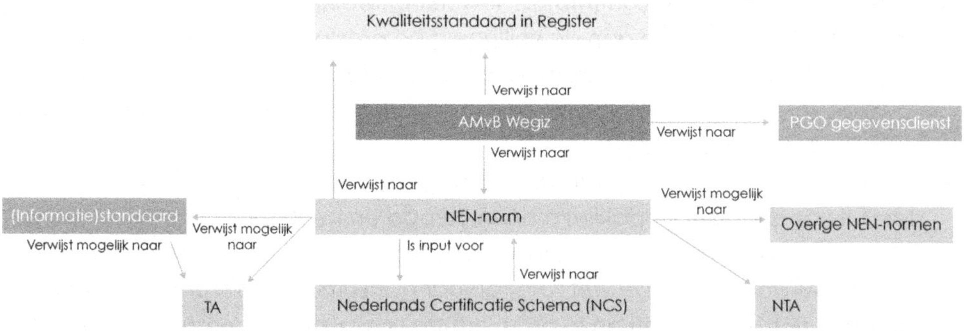

Figuur 5.18 Overgenomen uit *Handreiking normen standaarden Wegiz* (pagina 7) ministerie van VWS, 2024

5.6.1 Wet- en regelgeving

ICT-bedrijven die hun ideeën of producten geschikt vinden voor de zorg moeten, voordat ze überhaupt kunnen overgaan tot het aanbieden hiervan, rekening houden met de bestaande wet- en regelgeving. Omdat de sector zich snel ontwikkelt zullen bedrijven ook vooruitkijken naar wat er nog aan wetten en/of regels aankomt. Zij willen, vanuit strategisch oogpunt, zo goed mogelijk deze ontwikkelingen monitoren. Zo willen ze, uit oogpunt van goed ondernemerschap, bijvoorbeeld geen sancties of boetes oplopen, nadelen hebben ten opzichte van de concurrentie, imagoschade oplopen doordat men zich niet aan de wet houdt.[15]

Over welke wetten en regels hebben we het dan? We geven hier een aantal belangrijke weer, zowel op Europees niveau als op Nederlands niveau.

Europese wetgeving

- General Data Protection Regulation (GDPR) / Algemene Verordening Gegevensbescherming (AVG).[16] Inwerkingtreding: 25 mei 2018. Dit is een brede wetgeving die geldt voor alle organisaties binnen de EU die persoonsgegevens verwerken. Voor de zorgsector betekent dit dat gezondheidsgegevens, die als bijzondere persoonsgegevens worden beschouwd, extra bescherming vereisen.[17] Zorgaanbieders moeten onder andere expliciete toestemming krijgen voor het verwerken van deze gegevens en zorgen voor adequate beveiligingsmaatregelen. De rechten zijn bedoeld om mensen controle te laten houden over hun persoonsgegevens.
- Network and Information Security (NIS) Directive / NIS-richtlijn.[18] Inwerkingtreding: Mei 2018. De NIS2-richtlijn, als opvolger van de NIS- richtlijn, is in 2024 naar Nederlandse wetgeving vertaald. Het doel is het verhogen van de cyberveiligheid in kritieke sectoren, waaronder de gezondheidszorg.[19] De toenemende afhankelijkheid van ook steeds meer digitale systemen maakt de beveiliging van die systemen meer en meer een prioriteit. Organisaties moeten door deze wet

maatregelen nemen om hun IT-systemen te beveiligen en incidenten melden aan de bevoegde autoriteiten.

- Medical Device Regulation (MDR).[20] Inwerkingtreding: 26 mei 2021. Deze wetgeving stelt strengere eisen aan de veiligheid en prestaties van medische hulpmiddelen, inclusief software die als medisch hulpmiddel dienen. Dit is belangrijk voor ICT in de zorg omdat veel gezondheidsapplicaties en software als medisch hulpmiddel worden beschouwd.
- De AI-verordening. Inwerkingtreding: 1 augustus 2024. De AI-verordening maakt deel uit van een breder pakket binnen Europa en heeft als doel betrouwbare AI in Europa en daarbuiten te bevorderen. Het is het eerste alomvattende rechtskader voor AI wereldwijd. De wet zorgt ervoor dat Europeanen kunnen vertrouwen op wat AI te bieden heeft en focust hiermee vooral op de bescherming van burgers tegen de risico's die specifiek door AI-toepassingen worden gecreëerd.[21]
- European Health Data Space verordening.[22] In maart 2024 werd een politiek akkoord gesloten waarbij via databeschikbaarheid betere zorg geregeld wordt. Burgers krijgen met dit akkoord betere inzage in en toegang tot bepaalde gezondheidsgegevens die over hen zijn vastgelegd. Elektronische gezondheidsgegevens mogen voor primair gebruik (zorgverlening) ingezien worden en voor secundaire doeleinden (onderzoek, beleid en innovatie) onder strenge voorwaarden gebruikt worden, mits er geen bezwaar is tegen het beschikbaar stellen en onder waarborgen van privacy en veiligheid. Daarbij moeten elektronische patiëntendossiers in Europa aan dezelfde vereisten voldoen zodat zorgverleners beter gezondheidsgegevens kunnen uitwisselen over en voor patiënten die ze behandelen. Naar verwachting zal deze verordening door het Europese Parlement in het voorjaar van 2025 bekrachtigd worden.

Nederlandse wetgeving

- Wet Bescherming Persoonsgegevens (Wbp) is sinds de inwerkingtreding van de AVG komen te vervallen, maar de principes blijven van toepassing onder de AVG.
- Wet Elektronische Gegevensuitwisseling in de Zorg (Wegiz).[23] Inwerkingtreding: 1 juli 2023. Deze kaderwet verplicht zorgaanbieders om zorginformatie elektronisch uit te wisselen volgens landelijke afspraken en standaarden. Zo staan er onder andere afspraken in over taal en techniek. Dit alles moet leiden tot betere toegankelijkheid en uitwisseling van patiëntgegevens.
- Wet digitale overheid.[24] Inwerkingtreding: 1 juli 2023. Deze wet is vooral bedoeld voor burgers om veilig digitaal met de (semi) overheid te kunnen communiceren en geeft daarnaast regels over informatieveiligheid en privacy. Er wordt tevens geregeld dat er gebruikgemaakt wordt van open standaarden zodat er meer keuzevrijheid in ICT- leveranciers ontstaat.
- Aanpalende wetten die van invloed zijn, maar niet direct over ICT gaan: Wet op de Geneeskundige Behandelingsovereenkomst (WGBO), Wet Beroepen Individuele Gezondheidszorg, Wet kwaliteit, klachten en geschillen zorg (Wkkgz).

Overkoepelende principes en standaarden

- NEN 7510, 7512, en 7513. Dit zijn Nederlandse standaarden voor informatiebeveiliging in de zorg. NEN 7510 gaat over de algemene eisen voor informatiebeveiliging, NEN 7512 over veilige elektronische gegevensuitwisseling, en NEN 7513 over logging van toegang tot elektronische patiëntendossiers.
- European Interoperability Framework (EIF is een framework dat richtlijnen biedt voor het verbeteren van de interoperabiliteit tussen IT-systemen in de publieke sector, inclusief de zorg.

We zoomen nu specifieker in op Informatiestandaarden.

5.6.2 Informatiestandaarden

Bij complexe systemen in de zorg worden systemen en applicaties aan elkaar gekoppeld. Om dit goed te kunnen doen zijn er regels en standaarden ontwikkeld waarmee ontwerpers en bouwers van ICT-systemen rekening moeten houden. Deze worden door het Zorginstituut (ZIN) en Nictiz aangeduid met informatiestandaarden.[25] Hoewel ZIN en Nictiz dezelfde term hanteren, verschilt de definitie enigszins. Bij Nictiz gaat het om patiëntdata (zorg) en bij ZIN gaat het om cliëntgegevens (administratief). Nictiz legt in informatiestandaarden afspraken vast om eenduidig en betekenisvol patiëntendata in alle zorgsectoren digitaal uit te wisselen. Deze informatiestandaarden zorgen voor een betere patiëntbeleving en continuïteit van zorg. Het ZIN gebruikt de afkorting iStandaarden als de naam voor vijf landelijk vastgestelde informatiestandaarden in de zorg en ondersteuning: iWlz, iWmo, iJw, iEb en iPgb. Elk van deze standaarden is een verzameling regels en afspraken die ervoor zorgen dat cliëntgegevens elektronisch, gestandaardiseerd, kwalitatief en veilig worden uitgewisseld.

Een informatiestandaard:
- is een vastgestelde set afspraken voor het eenduidig, consistent en uniform elektronisch uitwisselen van informatie tussen zorginformatiesystemen.
- specificeert, voor één of meerdere uitwisselsituaties, welke gegevens worden uitgewisseld met behoud van samenhang en betekenis.
- maakt het mogelijk dat zorgverleners en patiënten via hun eigen informatiesysteem (medische) informatie met elkaar kunnen delen.
- bevordert de soepele uitwisseling van gegevens tussen verschillende zorginformatiesystemen van zorgaanbieders.
- sluit aan op afspraken die door zorgverleners onderling en tussen zorgverleners en patiënten zijn vastgelegd in een kwaliteitstandaard en/of richtlijn.
- gebruikt standaarden voor Eenheid van Taal, zoals SNOMED, Loinc en UCUM.

In de *Nationale Visie op het gezondheidsinformatiestelsel*[26] schrijft de minister van Volksgezondheid, Welzijn en Sport dat een nationale visie op digitalisering en informatievoorziening nodig is om nu en straks kwalitatief goede, toegankelijke en betaalbare zorg te kunnen blijven geven. Het kunnen beschikken over de juiste medische gegevens is cruciaal voor het kunnen verlenen van goede zorg. Dat is nu niet mogelijk. Dat heeft te maken met de manier waarop medische gegevens worden vastgelegd. Een patiënt heeft vaak meerdere zorgverleners, die de gegevens van de patiënt ieder in hun eigen ICT-systeem vastleggen. Die ICT-systemen zijn niet met elkaar gekoppeld en gebruiken niet dezelfde taal. Medische gegevens kunnen daardoor niet worden uitgewisseld. Uitgangspunt is dat de nodige medische gegevens beschikbaar zijn voor burgers, patiënten, zorgverleners, mantelzorgers, onderzoekers en beleidsmedewerkers om te gebruiken voor gezondheid, preventie en/of zorg. In Nederland bevordert en bewaakt het Nictiz deze regels en standaardisatie.

Nictiz

De Nederlandse kennisorganisatie voor digitale informatievoorziening in de zorg, Nictiz is stelselbeheerder binnen het zorginformatiestelsel.[27] Het stelselbeheer door Nictiz betreft het coördineren en onderhouden van een samenhangend geheel van ICT-standaarden voor de Nederlandse gezondheidszorg. Als stelselbeheerder zorgt Nictiz voor de ontwikkeling, implementatie, en bijwerking van standaarden zoals HL7 FHIR en SNOMED [28], die essentieel zijn voor effectieve en veilige uitwisseling van gezondheidsgegevens tussen (zorg)systemen. Zij biedt ook ondersteuning en advies aan zorgaanbieders en de overheid, en werkt aan innovaties die de interoperabiliteit en efficiëntie verbeteren.

Het werk van Nictiz richt zich op Nederland, maar ze houden ook rekening met internationale ontwikkelingen en actuele wetgeving, zoals bijvoorbeeld Wegiz, EHDS en AI Act 1. Nictiz speelt een cruciale rol bij het toekomstbestendig maken van de zorg in Nederland door digitale informatievoorziening te bevorderen en te optimaliseren.

www.nictiz.nl

Standaardisatie wordt door het Zorginstituut gedefinieerd als het met elkaar in overeenstemming brengen en zo veel mogelijk gelijk maken of gebruiken van procedures, gegevens, afmetingen en bijvoorbeeld computertalen, waardoor een zo groot mogelijke uniformiteit wordt verkregen.[29] De noodzaak van standaardisatie wordt steeds meer erkend. Niet alleen technici, maar juist zorgverleners en overheidsinstellingen vragen in toenemende mate aandacht voor standaardisatie van uitwisseling van medische gegevens. Standaarden over welke informatie nodig is, op welke manier deze wordt opgeslagen, in welke terminologie, en hoe uitwisseling van gegevens plaatsvindt.

De standaarden van het Zorginstituut zijn vastgelegd in het informatiemodel iStandaarden voor een aantal wetten in de gezondheidszorg.[30] In het informatiemodel worden de volgende zaken beschreven:

A. Processen – Hierin is vastgelegd welke partijen op welk moment welke informatie uitwisselen (in de vorm van berichten) en welke afspraken (regels) daarbij zijn vastgelegd. Hier wordt uitgegaan van een toegepaste versie van het waardeketenmodel dat we in paragraaf 4.2 hebben behandeld.

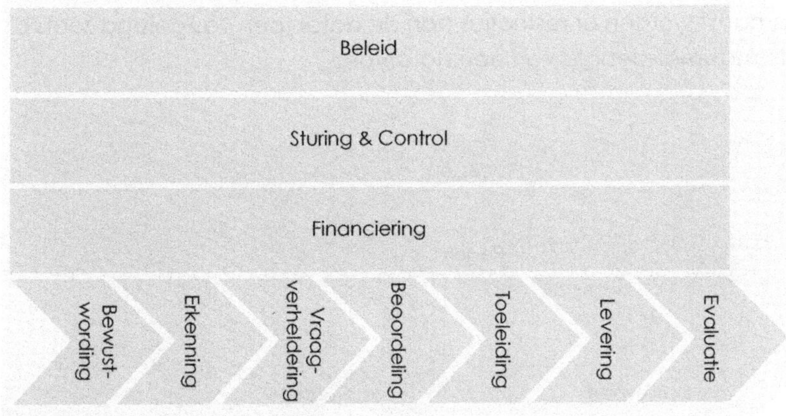

Figuur 5.19 Processen in het informatiemodel iStandaarden

B. Regels – De afspraken tussen de ketenpartijen die nodig zijn om de informatie-uitwisseling goed uit te kunnen voeren, zijn beschreven in de regels. Vaststaande gegevens zijn beschreven in uitgangspunten. Hiervan afgeleid zijn operationele bedrijfsregels, die technisch gecontroleerd kunnen worden met technische regels. Daarnaast zijn nog condities, constraints en invulinstructies beschreven die verder bepalen hoe de berichten gevuld moeten worden.

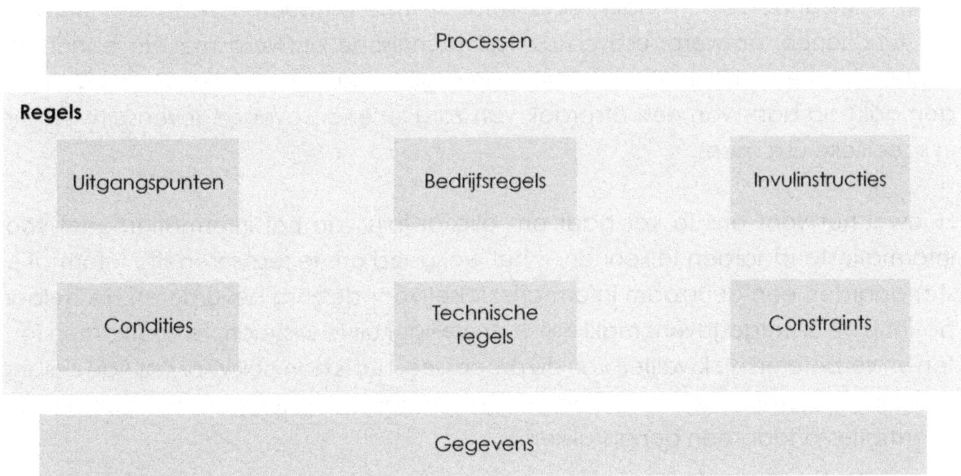

Figuur 5.20 Regels in het informatiemodel iStandaarden

C. Gegevens – De gegevens vormen de basis van de informatie-uitwisseling. Hier begint het informatiemodel al behoorlijk technisch te worden. Het beschrijft hoe de gegevens die worden uitgewisseld precies moeten worden opgenomen in de berichten. Dit wordt gedaan in de vorm van datatypen. Een datatype is de beschrijving van de aard van de data, zoals bijvoorbeeld tekst, getallen of datums. Daarnaast worden er restricties aan de datatypen vastgelegd zoals bijvoorbeeld de maximale lengte van een datatype.

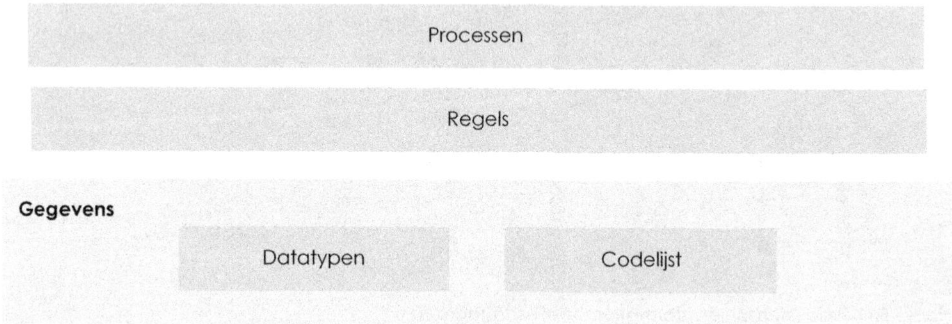

Figuur 5.21 Gegevens in het informatiemodel iStandaarden

D. Berichten – In de berichtspecificaties worden alle berichten, hun omschrijving en toelichting beschreven. Deze laag is erg technisch en speciaal ontworpen voor programmeurs.

Binnen Nictiz is de werkwijze anders. Binnen het proces voor het vaststellen van informatiestandaarden maakt Nictiz verschillende producten, zoals een dataset, het functioneel ontwerp, use cases, het technische ontwerp met de berichten, implementatieadviezen en de testomgevingen. Een informatiestandaard wordt gemaakt op basis van een afspraak van zorgverleners over gegevensuitwisseling in specifieke use cases.

Hoewel het voor ons te ver gaat om alle details van het informatiemodel voor informatiestandaarden te kennen, is het wel goed om te realiseren dat informatiestandaarden een duurzaam informatiestelsel voor de zorg bevorderen. Ze helpen patiënt- en cliëntgegevens makkelijker en veiliger uit te wisselen, ze voorkomen fouten en verbeteren de kwaliteit van de processen. Het is dan ook voor ons van belang dat wij in de projecten met softwareontwikkelaars het belang en het gebruik van informatiestandaarden benadrukken.

5.7 CASE: ONTWIKKELING VAN KEUZEHULPEN

Bijdrage van Regina The

Ontwikkeling van keuzehulpen als hulpmiddel voor implementatie van samen beslissen

Wat is er aan de hand?
Samen Beslissen kan het verschil maken tussen goede, passende zorg, en zorg waar mensen niet bewust voor gekozen hebben. Of zelfs niet helemaal achterstaan.

Bij Samen Beslissen komen patiënt en zorgverlener samen tot de best passende behandeloptie. Artsen en patiënten hebben verschillende, maar even belangrijke expertise in te brengen bij het maken van medische beslissingen.
Het proces van Samen Beslissen bestaat globaal uit vier stappen:
1. het informeren van de patiënt over de keuze die gemaakt moet worden,
2. het bespreken van de opties,
3. het bespreken van de voorkeuren en wensen van de patiënt, en
4. het nemen van de beslissing.

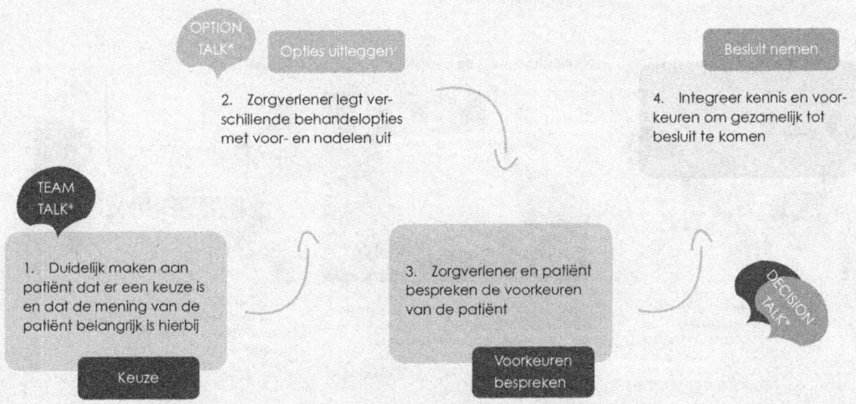

Figuur 5.22 4-stappenmodel samen beslissen van Stiggelbout[31] gebaseerd op het 3-talk model van Elwyn[32]

Uit onderzoek weten we dat Samen Beslissen leidt tot meer patiënttevredenheid, therapietrouw, betrokken en goed geïnformeerde patiënten. Ook leidt het tot minder twijfel, spijt, de situatie dat patiënten vaker kiezen voor een conservatieve behandeling, en verlaging van kosten.

Wat is het probleem?
De Nederlandse overheid zet samen met de koepelorganisaties in de zorg zich al enkele jaren in op brede implementatie van Samen Beslissen, toch is het nog niet vanzelfsprekend in elke spreekkamer.

Keuzehulpen zijn bewezen effectieve hulpmiddelen om Samen Beslissen in de (digitale) spreekkamer te stimuleren, mits op de juiste manier ingezet in het gesprek en in het zorgtraject.

Hoe ziet de oplossing eruit?

In de visie van ZorgKeuzeLab is een keuzehulp een hulpmiddel dat alle stappen van het Samen Beslissen ondersteunt, waarbij het gesprek tussen patiënt en zorgverlener centraal staat.

De keuzehulpen bestaan uit drie onderdelen:

1. Een keuzehulp-uitreikvel die het activeren van zorgverlener en patiënt ondersteunt om expliciet te maken dat er een keuze is en wat de opties zijn.
2. Een online keuzehulp waar de patiënt tijdens de time-out-fase alle informatie in eigen tijd en op eigen tempo kan nalezen. Met aansluitend vragen en stellingen om afwegingen en voorkeuren op een rij te zetten.
3. Een keuzehulp-samenvatting waarin alle antwoorden in een overzicht worden getoond. Deze dient als gespreksstarter voor het tweede gesprek tussen patiënt en zorgverlener. Zo kunnen ze samen 'wikken en wegen' en samen kiezen wat de best passende behandeling is.

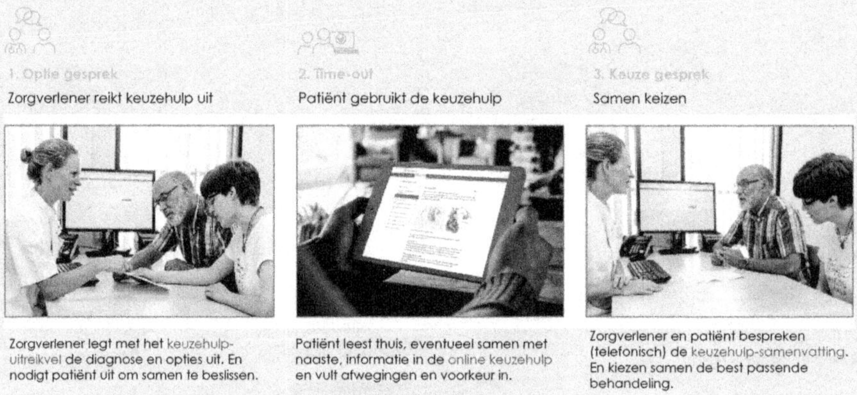
1. Optie gesprek
Zorgverlener reikt keuzehulp uit
2. Time-out
Patiënt gebruikt de keuzehulp
3. Keuze gesprek
Samen keizen
Zorgverlener legt met het keuzehulp-uitreikvel de diagnose en opties uit. En nodigt patiënt uit om samen te beslissen.
Patiënt leest thuis, eventueel samen met naaste, informatie in de online keuzehulp en vult afwegingen en voorkeur in.
Zorgverlener en patiënt bespreken (telefonisch) de keuzehulp-samenvatting. En kiezen samen de best passende behandeling.

Figuur 5.23 Beslissingsproces met de keuzehulp

ZorgKeuzeLab hanteert als uitgangspunt dat er per behandelkeuze één keuzehulp is, die landelijk kan worden gebruikt. Dat wil zeggen dat je voor die specifieke behandelkeuze de inhoud van de keuzehulp gelijk is voor elke instelling die hier gebruik van wil maken. Vanuit de gedachte dat je, ongeacht in welk ziekenhuis je komt, je dezelfde objectieve informatie ontvangt over beschikbare behandelopties en op een eenduidige manier wordt begeleid bij het wikken en wegen over wat het beste bij jou past.

De medische inhoud van de keuzehulpen wordt gebaseerd op actuele wetenschappelijke kennis en de geldende richtlijnen en wordt ontwikkeld door een landelijke multidisciplinaire werkgroep.

Hoe is er gewerkt?
Hieronder zijn de acht stappen weergegeven die voor de ontwikkeling van elke keuzehulp worden doorlopen, om zo te borgen dat de keuzehulp landelijk kan worden geïmplementeerd. Uitgangspunt is daarbij dat kwaliteit en draagvlak door het 'voor en door' het veld te maken met intensieve betrokkenheid van alle stakeholders. Door deze intensieve samenwerking houden we de inbreng ook in balans en zorgen we voor een onafhankelijk beeld.

1. *Ontwikkelteam samenstellen*
   De initiatiefnemers van een keuzehulp stellen een landelijke werkgroep op, met vertegenwoordigers van alle stakeholders. De werkgroep komt tijdens de ontwikkeling ± vijf keer bijeen voor co-creatie van de keuzehulp-onderdelen en om te blijven toetsen of de keuzehulp aansluit bij de praktijk.

2. *Scope bepalen*
   De werkgroep stelt vast voor welke doelgroep de keuzehulp wel en niet geschikt is, welke keuzes worden ondersteund en wat de positie van de keuzehulp wordt in het zorgtraject.

3. *Behoeftenonderzoek onder stakeholders*
   Inventariseren bij patiënten en zorgverleners hoe ze het keuzeproces hebben ervaren, wat hun houding is tegenover samen beslissen en welke meerwaarde een keuzehulp voor hen zou kunnen hebben.

4. *Ontwerp keuzehulp-samenvatting & structuur*
   Tijdens de eerste co-creatie sessie staat de vraag centraal: Wat verandert er aan het keuzegesprek als de keuzehulp er is? Waar heeft een patiënt over nagedacht? Welke afwegingen en voorkeuren kan hij/zij benoemen? Zo ontwerpen we samen de uitkomst van de keuzehulp. Van daaruit werken we een logische structuur voor de keuzehulp uit.

5. *Keuzehulp content ontwikkelen*
   Bij het opstellen van de inhoud is het doel dat patiënten met de informatie een weloverwogen antwoord kunnen geven op de vragen en stellingen om zo tot een voorkeur te komen die bij ze past.

6. *Keuzehulp-uitreikvel ontwerpen*
   Pas als de inhoud van de online keuzehulp gereed is, wordt het uitreikvel in co-creatie gemaakt met de werkgroep. Daarbij staan vragen centraal zoals: Wat leg je uit als je de keuze en keuzehulp introduceert? Wat helpt je bij die uitleg? Hoe helpt het uitreikvel de patiënt om de belangrijkste informatie uit het gesprek te onthouden?

7. *Gebruikersonderzoek onder stakeholders*
   De keuzehulp is al in detail ontworpen en kan met die specificaties technisch worden gebouwd. Teksten kunnen worden geredigeerd op een makkelijk leesbaar niveau. Daarna wordt de keuzehulp in een gebruikersonderzoek voorgelegd aan patiënten en experts. Zo wordt bij een bredere groep eindgebruikers getoetst of de ontwikkelde keuzehulp voldoet aan de behoeften. En kun je op basis van feedback nog verbetersuggesties opstellen.

8. *Keuzehulp vaststellen*
   Met de werkgroep bespreken we de verbetersuggesties en bepalen we wat we verwerken en wat niet. Zodat de eerste versie van de keuzehulp gereed is voor gebruik in de praktijk.

Na afronding van de ontwikkelfase wordt tijdens het gebruik van de keuzehulp in de praktijk continu feedback verzameld van patiënten en zorgverleners. Aan de hand van de medische ontwikkeling en deze feedback wordt de keuzehulp steeds verbeterd.

Wat zijn de bereikte resultaten?
Het doel van de keuzehulp is om alle stappen van het samen beslissen te stimuleren en ondersteunen in de praktijk. Waarbij er één keuzehulp wordt ontwikkeld die landelijk kan worden ingezet, en patiënten ongeacht in welk ziekenhuis ze komen, ze dezelfde informatie en behandelopties aangeboden krijgen.

De meerwaarde bij inzet van de keuzehulp is dat:
- patiënten door de objectieve informatie in de keuzehulp beter geïnformeerd worden over álle voor hen beschikbare opties;
- patiënten meer betrokken zijn bij het maken hun behandelkeuze;
- patiënten beter voorbereid op hun volgende gesprek komen, waardoor ze beter kunnen aangeven wat voor hen belangrijk is, wat hun voorkeur is, maar ook waar ze zorgen of vragen over hebben;
- patiënttevredenheid over het keuzeproces en de behandeling stijgt.

5.8 WAT KAN JE ZELF DOEN?

Om dit hoofdstuk af te sluiten, geven we puntsgewijs een aantal acties die je zelf kan ondernemen om samen met je collega's specificaties op te stellen voor nieuwe systemen of systeemverbeteringen in je eigen werkomgeving.

1. Als er in je werkomgeving sprake is van de vervanging van een systeem, maak dan, eventueel met de collega's, een analyse van de gebruikersinterface van het oude systeem. Welke aspecten van de interface worden als positief gezien en welke aspecten als negatief? Identificeer ook de elementen in de oude interface die overbodig zijn of waarvan de toegevoegde waarde niet wordt erkend.
2. Leg belanghebbenden en toekomstige gebruikers het belang van het gebruik van Use Case diagrammen uit voor het beschrijven van de actoren en de

interactie die ze hebben met het systeem. Deze diagrammen worden door bijna alle systeemontwerpers gebruikt en zijn daardoor goed geschikt om met ICT'ers in dialoog te gaan.

3. Maak een Use Case diagram met actoren en hun interacties met het nieuwe systeem en leg dit voor aan collega's en andere belanghebbenden. Maak het diagram het onderwerp van een groepsdiscussie waarbij de deelnemers worden uitgenodigd om verbeteringsvoorstellen te doen. Trek, waar mogelijk, hierin op met de cliënt- of patiëntvertegenwoordiging binnen jouw organisatie.
4. Met name bij kleinere systemen en kleinere softwarebedrijven willen nog wel een wat dingen misgaan op het gebied van informatiestandaarden en wetgeving. Ga naar de website van Nictiz (https://nictiz.nl/) en verken wat er op het gebied van informatiestandaarden is gedaan in je sector. Met deze kennis ben je beter in staat om de ontwerper van het nieuwe systeem te praten.

5.9 OEFENINGEN EN OPDRACHTEN

5.1 Een slechte gebruikerservaring is niet zelden de belangrijkste oorzaak waarom gebruikers klagen over een systeem en gaan vragen om vervanging. Schrijf een korte notitie waarin je de volgende vragen beantwoordt:

a. Beschrijf signalen die erop wijzen dat bij een systeem sprake is van een slechte gebruikerservaring.
b. Geef een voorbeeld van een gebruikersinterface van een systeem uit je werkomgeving en beschrijf goede en slechte aspecten van de interface.
c. Beschrijf welke verbeteringen je op deze gebruikersinterface zou willen doorvoeren.

5.2 Binnen je organisatie wordt overwogen een online systeem op te gaan zetten waar cliënten op afspraak gezondheidsadviezen kunnen krijgen. In overleg met enkele collega's wordt het systeem als volgt beschreven:

Gebruikers, die al ingeschreven staan bij de organisatie, kunnen een online afspraak boeken op basis van de soort vraag die ze hebben. Er worden hier verschillende gezondheidsvraag-categorieën aangeboden zodat er door het systeem gekeken kan worden naar beschikbaarheid van een hulpverlener die de vraag kan beantwoorden. Na identificatie en selectie van de soort vraag, kan de gebruiker een sessie boeken door een datum en tijd te kiezen waarop de hulpverlener beschikbaar is en die voor hem of haar goed uitkomt. Het systeem moet vervolgens gebruikers een bevestiging van hun boeking geven, samen met instructies voor het bijwonen van de sessie. Ook de hulpverlener krijgt een bericht van de geplande sessie inclusief gegevens van de cliënt.

Maak van dit systeem een use case diagram waarbij je alle actoren (primair en secundair), use cases en associaties van het systeem beschrijft.

Je kan dit met pen en papier doen, maar er zijn veel geautomatiseerde tools die je hier goed bij kunnen helpen. Een goede gratis tool waar je mee aan de slag zou kunnen gaan is draw.io (https://www.drawio.com/)

5.3 In aansluiting op het use case diagram word je gevraagd om de belangrijkste functionele requirements van het systeem uit te schrijven met behulp van het requirementsformulier – zie figuur 5.9. Daarnaast word je gevraagd de belangrijkste kwaliteitsrequirements van de user interface te specificeren.

5.4 Een van de collega's maakt zich zorgen of er met het nieuwe systeem rekening moet worden gehouden met privacywetgeving. Schrijf een korte notitie van ongeveer 500 woorden waarin je uitlegt met welke privacywetgeving rekening gehouden zou moeten worden en welke gevolgen dit heeft voor het nieuwe systeem.

Noten

1 Putt, P.G. van der, Bunt, C.A.M van de, (2018). Bijzondere zorgplichten van ICT leveranciers, *Computerrecht* 160, augustus 2018.

2 ACM. (n.d.-b). *Afspraken over ICT voor de zorg*. ACM.Nl. Retrieved April 1, 2024, from https://www.acm.nl/nl/zorg/samenwerken-de-zorg
(ACM), A. C. en M. (n.d.). Definitieve Leidraad 'Goedwerkende markten voor zorg-ICT.' – https://www.acm.nl/system/files/documents/definitieve-leidraad-goedwerkende-markten-voor-zorg-ict.pdf

3 Fricker, S. A., Grau, R., & Zwingli, A. (2014). Requirements engineering: Best practice. In *Requirements Engineering for Digital Health* (pp. 25–46). Springer International Publishing. http://dx.doi.org/10.1007/978-3-319-09798-5_2

4 MacCurtain, J. (2017, November 2). *Avoid scope creep during a redesign*. Wakefly, Inc. https://www.wakefly.com/blog/scope-creep-and-how-to-avoid-it-during-a-redesign/

5 Booch, G., Rumbaugh, J., & Jacobson, I. (2005). *The unified modeling language user guide*. Addison-Wesley Professional. Bittner, K., & Spence, I. (2003). *Use case modeling*. Addison-Wesley Professional.

6 OMG. Object Management Group. Retrieved March 18, 2024, from https://www.omg.org/index.htm en de officiële specificatie van de laatste versie van UML: *About the unified modeling language specification version 2.5.1*. (n.d.). Retrieved March 18, 2024, from https://www.omg.org/spec/UML

7 Het EiwitMaatje is een idee van Debbie Krol, wijkverpleegkundige. We zijn haar dankbaar dat we dit voorbeeld mogen gebruiken. De beschrijving is vereenvoudigd voor dit boek.

8 Pohl, K., & Rupp, C. (2015). *Requirements Engineering Fundamentals, 2nd Edition: A Study Guide for the Certified Professional for Requirements Engineering Exam – Foundation Level – IREB compliant*. Rocky Nook, Inc.
Pohl, K. (2010). *Requirements engineering: Fundamentals, principles, and techniques*. Springer.

9 Shneiderman, B., Plaisant, C., Cohen, M., Jacobs, S., Elmqvist, N., & Diakopoulos, N. (2017). *Designing the user interface: Strategies for effective human-computer interaction*. Pearson Higher Education.
10 UXPin. (2024, March 8). UI Elements that Every Designer Must Know. Studio by UXPin. https://www.uxpin.com/studio/blog/user-interface-elements-every-designer-should-know/
11 Walter, S. (2022). *User journey mapping*. SitePoint Pty Ltd.
12 Walter, S. (2022). *User journey mapping*. SitePoint Pty Ltd.
13 *Home*. (z.d.). Data Voor Gezondheid. Retrieved September 16, 2024, from https://www.gegevensuitwisselingindezorg.nl/wegiz/uitleg-over-de-wet/wegiz-normen-en-standaarden
14 *Handreiking normen standaarden Wegiz*. (z.d.). Data Voor Gezondheid. Retrieved October 3, 2024, from https://www.datavoorgezondheid.nl/publicaties/publicaties/2024/04/25/handreiking-normen-standaarden-wegiz-v1.0-2024
15 *Hoe zit het ook alweer? Digitale wet- en regelgeving in 2024*. (2024, March 8). Emerce. https://www.emerce.nl/achtergrond/hoe-zit-het-ook-alweer-digitale-wet-en-regelgeving-in-2024
16 *Basis AVG*. (z.d.). Autoriteit Persoonsgegevens. Retrieved September 16, 2024, from https://www.autoriteitpersoonsgegevens.nl/themas/basis-avg
17 Bijzondere persoonsgegevens zijn gegevens die zó privacygevoelig zijn dat het grote(re) impact op iemand kan hebben als deze gegevens worden verwerkt.
18 *NIS2-richtlijn*. (2023, May 26). Digitale Overheid. https://www.digitaleoverheid.nl/overzicht-van-alle-onderwerpen/nis2-richtlijn/
19 *Waarom is cyberveiligheid belangrijk voor de EU?* (z.d.). Onderwerpen | Europees Parlement. Retrieved September 16, 2024, from https://www.europarl.europa.eu/topics/nl/article/20211008STO14521/waarom-is-cyberveiligheid-belangrijk-voor-de-eu
20 *Wetgeving medische hulpmiddelen*. (z.d.). Rijksoverheid.Nl. Retrieved September 16, 2024, from https://www.rijksoverheid.nl/onderwerpen/medische-hulpmiddelen/veiligheid-en-toezicht-medische-hulpmiddelen
21 https://digital-strategy.ec.europa.eu/nl/policies/regulatory-framework-ai
22 https://www.datavoorgezondheid.nl/actueel/nieuws/2024/04/25/politiek-akkoord-european-health-data-space
23 *Home*. (z.d.-a). Data Voor Gezondheid. Retrieved September 16, 2024, from https://www.gegevensuitwisselingindezorg.nl/wegiz/uitleg-over-de-wet/wegiz-normen-en-standaarden
24 *Wetgeving*. (2016, October 25). Digitale Overheid. https://www.digitaleoverheid.nl/overzicht-van-alle-onderwerpen/wetgeving/
25 *iStandaarden*. (n.d.). Retrieved April 16, 2024, from https://www.istandaarden.nl/
26 *Kabinet komt met Nationale Visie op het gezondheidsinformatiestelsel*. (n.d.). Rijksoverheid.nl. Retrieved April 1, 2024, from https://www.rijksoverheid.nl/actueel/nieuws/2023/04/06/kabinet-komt-met-nationale-visie-op-het-gezondheidsinformatiestelsel
27 https://nictiz.nl/wat-we-doen/zorginformatiestelsel/
28 https://nictiz.nl/wat-we-doen/activiteiten/terminologie/snomed/
29 *Begrippenlijst*. (n.d.). iStandaarden. Retrieved April 16, 2024, from https://www.istandaarden.nl/over-istandaarden/istandaarden/begrippenlijst
30 *Informatiemodel iStandaarden*. (z.d.). Retrieved April 16, 2024, from https://www.istandaarden.nl/over-istandaarden/informatiemodel/informatiemodel-istandaarden
31 Stiggelbout, A. M., de Vries, M., & Scherer, L. (2015). Medical decision making. *The Wiley Blackwell Handbook of Judgment and Decision Making*, 775–799. https://doi.org/10.1002/9781118468333.ch27
32 Elwyn, G. (2016). The three talk model of shared decision making. In *Shared Decision Making in Health Care* (pp. 78–85). Oxford University Press. https://onlinelibrary.wiley.com/doi/10.1002/9781118468333.ch27

6 Het bouwen van software en systemen

■ 6.1 INTRODUCTIE

Als de analyse en de ontwerpfases in de system development life cycle zijn afgerond en de specificaties van het nieuwe systeem of de systeemverandering op 'papier' staan, dan is het tijd dat de softwareontwikkelaar aan de slag gaat om de specificaties om te gaan zetten in computercode. Het systeem begint nu concreet vorm te krijgen. We gaan naar de constructie- en testfases van de system development life cycle.

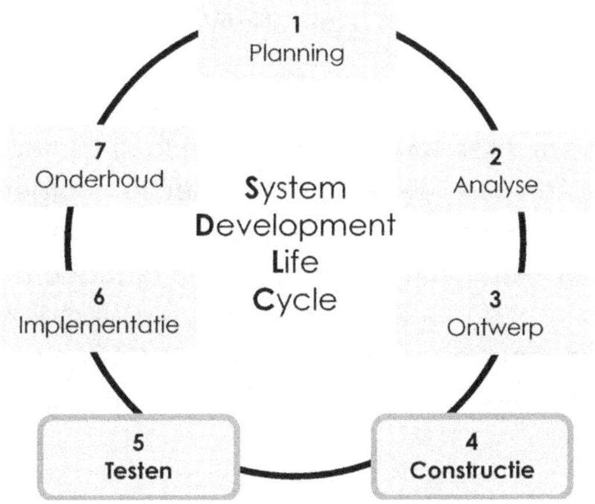

Figuur 6.1 Testen en constructie in de system development life cycle

Bij het realiseren van een systeem moeten veel technische beslissingen worden gemaakt en schuiven er vaak veel nieuwe partijen aan tafel. Soms wordt software in de organisatie zelf ontwikkeld, maar meestal wordt het gedaan door gespecialiseerde softwarebedrijven. In sommige gevallen gaat het om standaard softwarepakketten die voor de organisatie op maat moeten worden gemaakt, maar het kan ook zijn dat de behoefte zo specifiek is dat er iets heel nieuws moet worden gebouwd. Veel stakeholders vinden dit een lastige fase. Wat er precies gebeurt bij het maken van software, wordt vaak ervaren als een black-box.

In dit hoofdstuk gaan we deze black-box openen. We gaan proberen een beter beeld te krijgen van de technische aspecten van softwareontwikkeling, maar kijken ook naar de nieuwe partijen die aan tafel gaan schuiven en hoe zij werken om voor onze organisaties goede en betrouwbare software te maken. We gaan specifiek in op het testen, beveiligen en beheren van de software omdat dit belangrijke aspecten zijn voor het verdere 'leven' van onze systemen.

6.2 HOE ZIET DE SOFTWARE-INDUSTRIE ERUIT

De software-industrie is een complexe industrie met veel specialismen en specialiteiten. Voor de meeste belanghebbenden buiten deze tak van industrie is deze bovendien ondoorzichtig. We starten met het ontrafelen van deze complexe wereld door een gedetailleerder beeld te krijgen van de gereedschappen die worden gebruikt en de verschillende partijen die we kunnen gaan tegenkomen.

6.2.1 Software

Software en softwareontwikkeling is waar het om draait. Door middel van softwaretalen, ook programmeertalen genoemd, worden computers aangestuurd en worden grote of kleine geautomatiseerde systemen gebouwd. Met software bedoelen we de programma's, tools en applicaties waarmee een systeem op de juiste manier kan functioneren. Software zorgt ervoor dat je je taken digitaal kunt uitvoeren.

Zoals we in hoofdstuk 2 al hebben aangeven is een programmeertaal in essentie eigenlijk hetzelfde als de talen die wij als mensen spreken (natuurlijke taal), ze hebben woorden en tekens met een bepaalde betekenis en regels om met de woorden en tekens zinvolle expressies te maken. Maar daarmee houden de overeenkomsten ook op. Onze natuurlijke taal is niet door een computer te begrijpen omdat onze taal te complex en te ambigu (met te veel dubbele betekenissen) is. Dat maakt onze taal natuurlijk ook zo mooi. Echter voor een computer moet de code die in een programmeertaal geschreven is, maar op één manier kunnen worden 'begrepen', anders werkt het niet.

Besturingssystemen

Een besturingssysteem (ook wel bekend als een OS of Operating System) is de spil die alles bij elkaar houdt op een computer, telefoon of tablet. De belangrijkste functie is het beheer van de hardware en dit zorgt dat alle componenten met elkaar communiceren en dat wij als gebruikers input kunnen geven via toetsenbord of scherm en output krijgen van de dingen die we willen dat het apparaat doet. Daarnaast beheert het alle software op het apparaat. Het is eigenlijk een tussenlaag tussen de applicaties en de hardware. Tegelijkertijd beheert het OS ook de bestanden waar wij als gebruiker, via onze applicaties, toegang toe hebben. Een laatste belangrijke functie is het geheugenbeheer en het regelen van gelijktijdige processen op een apparaat (multitasking) door taken toe te wijzen aan de verschillende hardwarecomponenten.

Op dit moment kennen we verschillende besturingssystemen. Voor computers en laptops zijn de meest voorkomende systemen Microsoft (MS) Windows, OSX, ChromeOS en Linux. Wereldwijd, en ook in Nederland, is Windows het meest gebruikt.

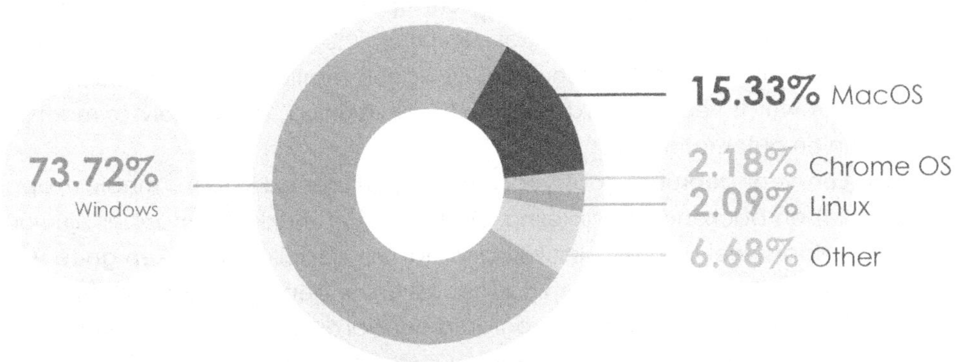

Figuur 6.2 Marktaandeel besturingssystemen wereldwijd 2023[1]

Voor de mobiele hardware zijn er twee dominante spelers, Android en iOS. Wereldwijd is er een sterke dominantie van Android, bijna 70% in 2023. Per land kan dit echter erg verschillen. Zo zien we in Nederland in dezelfde periode dat Android minder populair is met bijna 59%.

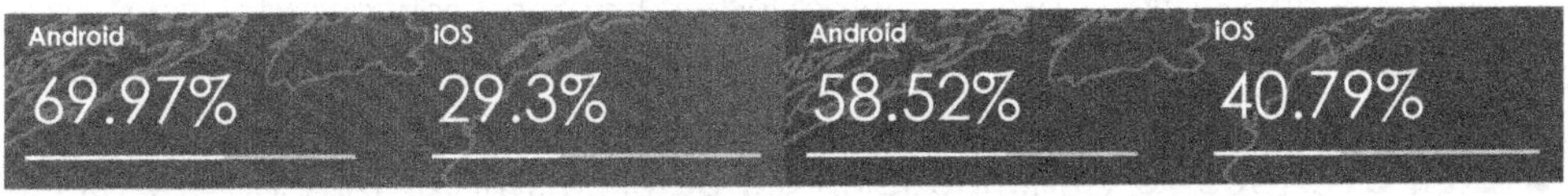
Android
69.97%
iOS
29.3%
Android
58.52%
iOS
40.79%

Figuur 6.3 Marktaandeel mobiele besturingssystemen wereldwijd (rood) en Nederland (blauw) in 2023[2]

Hoewel het voor gebruikers vaak een kwestie van smaak is welk besturingssysteem wordt gebruikt, voor een ICT'er brengt dit veel meer implicaties met zich mee. Niet alle applicaties zijn voor alle besturingssystemen beschikbaar, of werken minder goed. Als een nieuwe applicatie ontwikkeld moet worden, moet dit per besturingssysteem worden gedaan. Dus hoe meer OS'en de gebruiker wil ondersteunen, hoe meer werk. Vanuit het beheer van apparaten in een organisatie heeft het ook grote gevolgen. Voor elk besturingssysteem moet er expertise zijn en het is een uitdaging om te zorgen dat alles vlekkeloos verloopt tussen verschillende applicaties en verschillende besturingssystemen. Daarom standaardiseren veel organisaties zo veel mogelijk op één besturingssysteem voor de computers en laptops en één besturingssysteem voor de mobiele apparaten.

Programmeertalen

Er zijn in de loop van de jaren heel veel programmeertalen geschreven, maar er zijn een paar heel belangrijke en veelgebruikte talen. In de contacten met een softwarebedrijf, ook wel softwarehuis genoemd, wordt meestal aangegeven wat hun specialisme is.

De belangrijkste vijf talen op dit moment zijn:

- **Python**: Deze programmeertaal is wellicht op dit moment de populairste taal wereldwijd. Er wordt gezegd dat het een bijna 30% aandeel[3] heeft in alle code die er momenteel wordt geschreven. De taal is relatief simpel en makkelijk te leren. Het wordt veel gebruikt voor web-ontwikkeling, data-analyse, machine learning en automatisering.
- **Java**: Een veel gebruikte taal voor grote bedrijfstoepassingen, mobiele apps (Android) en backend-ontwikkeling. De taal is niet makkelijk, maar er zijn voor ontwikkelaars veel libraries beschikbaar, dat zijn bestaande stukken goed werkende code, die kunnen worden aangepast en hergebruikt. Voor veel programmeurs is dit de eerste volwassen programmeertaal die ze leerden, hoewel dit snel aan het verschuiven is richting Python.
- **JavaScript:** Een taal die, samen met de twee talen die worden gebruikt voor opmaak (HTML en CSS), essentieel is voor web-ontwikkeling. Het overgrote deel van de webpagina's, meer dan 90% maakt er gebruik van. Met JavaScript worden de webpagina's interactief gemaakt, maar we zien ook vaker dat het op andere terreinen, zoals op servers, wordt ingezet.
- **C#** (spreek uit als C Sharp): Een programmeertaal die wordt gebruikt voor Windows-applicaties, game-ontwikkeling en backend-services (dat zijn stukken software waar je niet direct mee in contact komt en vooral dienen om de applicatie zo goed en zo efficiënt mogelijk te laten werken).
- **C en C++**: Twee verschillende talen die dezelfde syntaxis (zinsopbouw) delen. Deze talen behoren tot de oudere, nog gebruikte programmeertalen. C is zelfs al ontwikkeld in de jaren '70 van de vorige eeuw. C en C# worden gebruikt voor erg technische toepassingen zoals programmeren van operating systems en andere systeemtoepassingen en embedded systemen (een combinatie van hardware en software die wordt ontwikkeld voor een specifieke toepassing, denk hierbij bijvoorbeeld aan je wasmachine of je auto). In de zorg wordt er ook veel gewerkt met embedded systems in allerlei apparaten, zoals MRI-scanners, ECG-apparaten, maar ook de zuurstofsaturatiemeter die we al in hoofdstuk 1 hebben gezien.

In de context van de Nederlandse gezondheidszorg zien we dat er ook nog veelvuldig gebruikgemaakt wordt van **COBOL**[4], een programmeertaal van het eerste uur. Deze taal, die ruim 60 jaar oud is, vormt de basis van veel oudere systemen. In de zorg wordt hard gewerkt om deze systemen te vervangen door nieuwe en modernere systemen.

Een belangrijke nieuwe trend op het gebied van softwareontwikkeling is de inzet van low code / no code platformen. Deze moderne platformen hebben als doel het ontwikkelen van software te vereenvoudigen door gebruik te maken van visuele bouwstenen om code te genereren. Zo kan je bijvoorbeeld elementen, zoals knoppen en pull down menu's, uit een bibliotheek halen, op een scherm neerzetten en in de achtergrond wordt dan tegelijkertijd alle code gegenereerd.

De low code / no code gedachte om programmeren ook toegankelijk te maken voor niet-programmeurs wordt op veel gebieden ingezet. Hieronder een paar voorbeelden:

- Mendix (https://www.mendix.com/), OutSystems (https://www.outsystems.com/), en Betty Blocks (https://www.bettyblocks.com/) voor het maken van bedrijfsapplicaties;
- Zapier (https://zapier.com/) en IFTTT (https://ifttt.com/) voor het koppelen van systemen;
- Bubble (https://bubble.io/) en Caspio (https://www.caspio.com/) voor het bouwen van webapplicaties;
- Webflow (https://webflow.com/) voor interactieve websites.

Met veel van deze tools kan je al snel met een gratis account aan de slag, ook als je geen programmeur bent.

Open en closed source software

Als we praten over software worden ook vaak de termen 'open source software' en 'closed source software' (of proprietary software) genoemd. Het verschil tussen de twee soorten ligt in het feit dat open source software door iedereen kan worden bekeken en hergebruikt. Closed (gesloten) software, daarentegen, wordt afgeschermd door de eigenaar en mag zeker niet worden hergebruikt. De twee soorten software hebben dus een totaal andere filosofie.

Python is een goed voorbeeld van open source software. De programmeertaal is gratis en kan door iedereen worden gebruikt om applicaties mee te maken. Dat Python gratis is, is niet noodzakelijk een eigenschap die altijd geldt voor open source software. Het gaat om de openheid van de code en de mogelijkheid om het aan te passen en te hergebruiken.

Veel van de applicaties waar wij als gebruikers dagelijks mee te maken hebben, zijn closed source software. Microsoft Office is een goed voorbeeld. De code van de applicatie kunnen we niet inzien en gratis is het ook niet. Voor heel veel van de applicaties die we gebruiken in de context van de gezondheidszorg geldt hetzelfde. De elektronische patiëntendossiers van Epic, Chipsoft of Visma zijn gebouwd volgens de closed source softwarefilosofie. Hetzelfde geldt voor de software die in medische apparatuur zit. De broncode van de software is geheim, je moet betalen voor gebruik. Denk bijvoorbeeld aan het jaarlijks vernieuwen van een licentie tot gebruik.

Aan beide soorten software zitten voor- en nadelen. In figuur 6.4 zetten we er een paar tegenover elkaar. Het zijn algemene punten omdat er voor specifieke applicaties uitzonderingen kunnen zijn.

	Open source software	**Closed source software**
Kosten	Vaak gratis en kan door organisaties zonder licentiekosten worden gebruikt	Komt met licentiekosten (die soms hoog op kunnen lopen) en werking stopt als licentie verloopt
Aanpassingen	Omdat de code beschikbaar is kunnen ontwikkelaars software zelf aanpassen	Aanpassingen aan de software kan alleen gedaan worden door eigenaar van de software
Support	In de meeste gevallen wordt technische en gebruikersondersteuning door de community van gebruikers gegeven	Technische en gebruikersondersteuning wordt, tegen betaling, door eigenaar van de software geregeld
Dataveiligheid en transparantie	Iedereen kan zien welke (persoons-) gegevens er in de software wordt vastgelegd en hoe die worden gebruikt	Onduidelijk hoe er met (persoons-) gegevens wordt omgegaan

Figuur 6.4 Belangrijkste verschillen tussen open en closed source software

Hoewel we heel veel closed source software gebruiken, zijn er ook vaak goede open source alternatieven. Zo kan een organisatie voor het elektronische patiëntendossier kiezen voor een commercieel en closed source applicatie, maar ook voor OpenEMR[5], of OpenMRS[6]. Deze software voor elektronische patiëntendossiers en ziekenhuismanagement zijn open en gratis. Dat er in de zorg nauwelijks gekozen wordt voor open source oplossingen heeft veel te maken met onbekendheid en gebrek aan technische kennis en kunde in de instellingen. Aan de software ligt het niet, de kwaliteit, veiligheid of toegankelijkheid van de systemen is goed. En via onder andere het Code4Health[7] initiatief wordt er hard gewerkt om dit nog beter te maken. Ook in Nederland zijn er gespecialiseerde bedrijven die helpen met het selecteren en implementeren van open source oplossingen, maar hun marktaandeel is klein.

Ook voor onze dagelijkse taken zijn er alternatieven. Met Nextcloud[8] kunnen we onze eigen cloudopslag maken en zo zorgen dat niemand met onze persoonlijke data meekijkt. Met het gratis softwarepakket LibreOffice[9] kunnen we alle documenten, spreadsheets en presentaties maken en bewerken en Epi Info[10] helpt met het doen van statistische en data-analyses. Dit zijn slechts een paar voorbeelden om je een beeld te geven van de mogelijkheden. Als je meer wilt weten kijk dan eens bij het Open Source Observatory van de Europese Unie.[11]

Het internet zou niet meer werken als er geen open source software was. 60% van de websites op het internet werken op basis van open source software.[12] Maar dit is allemaal software die we als gebruikers niet zien. Ontwikkelaars en softwarebedrijven weten dit wel en het is goed om na te gaan hoe zij ten opzichte van deze zaken staan.

Pakketten, op maat gemaakt of leasen

Als we kiezen voor een nieuw softwarepakket dan hebben we een belangrijke keuze te maken, laten we het op maat maken of nemen we een standaardpakket? De kern van de afweging is simpel: het standaardpakket doet niet alles wat we willen, maar het op maat laten maken van een applicatie, die wel alles precies doet wat we willen, en met name als de applicaties groter zijn, is erg duur. Dat deze kosten hoog zijn en ook nog eens erg uit de hand kunnen lopen zien we bij een aantal grote automatiseringsprojecten bij de overheid. In het vaktijdschrift *Binnenlands Bestuur* lezen we in januari 2023 dat bij de overheid twee van de drie grote IT-projecten vertraging oplopen en dat de kosten 1,3 miljard duurder uitvallen.[13] Verkeerde projectmanagementmethoden en gebrek aan ICT-kennis bij bestuurders worden als belangrijkste redenen opgevoerd. Ook voor de zorg liggen deze gevaren op de loer.

Overheids-ict valt 1,3 miljard duurder uit

Binnenlands Bestuur, 23 januari 2023.

Maar er zijn meer overwegingen die een rol spelen bij het kiezen tussen maatwerk of standaardpakketten. Bij standaardpakketten moet rekening worden gehouden met jaarlijkse licentiekosten en waar dat bij maatwerk meestal niet zo is. In 2022 onderzocht *NRC*[14] dat deze kosten hoog zijn bij een EPD van Chipsoft, de marktleider in Nederland. Een middelgroot ziekenhuis is volgens NRC zo'n 2 miljoen euro kwijt aan de licentie. Een klein ziekenhuis elk jaar grofweg 1,5 miljoen euro. Bij de implementatie van standaardpakketten wordt verwacht dat de werkprocessen in de organisatie worden aangepast aan de manier waarop deze in de applicatie zijn geprogrammeerd. Bij maatwerk kan de software zo worden gebouwd dat de werkprocessen in de organisatie niet hoeven te worden aangepast. Dit kan natuurlijk belangrijk zijn als deze processen om zeer speciale redenen afwijken van de processen waarop de standaardpakketten zijn gebaseerd. Tot slot is er ook een belangrijk nadeel aan standaardpakketten en dat is dat je niet weet wat er in de toekomst gaat gebeuren met dit product. Als klant heb je weinig invloed op de richting waarin een pakket verder wordt ontwikkeld. Dit kan natuurlijk in een positieve richting zijn, maar dat hoeft niet altijd zo te zijn. Soms verdwijnen bij een update belangrijke of waardevolle functionaliteiten zonder dat daar iets aan gedaan kan worden. De kosten voor het toevoegen van extra functionaliteit aan een standaardpakket die niet standaard wordt aangeboden is lastig en kostbaar.

Het maken van de beslissing om software op maat te laten bouwen of een standaard softwarepakket aan te schaffen is lastig en vraagt veel kennis.[14] Het voorbereiden van deze beslissing ligt in de handen van de IT-manager van een zorginstelling. De beslissing zelf wordt meestal door het bestuur genomen. Op basis van gedetailleerde vereisten (requirements) wordt gekeken welke oplossing het beste is voor de zorginstelling.

In de context van standaardpakketten wordt vaak gesproken over SaaS, een afkorting voor Software as a Service. Je zou dit kunnen zien als leasen van software. Bij SaaS-oplossingen wordt via internet contact gelegd met een applicatie en wordt voor het daadwerkelijke gebruik afgerekend met de leverancier. Dit heeft als voordeel dat de leverancier ook alle updates en al het onderhoud op het systeem doet en zorgt dat de organisatie zich geen zorgen hoeft te maken over de technische kant van de software. Dit kan grote voordelen hebben omdat er dan minder druk komt te liggen op de IT-afdeling van de organisatie, maar tegelijkertijd zit er ook een verminderde transparantie in dit model en is het moeilijk te controleren wat er met privacygevoelige gegevens wordt gedaan. Zijn deze wel veilig en volgens alle regels van Nederland en de EU opgeslagen?

6.3 ROLLEN

Waar in het begin van ICT-revolutie, een softwareontwikkelaar bijna alle aspecten van het bouwen van een applicatie voor zijn of haar rekening nam, zien we dat er over de laatste decennia steeds meer specialisaties zijn ontstaan. De complexiteit en de veelheid van programmeertalen en tools zijn simpelweg te groot geworden voor één persoon.

Op dit moment worden er een aantal specialismen onderscheiden bij het bouwen van de applicaties en systemen die wij in het dagelijks werk tegenkomen:

- **Front end ontwikkelaars** zijn gespecialiseerd in het bouwen van de gebruikersinterface van een (web)applicatie.
- **Back end ontwikkelaars** richten zich op de serverkant van een applicatie, de verbindingen met andere applicaties en met de databases.
- **Full stack engineers** beheersen kennis en tools voor zowel de front end als de back end, maar ook meerdere ontwikkelplatformen en ontwikkelen voor verschillende soorten hardware. De softwareontwikkelaar van weleer die eigenlijk tot een soort superheld is geworden.

- **Cloud engineers** concentreren zich op het inrichten, optimaliseren en beheren van dat deel van de applicatie dat zich in de cloud bevindt.
- **Security engineers** zorgen dat alle veiligheidsmaatregelen van applicatie en systemen betrouwbaar zijn ingericht en regelmatig worden getest.
- **Database engineers** ontwerpen en optimaliseren databases die zijn gekoppeld aan een applicatie of een systeem.
- **Support engineers** nemen de technische ondersteuning en de gebruikersondersteuning voor hun rekening. Zij zorgen dat de applicaties en systemen goed blijven functioneren, indien nodig worden geüpdatet en dat gebruikers hulp krijgen als ze problemen of vragen hebben. Zij vormen de zichtbare interface tussen de IT-wereld en de gebruikerswereld.

Reinier Battenberg – Softwareontwikkelaar – MountBatten
Als ik een nieuw stuk software ga bouwen heb ik altijd de metafoor van het bouwen van een huis in mijn hoofd. De specificaties die ik ontvang beschrijven wat de functie van het gebouw is, welke gebruikers er de weg moeten kunnen vinden, hoe ze binnen komen, en waarmee ze naar buiten gaan.

Aan mij om de juiste bouwstenen te bepalen die de oplossing snel, veilig, makkelijk bruikbaar en flexibel maken. Die kan ik kopen, maar veel programmeurs delen hun bouwstenen onderling online. Dat scheelt een boel werk en je kunt een boel leren van andermans code.

Ontwikkel ik iets waar mensen wat aan kunnen hebben, dan deel ik dat zelf ook weer. Een betere referentie dan LinkedIn!

Ik probeer de onderdelen zo klein mogelijk te definiëren. Als ik een knop maak die als een schakelaar moet dienen, dus ingedrukt moet blijven, en ik kan met automatische testen controleren of hij dat onder alle omstandigheden goed doet, dan voel ik me zeker genoeg om die knop overal in mijn oplossing te hergebruiken. Mocht mijn knop later toch een fout bevatten, of moet hij een ander kleurtje krijgen, dan hoef ik dat ook maar op één plek aan te passen.

Bij het in elkaar puzzelen van al deze blokjes zie je wel eens wat over het hoofd. Daar komen de gebruikers dan achter omdat er iets niet blijkt te werken zoals verwacht: een bug!

Uitzoeken waar een bug vandaan komt, en hoe hem op te lossen kan je nachten wakker houden. Maar niks fijners dan het aha-moment om 3 uur 's nachts met de oplossing. Programmeur ben je 24x7. Heerlijk!

6.3.1 Bedrijven

Als een organisatie beslist om nieuwe systemen aan te schaffen of veranderingen in het huidige systeemlandschap aan te brengen, komen externe bedrijven in beeld. Hoewel het heel moeilijk is om de continu ontwikkelende ICT-aanbiedende bedrijven in de zorgsector te categoriseren en te beschrijven, zijn er wel een paar grote lijnen die houvast geven om de sector beter te begrijpen.

Softwarebedrijven

De groep die al verschillende keren is aangestipt, zijn de softwarebedrijven die zich hebben gespecialiseerd in zorgsystemen. Het meest in het oog springend zijn de bedrijven achter de elektronische patiëntendossiersystemen. Deze bedrijven ontwikkelen en implementeren EPD's, een term die we zoveel horen. In Nederland zijn er slechts een paar grote spelers die de markt domineren.

Steeds vaker zien we ook bedrijven die zich specialiseren in specifieke toepassingen op het gebied van telemedicine. Het gaat hier om oplossingen waarmee digitale of hybride zorg kan worden geboden en patiënten dus minder naar het ziekenhuis hoeven te reizen voor consultatie. Volgens de Patiëntenfederatie is hier veel behoefte aan[15] en de overheid stimuleert deze oplossingen.

Een andere speler in de zorg zijn bedrijven die oplossingen bieden aan instellingen voor de administratieve afhandeling van de zorg. Het gaat bijvoorbeeld om planningssystemen of een urenregistratiesysteem. Deze bedrijven zijn dus meer betrokken bij de secundaire / ondersteunende processen dan bij het primaire proces, het leveren van de zorg.

Figuur 6.5 die is overgenomen uit het rapport van McKinsey in 2020 over de digitale zorg in Nederland geeft een goed beeld van de aandachtsgebieden van softwarebedrijven.[16]

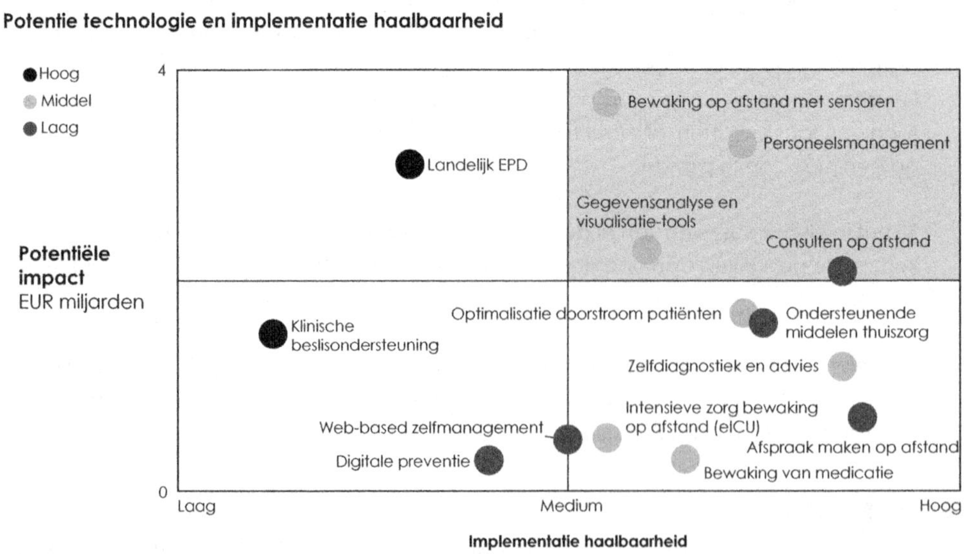

Figuur 6.5 Potentiële technologie en implementatie haalbaarheid

App-ontwikkelaars

Mobiele apps spelen een steeds belangrijkere rol in de zorg. Zorgverleners en patiënten / cliënten maken steeds vaker gebruik van de telefoon of een tablet bij het verlenen en ontvangen van zorg. Specifieke toepassingen voor bijvoorbeeld gezondheidsmonitoring en ondersteuning bij de inname van medicijnen beginnen gemeengoed te worden. In tegenstelling tot de eerdergenoemde softwarebedrijven, zijn dit vaak relatief kleine bedrijven met een hoge specialisatiegraad.

Binnen deze groep vallen ook de ontwikkelaars van web-portalen en mobiele zorgportalen. Denk hier bijvoorbeeld aan *Zorgkaart Nederland*[17] maar ook aan allerlei patiëntenverenigingen of websites met informatie over bepaalde aandoeningen zoals www.kanker.nl. Op deze site van kanker.nl is het ook duidelijk hoe dicht de app-ontwikkelaars en zorgportalen bij elkaar zitten. De site biedt namelijk ook een appstore[18] voor betrouwbare gezondheidsapps, figuur 6.6.

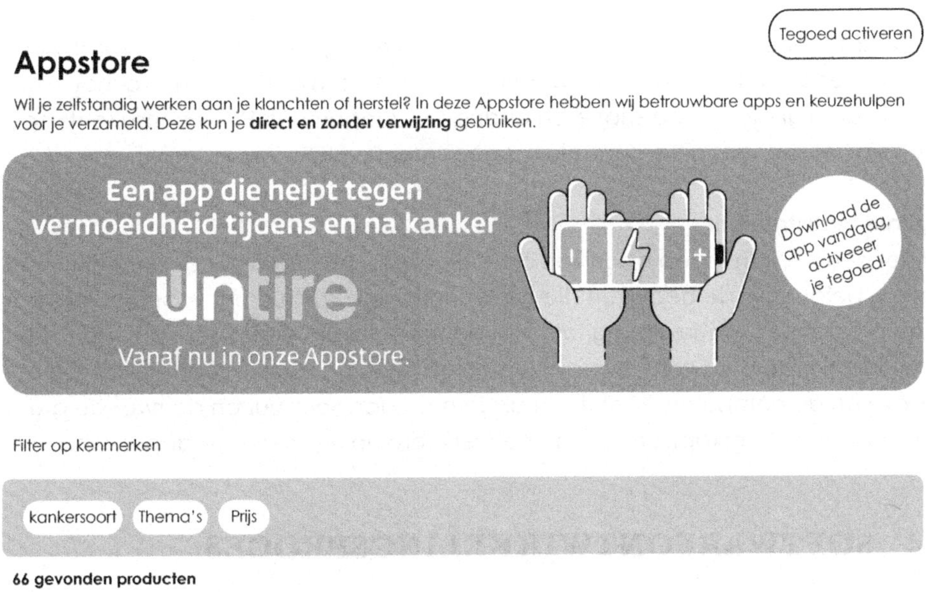

Figuur 6.6 De appstore van kanker.nl

Medische apparatuur en technologiebedrijven

Zeker ook moeten we aandacht besteden aan bedrijven die zich specialiseren in medische apparatuur. Dit zijn meestal relatief grote bedrijven die heel specialistische en vaak erg dure apparatuur aanbieden, zoals MRI-, CT- en röntgensystemen, maar ook kleinere apparaten als pacemakers, insulinepompen, bloeddrukmeters, etc. We hebben hier als verpleegkundige of verzorgende jammer genoeg vaak niet direct mee te maken, terwijl deze apparatuur wel vaak een belangrijke rol in ons dagelijks werk speelt.

Digitale veiligheid

Omdat de zorg omgaat met veel privacygevoelige gegevens is digitale veiligheid een prioriteit. Het opzetten van ICT-omgevingen en platformen waarin veilig kan worden gewerkt lag voorheen vaak bij de softwarebedrijven, maar is met de toegenomen digitale bedreigingen overgegaan in gespecialiseerde bedrijven.

Consultancybedrijven

Waar het om technologie gaat komen ook vaak gespecialiseerde consultancybedrijven om de hoek kijken. Deze bedrijven leveren strategische adviezen over de rol en het gebruik van ICT in de zorg, het specificeren van systeemvereisten, selecteren van leveranciers en het begeleiden van de implementatie van een nieuw systeem of systeemverbetering. We zien een aantal grote bedrijven die hier actief zijn maar ook een groot aantal individuele consultants of zeer gespecialiseerde kleine bedrijven.

Nu de druk vanuit de overheid om de zorgsector te digitaliseren groter wordt, zijn er een groeiend aantal consultancybedrijven die diensten aanbieden voor het begeleiden van digitale transformatie en change management. Deze consultants opereren op het snijvlak van organisatiemanagement en ICT.

Digitale infrastructuur

Tot slot zien we een groep bedrijven die niet zozeer specifiek voor de zorg zijn, maar wel erg belangrijk, de bedrijven die de technische infrastructuur voor hun rekening nemen waarmee we in de digitale wereld met elkaar verbonden zijn. We onderscheiden hier de hardware leveranciers en de telecommunicatiebedrijven. De eerste leveren de computers, tablets en andere randapparatuur en de tweede groep zorg voor de netwerkapparatuur en netwerkverbindingen die we gebruiken.

■ 6.4 SOFTWAREONTWIKKELINGSPROCES

Er zijn verschillende methodologieën (samenhangende set van richtlijnen, principes en werkwijzen) en nog meer methoden (een taakgerichte set van instructies en werkwijzen om een doel te bereiken binnen een methodologie) om software en technische systemen te ontwikkelen. Tegenwoordig onderscheiden we twee belangrijke filosofieën op basis van hun onderliggende en onderscheidende denkwijzen: waterval en agile. Deze vormen twee uitersten. De watervalmethode is erg gestructureerd en lineair terwijl de agile methode collaboratief en iteratief is. Binnen deze groepen zien we ook nog vaak verschillende 'smaken' waarbij ideeën uit de beide denkwijzen worden gecombineerd.

Ontwikkelmethoden binnen de wereld van de softwareontwikkeling zijn zeer volatiel (continu in ontwikkeling) en veel bedrijven willen graag pronken met hun eigen, en natuurlijk betere, methode die vanzelfsprekend ook tot meer succes zal leiden. Of deze eigen methoden nu daadwerkelijk zoveel anders zijn en ook daadwerkelijk tot meer succes leiden, valt nog te bezien. In figuur 6.7 zie je een aantal van deze methoden. We gaan niet in op al deze gespecialiseerde benaderingen en concentreren ons op de karakteristieken van de twee kerngroepen in ontwikkelmethodologieën: waterval en agile.

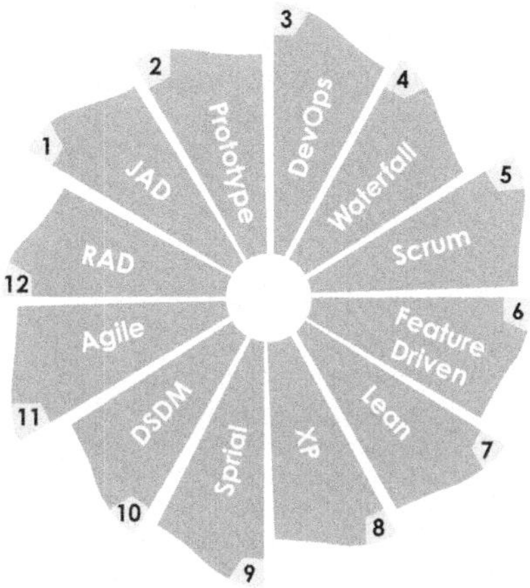

Figuur 6.7 Softwareontwikkelingsmethoden[19]

6.4.1 Waterval

De watervalmethodologie is de oudste manier om software te ontwikkelen. Deze methodologie is eigenlijk net zo oud als het commercieel gebruik van computers. In de vroege automatiseringsprojecten werd vrijwel altijd vanuit een waterval benadering gewerkt.

De kern van de waterval benadering is een lineair of sequentieel (opeenvolgend) stappenplan dat een duidelijke structuur geeft aan de activiteiten die nodig zijn bij het ontwerpen, bouwen, testen en implementeren van software. Zoals het water geleidelijk aan naar beneden valt in een waterval volgt de ene stap altijd na de andere in deze methode. Dezelfde denkwijze ligt ook ten grondslag aan de System Development Life Cycle (SDLC) die we eerder al hebben besproken.

In de watervalmethode voor softwareontwikkeling zien we dan ook soortgelijke fasen terug:

1. **Vereisten**: In deze fase worden schriftelijke vereisten opgesteld, meestal in één document. Dit omvat functionele vereisten die beschrijven wat het systeem moet doen en niet-functionele behoeften zoals kosten, risico's, afhankelijkheden en tijdlijnen.

2. **Ontwerp**: In deze fase wordt een ontwerp op hoog niveau van ontwerp gemaakt om het doel en de reikwijdte van het project te beschrijven. Als dit ontwerp is goedgekeurd, wordt een gedetailleerd ontwerp gemaakt dat de leidraad is voor de softwarebouwers in de volgende fase.
3. **Implementatie**: Implementatieteams werken aan het ontwerp om de software te creëren, te coderen en op zijn interne werking te testen. Het aantal implementatieteams hangt af van de grootte en de complexiteit van het project.
4. **Verificatie**: Acceptatietests worden uitgevoerd om te bevestigen dat de software aan de initiële verwachtingen zoals die zijn beschreven in de vereisten en geaccordeerd in het ontwerp voldoet.
5. **Onderhoud**: Defecten worden aangepakt en geplande wijzigingen worden doorgevoerd.

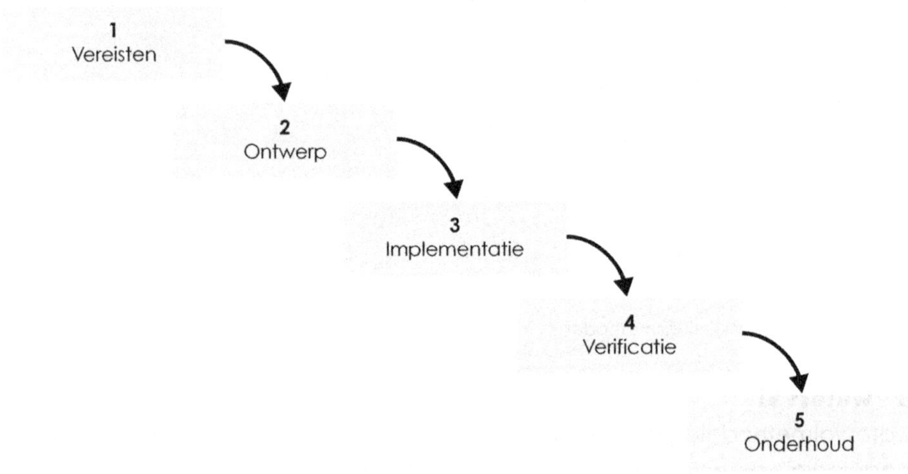

Figuur 6.8 De kernstappen van de watervalmethode

Het gebruik van een waterval benadering bij softwareontwikkeling heeft een aantal voordelen waardoor het nog steeds gebruikt wordt in grote complexe projecten:

- **Structuur**: Het biedt een gestructureerde aanpak met duidelijke overgangen tussen fasen.
- **Planning**: Het geeft een goed raamwerk voor het plannen van taken en het volgen van afhankelijkheden tussen de taken.
- **Documentatie**: Vereisten en ontwerpen worden schriftelijk vastgelegd en in veel gevallen door de betrokken partijen afgetekend zodat het risico op onduidelijkheden en verschillende verwachtingen wordt geminimaliseerd.

De lineaire manier van werken heeft een aantal nadelen:

- **Inflexibiliteit**: Minder flexibel bij veranderingen in vereisten of ontwerp omdat de benadering ervan uitgaat dat elke fase wordt afgerond en er ook niet meer op wordt teruggekomen.

- **Late feedback**: Vereisten van de gebruikers worden verzameld in de eerste fase, maar het resultaat wordt pas weer voorgelegd aan de gebruikers in de verificatiefase. In de tussentijd kan veel misgaan, wat risico's met zich meebrengt.
- **Geen iteratie**: Omdat het proces lineair is, is er geen mogelijkheid tot iteratieve (continue) verbetering.

6.4.2 Agile[20]

Agile softwareontwikkeling is een reactie op inflexibiliteit, late feedback en gebrek aan iteratie in de waterval benadering. In de loop der jaren werd het duidelijk dat bij projecten waar de uitkomst nog niet goed kan worden beschreven, de waterval benadering niet goed werkt. In deze projecten is meer samenwerking tussen de gebruikers nodig en meer vrijheid om vereisten en ontwerp gedurende het proces aan te passen.

Agile is een denkwijze en werkwijze voor softwareontwikkeling die flexibiliteit, samenwerking en het leveren van waarde aan belanghebbenden benadrukt. Het is gebaseerd op het Agile Manifest, een reeks leidende principes voor softwareontwikkeling.

Manifest voor Agile softwareontwikkeling[21]

Wij laten zien dat er betere manieren zijn om software te ontwikkelen door in de praktijk aan te tonen dat dit werkt en door anderen ermee te helpen. Daarom verkiezen we:

Mensen en hun onderlinge interactie boven processen en hulpmiddelen
Werkende software boven allesomvattende documentatie
Samenwerking met de klant boven contractonderhandelingen
Inspelen op verandering boven het volgen van een plan

Hoewel wij waardering hebben voor al hetgeen aan de rechterkant staat vermeld, hechten wij méér waarde aan wat aan de linkerzijde wordt genoemd.

De werkwijze is iteratief en incrementeel/stapsgewijs, en benadrukt het belang van het snel en frequent leveren van een werkend (deel)product. Het omvat nauwe samenwerking tussen het ontwikkelingsteam en de klant/gebruiker om ervoor te zorgen dat het product aan hun behoeften en verwachtingen voldoet. Het staat dan ook een continue bijsturing (evolutie) van vereisten en ontwerp toe.

Als we kijken naar de werkwijze zien we, in tegenstelling tot de waterval benadering, een iteratief proces van Define, Design, Develop, Test en Deploy. Deze vijf activiteiten vormen samen een zogeheten Sprint. In elke sprint wordt een deel van de software gebouwd, net zolang tot de gebruiker aangeeft dat de software naar verwachting werkt.

1. **Define** (definiëren): Het doel, scope en de prioriteiten van het deelproject worden samen met de belanghebbenden vastgesteld en de acceptatiecriteria gedefinieerd.
2. **Design** (ontwerp): Op basis van de Define fase wordt een ontwerp gemaakt en de architectuur, softwarecomponenten, interfaces en datamodellen worden uitgewerkt.
3. **Develop** (ontwikkelen): De ontwikkelaars schrijven de benodigde softwarecode op basis van het ontwerp.
4. **Test** (testen): De software wordt getest en eventuele fouten hersteld.
5. **Deploy** (implementeren): De software wordt in gebruik genomen door de gebruikers.

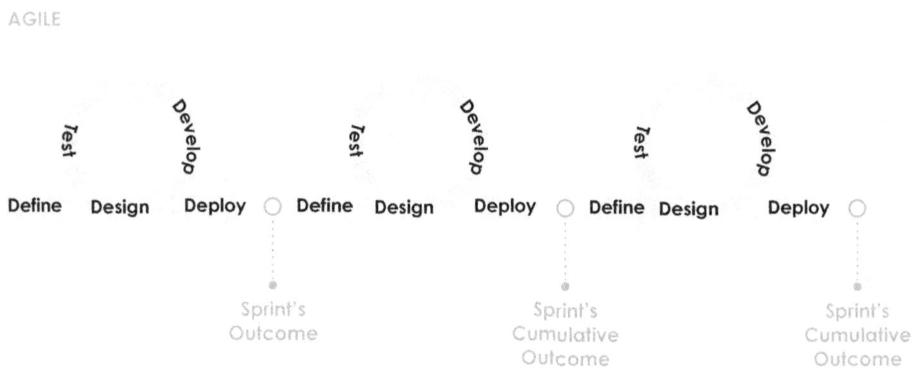

Figuur 6.9 Opeenvolgende sprints in een agile softwareontwikkelingsproces

De agile benadering voor softwareontwikkeling heeft een aantal belangrijke voordelen maar ook nadelen, met name bij grootschalige projecten waar de uitkomsten niet zo duidelijk gedefinieerd kunnen worden.[22]

- **Continue levering**: Software wordt in delen geleverd en in korte iteraties (sprints). Dit heeft als voordeel dat stakeholders en gebruikers al in een vroeg stadium werkende functies zien die in software zijn gerealiseerd.
- **Flexibiliteit**: Omdat er ingespeeld mag worden op veranderingen, zijn tijdens het ontwikkeltraject veranderingen in de vereisten, ontwerpen en prioriteiten toegestaan.
- **Samenwerking**: Nauwe samenwerking wordt vormgegeven door middel van wekelijkse of soms zelfs dagelijkse interacties tussen ontwikkelaars en belanghebbenden.

Er zijn ook een aantal nadelen aan de Agile werkwijze:

- **Beperkte documentatie**: Vereisten en ontwerpen worden vaak in hoofdlijnen opgesteld en zijn daardoor minder uitgebreid gedocumenteerd.
- **Onvoorspelbaarheid**: Omdat vereisten evolueren, is het moeilijk om het eindresultaat nauwkeurig te voorspellen.

- **Risico van eindeloze projecten**: Door voortdurende iteraties kan een project eindeloos doorgaan.
- **Complexiteit bij schattingen**: Voor complexe projecten is het moeilijk om inspanning en middelen te schatten.

De laatste drie nadelen zijn veelvuldig de oorzaak van wrijving tussen de softwareontwikkelaars en klanten.

Werken met Agile

De laatste jaren heeft Agile enorm aan aandacht gewonnen en tegenwoordig wordt het overgrote deel van softwareontwikkelingsprojecten met een Agile filosofie aangepakt. Omdat Agile vooral een manier van denken is[23], zijn er op basis hiervan meer uitgewerkte werkwijzen ontwikkeld. We kijken kort naar de drie belangrijkste methoden.

Scrum

De bekendste en meest gebruikte Agile werkwijze is Scrum.[24] Deze methode wordt succesvol ingezet bij softwareontwikkeling, maar ook steeds vaker bij productontwikkeling in de brede zin. Scrum heeft als kernwaarden: moed, focus, toewijding, respect en openheid.

Bij Scrum wordt gewerkt met korte iteraties, Sprints genoemd, waarbij door middel van intensief samenwerken incrementeel waarde wordt toegevoegd aan de software of het product. In het hart van de samenwerking staan de Product Owner, de Scrum Master en de Developers (ontwikkelaars). De Product Owner heeft veel kennis van het domein waarin de software wordt ontwikkeld en heeft als taak de toegevoegde waarde van het product te maximaliseren. De Scrum Master bewaakt het proces en heeft tot taak het team efficiënt en effectief te laten werken. De Developers zijn verantwoordelijk voor het creëren van het product.

In het Scrum proces worden voor het team vijf kernactiviteiten (evenementen) onderscheiden:

1. **Sprint**: Een tijdsperiode (meestal 1-4 weken) waarin het team werkt aan het leveren van een increment van waarde van het product.
2. **Sprint Planning**: Bepaalt wat er tijdens de sprint wordt gedaan.
3. **Sprint Review**: Toont het voltooide werk aan belanghebbenden en verzamelt feedback.
4. **Sprint Retrospective**: Reflecteert op het proces en identificeert verbeterpunten.
5. **Daily Scrum**: Korte dagelijkse bijeenkomst om voortgang te bespreken en obstakels te identificeren.

Binnen elke sprint wordt er vervolgens gewerkt met een Product Backlog waarin de vereisten en functies van het product zijn geordend. In de Sprint Backlog worden vervolgens de taken beschreven die in de sprint moeten worden gedaan. Tot slot wordt er gesproken van het Increment dat beschrijft hoe het product er aan het einde van de sprint uit moet zien.

Kanban[25]

Kanban heeft een lange traditie in de logistiek en is ooit ontwikkeld bij de autoproducent Toyota om de operationele processen meer gestroomlijnd te laten verlopen. Bij softwareontwikkeling is het ook een populaire methode om de workflow van activiteiten goed te laten verlopen. Dat wil zeggen de hoeveelheid werk in uitvoering te beperken en doorstroom van activiteiten te optimaliseren.

Het belangrijkste doel van Kanban is het visualiseren van het proces. Dit wordt gedaan met een Kanban-bord. Op het Kanban-bord wordt aangegeven welke dingen er nog gedaan moeten worden (backlog), welke op dit moment worden gedaan (doing), welke taken zijn afgerond maar nog door de belanghebbenden moeten worden beoordeeld (review) en welke taken zijn afgerond (done). Dit voorbeeld is simpel, maar in realiteit kunnen Kanban-borden erg complex worden en wordt speciale Kanban software gebruikt om de taken te beheren en op te volgen. In de zorg zijn Kanban-borden bekend geworden als instrument bij de zogeheten dagstarts of Lean/ continu verbeter-werkwijzen.

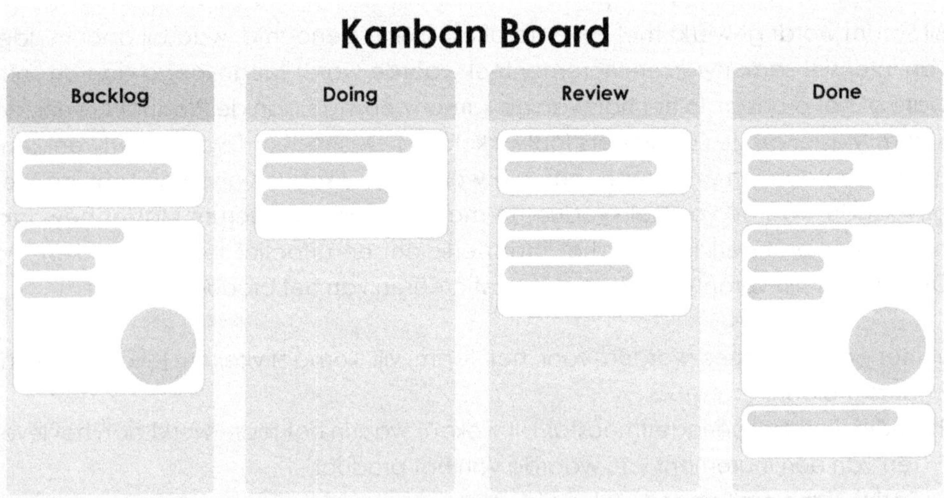

Figuur 6.10 Voorbeeld van een Kanban Board[26]

Extreme Programming XP[27]

Extreme Programming (XP) is bij veel softwareontwikkelaars een bekende manier van Agile werken. Net als bij Scrum werkt XP met korte softwareontwikkelingscycli en staat het continu veranderende eisen aan de software toe. XP is daar zelf nog toleranter in dan Scrum. Bij XP mogen eisen namelijk ook in de sprints zelf worden veranderd, terwijl Scrum dit alleen tussen de sprints toestaat.

In tegenstelling tot Scrum, is XP veel meer gericht op de softwareontwikkelaars en heeft hier ook een aantal specifieke methoden voor:

1. Test Driven Development (TDD): Om de kwaliteit van de softwarecode te verbeteren worden de testcriteria al opgesteld voordat de software is geschreven.
2. Pair Programming: De methode waarbij de kwaliteit van de code verbeterd wordt door paren programmeurs tegelijkertijd achter één computer te laten werken. De ene persoon (de 'driver') schrijft de code, terwijl de andere persoon (de 'navigator') de code controleert en suggesties doet.
3. Eenvoudig ontwerp: Het toepassen van het principe dat code zo eenvoudig mogelijk moet zijn zodat het begrijpelijk, onderhoudbaar en gemakkelijk te wijzigen is.
4. Refactoring: Het proces waarbij code wordt geherstructureerd om het leesbaar, onderhoudbaar en vrij van duplicatie te houden.

6.4.3 Waterval of Agile? Of hybride?

Zoals we hebben gezien zijn de waterval en de agile benaderingen fundamenteel verschillend. Er zijn voordelen en nadelen bij beide methoden. In figuur 6.11 zetten we de redenen waarom je voor waterval of agile zou kiezen nog een keer op een rij.

Waterval	Agile
Als het project relatief bekend is in de organisatie	Als het project onbekend terrein gaat verkennen
Als het doel en de oplossing relatief makkelijk te identificeren en te specificeren zijn	Als de oplossing niet bekend is
Als de scope en de eindresultaten (deliverables) duidelijk zijn	Als er meerdere mogelijke uitkomsten van het project kunnen zijn

Figuur 6.11 De belangrijke redenen om voor waterval of agile te kiezen

Hoewel de twee benaderingen verschillend zijn, kunnen ze ook naast elkaar, hybride, worden ingezet. Er kan worden gekozen om de eerste fasen, Vereisten en Ontwerp, als stappen in het watervalmodel te behandelen en dus goed vast te leggen en te accorderen zodat ze niet meer veranderen. In de ontwerpfase kan dit beperkt worden voor het ontwerp op hoog niveau. Het detailontwerp en de implementatie- en de verificatiefase zouden op een agile manier kunnen worden afgehandeld om flexibiliteit en interactie met de belanghebbenden optimaal te bevorderen. Bij een meer strikte benadering zou ook het detailontwerp vastgelegd kunnen worden.

Met deze hybride manier van werken kan geprofiteerd worden van de beste aspecten van beide benaderingen. Het is wel van belang dat dit vooral goed wordt besproken en door de projectmanager wordt vastgelegd in het projectplan.

■ 6.5 TESTEN

Testen van software speelt een cruciale rol bij het bouwen van software. Veel van het testen speelt zich af bij de bouwer van de software om ervoor te zorgen dat de applicatie technisch goed werkt, maar het is ook de interface met ons als opdrachtgevers en/of gebruikers van de software. We onderscheiden dus twee doelen met het testen, verificatie en validatie. Verificatie concentreert zich op de vraag of het product goed werkt en bij validatie wordt gekeken of het product overeenkomt met de vereisten van de klant.

Om beter te begrijpen hoe door middel van testen de kwaliteit van de software zo hoog mogelijk wordt gemaakt gaan we dieper in op het testproces en de verschillende testen die er worden gedaan voor de software klaar is voor oplevering. In figuur 6.12 staan de verschillende testen in de testfase weergegeven.

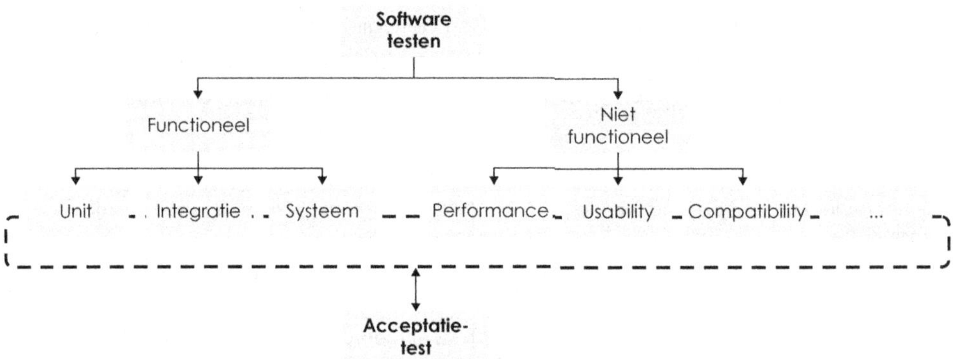

Figuur 6.12 Verschillende testen in de testfase

Er worden twee hoofdgroepen software-testen onderscheiden, functioneel testen en niet-functioneel testen. Bij de eerste groep testen wordt op het technisch niveau van de software gekeken of elke functie werkt zoals het zou moeten werken. Bijvoorbeeld of de berekeningen in de software goed worden uitgevoerd, of het klikken op een knop in de interface de verwachte actie geeft en of de verschillende onderdelen van de software goed met elkaar samenwerken. Bij niet-functioneel testen wordt primair gekeken naar het gedrag van het systeem. Bijvoorbeeld hoe de gebruikers het werken met het systeem ervaren, of hoe het samenwerkt met andere systemen in en buiten de organisatie.

Binnen deze groepen worden verschillende deeltesten gedaan:

- Unit-testen: Het testen van de verschillende units of componenten waaruit de software bestaat.
- Integratie-testen: Testen of de verschillende software units met elkaar samenwerken en gegevens en instructie goed aan elkaar overdragen.
- Systeem-testen: Dit is het hoogste niveau van het technisch testen en hier worden alle onderdelen samen en in samenhang bekeken op hun correcte werking.

- Performance-testen: Dit zijn testen om te kijken of de performance van het systeem overeenkomt met de vereisten, denk hierbij bijvoorbeeld aan de eis dat een systeem altijd beschikbaar moet zijn of binnen een halve seconde de relevante gegevens uit het patiëntendossier op je tablet moet laten zien.
- Usability-testen: Met deze testen wordt gekeken of het systeem makkelijk kan worden gebruikt. Denk hierbij bijvoorbeeld aan een test of de tekst op alle soorten schermen die er worden gebruikt goed kan worden gelezen of dat belangrijke knoppen goed kunnen worden gevonden op een scherm.
- Compatibility-testen: Hier wordt getest of het nieuwe systeem goed werkt met de andere systemen in de omgeving. Bijvoorbeeld of gegevens tussen de systemen kunnen worden uitgewisseld.
- Stress-testen: Hier wordt getest of het systeem om kan gaan met grote hoeveelheden data en interacties. Met name voor systemen waarbij een hoge beschikbaarheid, betrouwbaarheid en prestaties van cruciaal belang zijn, helpt dit om potentiële problemen vroeg in het ontwikkelproces te identificeren en de ontwikkelteams ze kunnen aanpakken voordat de software wordt ingezet in een productieomgeving.

De functionele en niet-functionele testen bestaan uit veel deelprocedures die soms ook weer een hun eigen naam krijgen. Naast de genoemde testen kunnen er ook nog, voor het systeem relevante, testen worden uitgevoerd. Bijvoorbeeld of het aan internationale wet- en regelgeving voldoet, makkelijk schaalbaar als er in de toekomst veel nieuwe gebruikers worden verwacht, of het op een veilige manier met privacygevoelige gegevens omgaat.

Als alle testen zijn uitgevoerd dan komt het tot de ultieme test, de acceptatietest. Waar veel van de andere testen in de (test)omgeving van de softwareontwikkelaar worden uitgevoerd, bij de acceptatietest komt de instelling met zijn gebruikers en de domeinexperts weer in beeld. Tijdens de acceptatietest wordt bepaald of het nieuwe systeem, website of wellicht een mobiele app voldoet aan de vereisten en ontwerpen die zijn gemaakt en overeengekomen. De gebruikers gaan aan de slag om te kijken of het naar verwachting werkt, maar natuurlijk gaan ook de ICT-experts van de opdrachtgevende instelling het systeem technisch goed bekijken. Pas als iedereen tevreden is, wordt het systeem goedgekeurd en wordt het in de zorginstelling geïmplementeerd. Hoe dat precies gebeurt en waar we dan rekening mee moeten houden, bekijken we in hoofdstuk 7.

Nog een laatste opmerking over het testen. Als er volgens de agile filosofie wordt gewerkt, is het testen meer geïntegreerd in het softwareontwikkelingsproces. Tijdens het proces worden gebruikers, domeinexperts en andere belanghebbende betrokken bij de ontwikkeling en het testen. Dit verandert de testen niet, maar wel het moment waarop gebruikers betrokken worden. Zo kan een acceptatietest op delen van het systeem worden uitgevoerd in plaats van een grote en allesomvattende acceptatietest van het systeem aan het einde van het ontwikkeltraject. Maar welke methode ook wordt gevolgd, uiteindelijk zal iedereen het product moeten goedkeuren.

René Ceelen – Softwaretester – TestMonitor
Ik ben een softwaretester en ben verantwoordelijk voor het controleren en testen van software om ervoor te zorgen dat het correct werkt en aan de gestelde eisen voldoet. Een softwaretester speelt daarom een belangrijke rol bij het ontwikkelen van nieuwe programma's (of nieuwe releases) door te controleren of de functionaliteiten doen wat ze moeten doen en eventuele problemen op te sporen, voordat het product wordt vrijgegeven voor gebruik. Het gebeurt namelijk maar al te vaak dat een programma in gebruik wordt genomen en dat er aan alle kanten fouten ontstaan. Frustratie alom. Mijn typische taken omvatten het opstellen van teststrategieën, het schrijven en uitvoeren van testscripts, het analyseren van testresultaten, communicatie met stakeholders, waaronder opdrachtgevers en vaak het ontwikkelteam. En het leukste onderdeel is het rapporteren van de algehele softwarekwaliteit. Ik ben dus niet altijd even geliefd in projecten.

Al met al moet je analytisch kunnen denken en een probleemoplossend vermogen hebben. En bovenal moet je onder druk kunnen werken; we worden meestal 'achteraan' in de keten geplaatst (als het al bijna te laat is). Daarom is communicatie en samenwerking met andere teams essentieel voor hogere softwarekwaliteit. En dat maakt dit vak zo leuk: ik ben een spin in het IT-kwaliteit web.

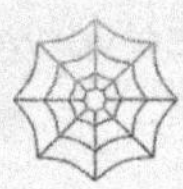

6.6 BEVEILIGING[28]

In de gezondheidszorg werken we met veel en vaak erg privacygevoelige gegevens. Deze data en informatie is om allerlei redenen interessant voor partijen die niet bevoegd zijn voor het inzien of gebruik hiervan. We moeten het dus heel goed beschermen. Iedere organisatie die persoonsgegevens verwerkt is op grond van artikel 32 van de AVG verplicht om passende technische en organisatorische maatregelen te nemen om persoonsgegevens te beschermen tegen verlies en onrechtmatige verwerking. Een groot deel van de verantwoordelijkheid voor het technische inrichten van deze bescherming ligt bij de ICT-bedrijven. De softwareontwikkelaar moet zorgen dat gegevens veilig zijn opgeslagen, de hardwarebedrijven moeten zorgen dat er hardwarematige beveiligingen (bijvoorbeeld een fingerprint reader) beschikbaar zijn en telecommunicatiebedrijven moeten zorgen dat gegevens veilig over de verschillende netwerken wordt getransporteerd.

Om de data en de informatie van een organisatie te beschermen geeft David Sutton[29] vier basisregels:

1. Zorg dat er tools op de systemen zijn geïnstalleerd die detecteren wanneer er een aanval wordt uitgevoerd. Denk hierbij aan virussoftware die reageert als bepaalde soorten schadelijke software (malware) op het systeem worden aangetroffen.
2. Zorg dat er preventieve tools worden ingezet om te voorkomen dat malware op het systeem kan worden geplaatst. Dat kan bijvoorbeeld worden gedaan met een firewall (software dat inkomende en uitgaande berichten tussen netwerk en internet controleert).
3. Zorg dat er beleid en procedures zijn die door gebruikers gevolgd moeten worden om de veiligheid van de gegevens op het netwerk te verzekeren, zoals bijvoorbeeld een paswoordbeleid dat sterke paswoorden en regelmatig veranderen daarvan voorschrijft.
4. Zorg dat er beleid is dat gedetailleerd beschrijft wat er moet worden gedaan als er een onregelmatigheid op het systeem is geconstateerd. Denk bijvoorbeeld aan het informeren van gebruikers en in quarantaine zetten van delen van het systeem of netwerk.

Om deze basisregels te implementeren heeft de ICT'er veel technische tools tot zijn beschikking. In het licht van de steeds groter wordende digitale dreiging zijn deze tools erg geavanceerd en complex maar noodzakelijk. Dit kan soms tot extra werk en dus irritatie bij de gebruikers leiden, vooral als er niet goed wordt uitgelegd waarom deze maatregelen nodig zijn.

Omdat IT-beveiliging zo complex is geworden zien we dat organisaties de laatste jaren ethisch hackers[30] inzetten om de veiligheid van de ICT te waarborgen. Een ethisch hacker, ook wel een 'white hat' of 'grey hat' hacker genoemd, is een beveiligingsprofessional die wordt ingehuurd om de beveiliging van computersystemen, netwerken en software te testen. Taken van de ethical hacker zijn in grote lijnen:

- kwetsbaarheden opsporen: testen op beveiligingslekken en kwetsbaarheden in systemen voordat kwaadwillende hackers deze kunnen misbruiken.
- penetratietesten uitvoeren: gecontroleerde aanvallen op systemen uitvoeren om te zien hoe goed deze bestand zijn tegen echte aanvallen.

Na het identificeren van kwetsbaarheden, rapporteren ethische hackers hun bevindingen aan de organisatie en geven ze advies over hoe deze problemen kunnen worden opgelost. Indien gewenst helpen ze organisaties om te voldoen aan beveiligingsnormen en regelgeving door ervoor te zorgen dat hun systemen veilig zijn.

Naast het nemen van technische (ICT-) maatregelen ligt er natuurlijk ook een grote verantwoordelijkheid bij de gebruikers. Het is belangrijk dat gebruikers bewust gemaakt worden dat de omgang met privacygevoelige gegevens hand in hand moet gaan met veilig gedrag. Computers en laptops moeten niet onbeheerd achtergelaten worden, paswoorden moeten niet makkelijk te raden zijn en iedereen moet alert zijn voor phishing mails, om maar een paar zaken te noemen. Op initiatief van de overheid en het platform voor de InformatieSamenleving is de website veiliginternetten.nl[31] opgezet. De website gaat uitgebreid in op online gevaren voor individuele personen en wat je kan doen om zo veilig mogelijk te bewegen in de digitale wereld.

Hoe sterk is je paswoord?

Onderzoek van NordPass toont aan dat paswoord-veiligheid in het algemeen geen prioriteit heeft. De top 5 meest gebruikte paswoorden zijn 123456, admin, 12345678, 123456789 en 1234.[32]

Hoe sterk zijn jouw paswoorden eigenlijk? Test je paswoord op Bitwarden (https://bitwarden.com/password-strength/) en zie hoe snel je paswoord te kraken is.

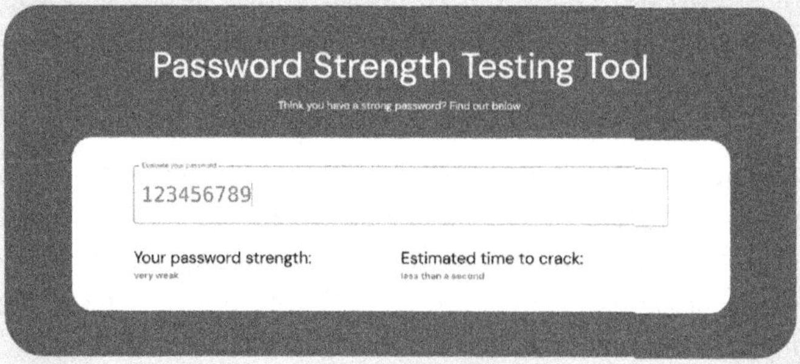

Wil je weten of je paswoord gehacked is? Met de website Have I been pwnd? (https://haveibeenpwned.com/) kan je kijken of je e-mailadres betrokken is geweest bij een datalek. Als dat het geval is, is het goed om je paswoord te veranderen!

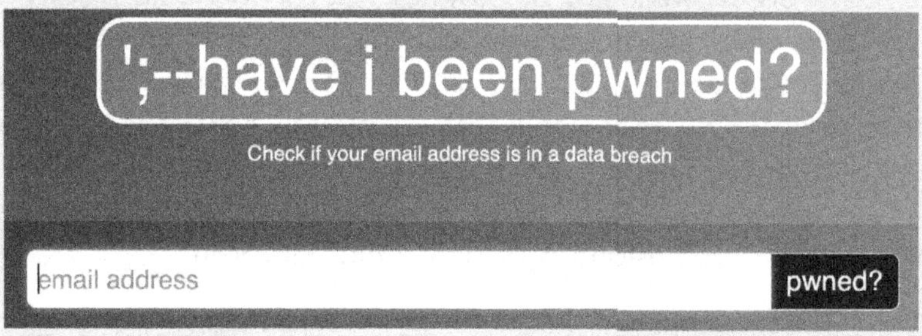
';--have i been pwned?
Check if your email address is in a data breach
email address
pwned?

Elke instelling die met privacygevoelige gegevens omgaat, moet zorgen dat digitale verantwoordelijkheid van de medewerkers op de agenda blijft staan. Door regelmatige trainingen en het periodiek aanbieden van informatie zal de instelling de kennis rondom digitale veiligheid moeten blijven actualiseren. Ethische hackers kunnen een belangrijke rol spelen in deze voorlichting omdat de trucjes van de aanvallers goed kennen en weten welke enorme gevolgen dit kan hebben voor de organisatie.

De gevaren voor het inzien van privacygevoelige gegevens ontstaan niet alleen van buiten de organisatie, ook binnen de instelling zijn deze gegevens niet altijd veilig. Over de afgelopen jaren zijn verscheidene instellingen en personen beboet die ongeoorloofd in gegevens van derden hebben gekeken. De zaak van ongeoorloofd bekijken van patiëntgegevens bij de tv-persoonlijkheid Barbie bij het HagaZiekenhuis is een van de meest spraakmakende.[33]

Gluren in medische gegevens Barbie kost HagaZiekenhuis bijna half miljoen euro

Het uitgangspunt is dat alleen zorgverleners (en andere medewerkers) die rechtstreeks betrokken zijn bij de uitvoering van de behandelingsovereenkomst met de patiënt óf degene die optreedt als vervanger van de betrokken hulpverlener inzage hebben in het medisch dossier van de patiënt. Zorgverleners hebben bovendien alleen inzage voor zover dit noodzakelijk is voor door hen te verrichten werkzaamheden. Bovenstaande is alleen anders als de patiënt aan anderen toestemming geeft om zijn medisch dossier te bekijken. Dit betekent dat nieuwsgierige medewerkers die niet rechtstreeks zijn betrokken bij de behandeling van een patiënt van het ziekenhuis dus niet mogen snuffelen in het medisch dossier.

Natuurlijk ligt een deel van de verantwoordelijkheid voor dataveiligheid bij de gebruikers. Zij moeten de regels kennen (en toepassen) en hun nieuwsgierigheid in bedwang houden. Maar ook de softwareontwikkelaar heeft een verantwoordelijkheid dat het systeem zo ontworpen is dat de kat – de gebruiker – niet op het spek wordt gebonden.

Software die werkt met (privacy)gevoelige gegevens moet voorzien zijn van role-based-access-control. Dit betekent dat er binnen het systeem rollen voor gebruikers kunnen worden gedefinieerd die vervolgens gekoppeld worden aan permissies over wat de gebruiker wel en niet op het systeem mag en kan doen. Dus welke gegevens mogen worden ingezien en wanneer, maar ook welke gegevens wel of niet binnen de rol mogen worden opgeslagen of verwijderd. Zo krijgt de behandelend arts andere permissies dan de verpleegkundige of de medewerker van de financiële administratie. Natuurlijk moet een systeem ook voorzien zijn van de mogelijkheid om in noodgevallen wel bij de gegevens te kunnen. Dit wordt een 'breaking-the-glass' protocol genoemd.[34] Via dit protocol wordt in noodsituaties toegang gegeven tot informatie die anders binnen de rol niet toegankelijk is. Denk hierbij bijvoorbeeld aan een situatie waarbij de behandelend psychiater niet beschikbaar is terwijl de cliënt in een crisissituatie door de politie wordt binnengebracht. Er moet dan meteen inzicht verkregen worden in de medische gegevens.

Denk aan een patiënt die via de spoedeisende hulp wordt binnengebracht en geen toestemming kan geven omdat hij buiten bewustzijn is. Bij het bewust 'breken van het glas' om toegang te verkrijgen tot de gegevens van de patiënt die nog niet voor jou beschikbaar waren, maak je de zorgverlener bewust van de noodzaak tot zorgvuldigheid en kun je achteraf ook monitoren of er voldoende compliance is (houdt men zich aan de gemaakte afspraken). De 'best practice' hierin, na het bovengenoemde voorval binnen het Haga ziekenhuis, is omgekeerd. Van ongelimiteerde toegang tot geen toegang, tenzij. Zorgaanbieders zijn wettelijk verplicht om bij te houden wie een dossier heeft ingezien. Dit bijhouden heet logging. Ook patiënten hebben sinds 2020 (binnen de Wet Geneeskundige Behandelovereenkomst) recht op inzage in de van hen vastgelegde gegevens, en hebben daarmee ook recht op inzage in de registratie van wie toegang heeft gehad tot hun dossier.[35]

Parallel aan de technische maatregelen voor role-based-access-control moeten geautomatiseerde controles worden uitgevoerd die overtredingen van de regels signaleren en rapporteren. Daarnaast wordt aanbevolen om reguliere audits uit te voeren waar ongebruikelijke situaties nader worden bekeken. De technische implementatie van maatregelen voor interne databeveiliging moet tevens ingebed zijn in goede structuur van duidelijk beleid en werkzame procedures. De gebruikers en medewerkers van een instelling moeten hiervan op de hoogte zijn en ook begrijpen dat ongeoorloofde toegang tot data tot sancties kan leiden. Vanuit de Algemene Verordening Gegevensbescherming (AVG) zijn organisaties die met persoonsgegevens werken, verplicht zich aan de uitgangspunten van de wet te houden en zullen zij ook moeten kunnen aantonen dit te doen. Zij moeten de gegevens van hun cliënten of patiënten goed beveiligen ter voorkoming van misbruik en het melden zodra er sprake is van een zogeheten datalek dat hier een risico in veroorzaakt.[36] Omdat er hoge boetes kunnen worden uitgedeeld bij onzorgvuldigheid in dezen, zijn organisaties er over het algemeen erg op gebrand dit te voorkomen. De Autoriteit Persoonsgegevens is aangesteld als formele toezichthouder.[37]

Veel grotere systemen hebben goede mogelijkheden voor role-based-access-control maar veel kleinere daarentegen vaak niet. Maar ook bij de grotere systemen is role-based-access-control binnen de instelling goed in te stellen, maar zo snel er gegevens over de grenzen van de organisatie gedeeld moeten wordt het moeilijk. In de groei van onze gezondheidszorg, waar steeds meer nadruk op ketenzorg komt te liggen, is dit laatste een van de grootste uitdagingen waar systeembouwers voor staan.

Ramon van Alteren – Group Product Manager Cyber Security – Spotify

Wat doet een securityteam binnen een zorgbedrijf of instelling?
Securityteams zijn verantwoordelijk voor het beveiligen van de digitale gegevens binnen een zorgbedrijf of instelling tegen ongeautoriseerde toegang, diefstal en verlies. En dat is van groot belang, er zijn meerdere security-incidenten bekend waarbij cybercriminelen geprobeerd hebben om zorginstellingen of patiënten af te persen door alle patiëntgegevens onbereikbaar te maken door ze te versleutelen met encryptie (ransomware) of domweg te stelen. Of waarbij onbevoegden gepoogd hebben om toegang te krijgen tot de (medische) gegevens van patiënten of medewerkers. Medische zorggegevens behoren tot de meest privacygevoelige vormen van data, die zowel vanwege wet- en regelgeving maar vooral in het belang van de patiënt zorgvuldig beveiligd dienen te worden.
Een securityteam beveiligt deze gegevens en de systemen waarin ze opgeslagen worden door het opstellen en uitvoeren van securitymaatregelen die tezamen het securityprogramma vormen. Dit programma wordt altijd uitgevoerd in samenwerking met andere IT- en applicatiebeheerders. Maar ook de 'gewone' medewerkers die niet bij IT betrokken zijn spelen een belangrijke rol. Aan het hoofd van het securityteam staat de CISO of chief information security officer, die verantwoordelijk is voor het volledige (digitale) securitybeleid van de instelling.

Ieder security-programma kent drie pijlers:
1. Risico- en procesbeheer (GRC, Governance, Risk en Compliance);
2. Beheer van securitymaatregelen en security software updates;
3. Security detectie en incident response.

Governance, Risk en Compliance (GRC)
Om de digitale infrastructuur van een zorginstelling succesvol te beveiligen is het belangrijk om te weten welke risico's het bedrijf loopt. Niet alle bedrijven of instellingen hebben dezelfde risico's en hebben daarom ook andere beveiligingsmaatregelen nodig. Het beveiligen van een ziekenhuis kent andere risico's dan het beveiligen van thuiszorg. Dit is afhankelijk van de gegevens die verwerkt worden en de computersystemen en -applicaties die gebruikt worden.

Het GRC-team doet een risicoanalyse van alle gegevens en processen binnen een instelling en doet op basis daarvan aanbevelingen aan het management hoe deze risico's in te perken. Een groot deel van deze aanbevelingen hebben te maken met compliance, het aantonen dat de zorginstelling voldoet aan industriestandaarden en wet- en regelgeving die van toepassing is, zoals bijvoorbeeld de AVG, GDPR, Europese privacywetgeving of gespecialiseerde zorgstandaarden en regelgeving.
Deze risicoanalyse omvat zowel de processen en gegevens die gebruikt worden binnen de zorginstelling maar ook het controleren van de verschillende toeleveranciers (third parties) die de instelling gebruikt. Het heeft bijvoorbeeld niet zoveel zin om allerlei

digitale beveiligingsmaatregelen in te stellen als onbevoegden zonder problemen het datacenter waar de computersystemen staan kunnen binnenlopen.

Het laatste onderdeel waar dit team zorg voor draagt is governance, ofwel het bewaken dat de procesafspraken die gemaakt zijn over beveiliging ook daadwerkelijk zo uitgevoerd worden.

In alle gevallen geldt dat het gaat om een risicoafweging tussen het beveiligingsrisico en de voordelen voor de organisatie en haar patiënten en medewerkers. Het is belangrijk om je te realiseren dat risico nooit helemaal is uit te sluiten. Het GRC-team probeert de juiste balans te vinden tussen te weinig beveiligingsmaatregelen waardoor cybercriminelen toegang kunnen krijgen en te veel beveiligingsmaatregelen waardoor het dagelijkse werk zo veel gehinderd wordt en gebruikers om de beveiligingsmaatregelen heen werken in plaats van ze te volgen.

Beheer van securitymaatregelen en security software updates

Dit deel van het security programma wordt uitgevoerd door specialisten die zich bezighouden met de technische veiligheidsmaatregelen voor de verschillende IT-systemen die de zorginstelling gebruikt. Vrijwel alle securityprogramma's maken gebruik van 'defense in depth' waarbij de veiligheidsmaatregelen in verschillende lagen opgebouwd worden. Dat wil zeggen dat als een cybercrimineel langs één beveiligingsmaatregel weet te komen, de gegevens nog steeds beschermd worden door andere beveiligingsmaatregelen.

Ze maken daarbij gebruik van een aantal categorieën van beveiligingsmaatregelen:

- Identiteit en toegangsbewaking (IAM, Identity & Access Management);
  Dit gaat om zeker stellen dat de juiste persoon toegang heeft tot de gegevens en software die zij nodig heeft voor haar werk. Vaak wordt hier het principe van 'least privilege' gebruikt, wat betekent dat je alleen toegang krijgt tot wat je nodig hebt voor je werk en niet meer. Het aanmaken van accounts, passwordbeleid en de verschillende rechten die een account heeft binnen een softwareapplicatie vallen hieronder. Maar ook bijvoorbeeld regels over het gebruik van usb-drives waarmee gegevens gestolen zouden kunnen worden.
- Phishing en malware- beveiliging;
  Omdat computersystemen steeds beter beveiligd zijn, proberen cybercriminelen vaak legitieme accounts van medewerkers over te nemen door gebruik te maken van phishing. Dit gebeurt door het versturen van e-mails met links die de accountgegevens en wachtwoorden stelen. Er wordt ook malware gebruikt, computerprogramma's geschreven door cybercriminelen die de laptop of computer van een medewerker overnemen of gegevens stelen.
- Netwerkbeveiliging;
  Het is belangrijk om te weten welke systemen met elkaar gegevens over het netwerk kunnen uitwisselen en op welke manier. Alle gegevensuitwisseling over het netwerk moet beveiligd zijn tegen cybercriminelen die kunnen meeluisteren. Hier wordt meestal encryptie ingezet, het versleutelen van gegevens zodat deze onleesbaar zijn voor

onbevoegden. Maar ook firewalls spelen hierbij een belangrijke rol, die regelen welk netwerkverkeer is toegestaan en welk type verkeer van het internet is toegestaan.
- Securitysoftware updates;
  Vrijwel alle software heeft bugs en security-kwetsbaarheden (vulnerabilities) waardoor een cybercrimineel zich toegang kan verschaffen tot het systeem ofwel het uit kan schakelen. Softwareleveranciers brengen hier updates voor uit om dit te verhelpen, echter die moeten dan natuurlijk wel geïnstalleerd worden. Ieder jaar worden er wereldwijd ongeveer 25.000 verschillende bugs en security-kwetsbaarheden gevonden in verschillende softwareonderdelen en cybercriminelen worden steeds sneller in het gebruikmaken hiervan. Het up-to-date houden van computersystemen is dus vaak een uitgebreid project met verschillende applicatie- en systeembeheerders.

Security-detectie en incident response
Dit laatste onderdeel van een securityprogramma houdt zich bezig met het analyseren van technische data en log-gegevens van de verschillende IT-systemen in een zorginstelling. Er wordt gezocht naar aanwijzingen dat cybercriminelen of andere onbevoegden zich toegang hebben verschaft tot gegevens of systemen.

Ieder IT-systeem of laptop produceert logbestanden waarin gegevens worden opgeslagen over de verschillende bewerkingen die binnen het systeem worden uitgevoerd door gebruikers en automatische processen. Als cybercriminelen of onbevoegden toegang proberen te krijgen tot gegevens of systemen, zijn de eerste aanwijzingen daarvoor vaak te vinden in deze logbestanden. Vaak wordt voor deze analyse gebruikgemaakt van gespecialiseerde bedrijven die een Security Operations Center (SOC) inrichten voor hun opdrachtgevers. Dit is een afdeling die 24 uur per dag bemand is door security-analisten die deze logbestanden analyseren met gespecialiseerde analysesoftware voor het opsporen van pogingen tot een cybersecurity-aanval. Naast logbestanden worden vaak ook e-mails en securitygegevens van beveiligingsprogramma's zoals antivirus/malware-beveiliging op laptops en desktops geanalyseerd op pogingen tot inbraak.

Als er aanwijzingen gevonden worden van een poging tot inbreken in computersystemen of ongeoorloofde toegang tot gegevens treedt het security-incidentprotocol in werking. Dit is een vooraf afgesproken proces hoe te handelen bij een security-aanval of ongeoorloofde toegang tot vertrouwelijke informatie, een security-incident.

Dit proces heeft als eerste doel om ervoor te zorgen dat eventuele toegang die cybercriminelen hebben verkregen weer terug te draaien en ervoor te zorgen dat de verschillende systemen en gegevens weer veilig zijn. Daarna wordt er technisch forensisch onderzoek gedaan naar wat voor acties de cybercriminelen hebben uitgevoerd en of er gegevens gewijzigd zijn. Indien nodig wordt de schade hersteld. Als onderdeel hiervan wordt een impactanalyse opgesteld van het security-incident zodat het management van de zorginstelling de betrokkenen kan informeren over het incident en de

mogelijke gevolgen. Daarnaast is het vaak verplicht om security-incidenten te melden aan verschillende instanties zoals de Autoriteit Persoonsgegevens of de afdeling cybercriminaliteit van de politie.
Vaak beginnen security-incidenten met een melding van één van de werknemers over iets dat opvalt als ongewoon of vreemd. Cybercriminelen worden steeds slimmer in zich voordoen als gewone werknemers of gewone bedrijfsprocessen. De meeste security-teams hebben dan ook een meldingsprogramma waar werknemers 'vreemde' zaken kunnen melden voor verder onderzoek.
De meest succesvolle securityprogramma's zijn erin geslaagd om een beveiligingscultuur op te bouwen waarin iedereen meewerkt aan het veilig houden van de vaak vertrouwelijke gegevens die aan een bedrijf of instelling worden toevertrouwd.

6.7 TECHNISCH BEHEER

De laatste belangrijke taak van de ICT'er waar we in dit hoofdstuk op ingaan is het beheer van de digitale infrastructuur (software, hardware en netwerken) van een organisatie. In jargon wordt dit vaak aangeduid met IT-servicemanagement (ITSM).

Met de ICT-infrastructuur van een organisatie is het niet anders dan bij een huis; zonder onderhoud valt op den duur alles uit elkaar en zonder aanpassingen is het huis niet toekomstbestendig. Defecte dingen moeten worden gerepareerd, maar er moeten ook plannen op lange en middellange termijn zijn om de hardware, software en netwerken mee te laten groeien met de plannen en doelstellingen van een organisatie. Je wilt, per slot van rekening, straks niet met twee kinderen op een niet-geïsoleerd studentenappartement met een lekkend dak zitten!

Als er gesproken wordt over IT-servicemanagement, dan wordt meestal onmiddellijk verwezen naar twee frameworks die praktijken en richtlijnen beschrijven om het beheer op de ICT-infrastructuur uit te voeren: ITIL en COBIT. ITIL (IT Infrastructure Library)[38] is het oudste framework dat in de jaren '80 van de vorige eeuw door het Britse Central Computer and Telecommunications Agency (CCTA) werd ontwikkeld, maar wordt nog in veel organisaties gebruikt.[39] Sinds de eerste officiële uitgave in 1989 heeft het framework verschillende updates gehad om het relevant te houden en aan te passen aan de veranderingen in de ICT-wereld. Ook het COBIT (Control Objectives for Information and Related Technologies) framework draait al een aantal jaren mee, maar is van een meer recente datum, 1996.

Beide frameworks richten zich op het beheer van de ICT-middelen in een organisatie, maar ze zijn ook verschillend. ITIL richt zich meer op het operationeel beheer, dat wil zeggen dat het zich, om in de metafoor van het huis te blijven, meer richt op het reguliere en incidentele onderhoud. COBIT richt zich meer op de strategie, met andere woorden, waar wil de organisatie in de toekomst naar toe met ICT-infrastructuur.

Zonder diep in te gaan op richtlijnen en procedures die beide methoden voorschrijven, dat is echt het werk van de ICT'er die vormgeeft aan het beheer van de ICT-infrastructuur van een organisatie, willen we wel ingaan op de kerncomponenten van de methodes. Deze helpen om beter te begrijpen welke aspecten een rol spelen bij holistisch beheer.

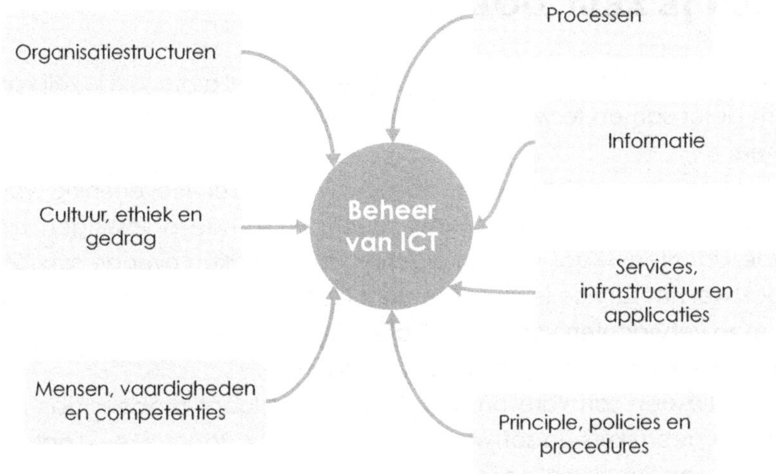

Figuur 6.13 Kerncomponenten COBIT[40]

- **Processen** beschrijven de activiteiten die moeten worden uitgevoerd om de doelstellingen van de IT-infrastructuur te behalen.
- De ondersteuning van de **informatie** die de organisatie gebruikt en produceert is de leidraad voor effectief beheer.
- De **services, infrastructuur en applicaties** zijn de technische focus van het beheer.
- **Principes, policies en procedures** bepalen het gedrag van de beheerders
- De juiste **mensen, vaardigheden en competenties** garanderen een succesvolle uitvoering van het beheer.
- De **cultuur, ethiek en gedrag** van de organisatie en de individuen in de organisatie geven onderliggende motivatie om effectief met de IT-infrastructuur om te gaan.
- Het is belangrijk om **organisatiestructuren** goed te kennen om te kunnen anticiperen op de beslissingsstructuren.

Als we door de ogen van het werk in onze eigen organisatie kijken, valt op dat beheer veel meer is dan een helpdesk die helpt bij problemen. Effectief beheer van de ICT in een organisatie vraagt continu interactie met de belanghebbenden. Worden de verpleegkundigen en andere zorgverleners gehoord over wat zij verwachten van de systemen en applicaties die zij gebruiken? Wordt de informatie die dagelijks nodig is om het werk uit te voeren op maat en op tijd geleverd? Maar hebben wij als zorgverleners ook wel de juiste houding ten opzichte van de ICT-middelen die we tot onze beschikking hebben, gebruiken we ze voldoende en op een juiste wijze? Met andere woorden, zijn wij betrokken? In hoofdstuk 7 gaan wij hier verder op in. We kijken dan naar de aspecten die komen kijken bij het goed invoeren van systemen.

6.8 WAT KAN JE ZELF DOEN?

Om dit hoofdstuk af te sluiten, geven we puntsgewijs een aantal acties die je zelf kan ondernemen om beter samen te werken met de interne I(C)T-afdeling of externe ICT-dienstverleners.

1. Heel vaak wordt er door gebruikers geklaagd over de serviceverlening van interne I(C)T afdelingen. Te trage response, slecht werkende oplossingen zijn vaak gehoorde klachten. Maar wat zijn eigenlijk de afspraken over de service, in IT-termen ook wel het service level agreement (SLA) genoemd. Zoek uit wat je als gebruiker mag verwachten van de I(C)T-afdeling zodat je kan bepalen of de gebruiker de service krijgt waar hij of zij recht op heeft.
2. Als in je organisatie een software ontwikkelingsproject loopt probeer dan de 'muren' tussen de gebruikers en softwareontwikkelaars te doorbreken. Laat de softwareontwikkelaars kennismaken met de gebruikers, vraag ontwikkelaars een presentatie te geven over hun werk. Pas op dat het hier niet alleen om een verkooppraatje gaat, maar om het creëren van wederzijds begrip.
3. Bij softwareontwikkeling in een complex veld als de zorg, speelt een domeinexpert een cruciale rol. Zoek uit welke domeinexperts betrokken zijn bij de ontwikkeling en of hun kennis en kunde representatief is voor softwareoplossing die zal moeten worden opgeleverd.
4. Trek, waar mogelijk, in je acties op met de cliënt- of patiëntvertegenwoordiging binnen jouw organisatie.

6.9 OEFENINGEN EN OPDRACHTEN

6.1 Beschrijf de drie grootste spelers in de markt voor Elektronisch patiëntendossier/cliëntdossier software. Welke bedrijven zijn het, hoe groot zijn ze, wat is hun omzet, welke diensten bieden ze aan, en welke klanten hebben ze? Reflecteer op deze data en beschrijf goede en slechte kanten van deze marktsituatie.

6.2 Beschrijf zo concreet mogelijk waarom er bij opdrachtgevers (klanten) en softwareontwikkelaars makkelijk conflict kan ontstaan als er op een agile wijze wordt gewerkt.

6.3 Je wordt gevraagd om een nieuwe mobiele app te implementeren die de inname van eiwit bevordert bij patiënten met wonden in de thuiszorg. Je moet een projectgroep samenstellen. Geef aan welke rollen je opneemt in de projectgroep en beschrijf hun verantwoordelijkheden.

6.4 Je wordt gevraagd om een voorlichtingssessie van een half uur over digitale veiligheid voor je directe collega's te organiseren. Maak een presentatie van 15 minuten om tijdens het volgende werkoverleg te presenteren. Ter voorbereiding kan je gebruikmaken van de informatie op veiliginternetten.nl.

6.5 Als je de kerncomponenten van COBIT relateert met het IT-landschap in je eigen organisatie, welke componenten zie je dan duidelijk terug en welke zouden beter uitgewerkt moeten zijn? Leg uit.

Noten

1 *Topic: Operating systems.* Statista – https://www.statista.com/topics/1003/operating-systems/#topicOverview
2 *Mobile & tablet operating system market share worldwide.* (z.d.). StatCounter Global Stats. Retrieved April 10, 2024, from https://gs.statcounter.com/os-market-share/mobile-tablet/worldwide/#monthly-202301-202401-bar
3 ElevateX. (2024, January 26). *The 9 most important programming languages for 2024.* ElevateX. https://elevatex.de/blog/it-insights/programming-languages-ranking-2024/
4 *What is COBOL and Who Still Uses It?* (z.d.). CBT Nuggets. Retrieved August 12, 2024, from https://www.cbtnuggets.com/blog/technology/programming/what-is-cobol-and-who-still-uses-it
5 *OpenEMR.* (n.d.). OpenEMR. Retrieved February 19, 2024, from https://www.open-emr.org/
6 *OpenMRS.org – OpenMRS is an open source medical records system or EMR with a global community.* (n.d.). Retrieved February 19, 2024, from https://openmrs.org/
7 Het Code4Health initiative is een platform voor het bevorderen van het gebruik van open source software in de gezondheidszorg en wordt ondersteund door de National Health Services in het Verenigd Koninkrijk – https://www.england.nhs.uk/digitaltechnology/open-source/
8 *Nextcloud – Open source content collaboration platform.* (2021, December 9). Nextcloud. https://nextcloud.com/
9 *LibreOffice* – Free and Private Office Suite – Based on OpenOffice – Compatible with Microsoft. Retrieved August 12, 2024, from https://www.libreoffice.org/
10 *Epi infoTM.* (2024, July 15). CDC. https://www.cdc.gov/epiinfo/index.html
11 *Open source observatory (OSOR).* (n.d.). Joinup. Retrieved August 12, 2024, from https://joinup.ec.europa.eu/collection/open-source-observatory-osor
12 *The digital economy runs on open source. Here's how to protect it.* (2021, September 2). Harvard Business Review. https://hbr.org/2021/09/the-digital-economy-runs-on-open-source-heres-how-to-protect-it
13 Hartholt, S. (z.d.). *Overheids-ict valt 1,3 miljard duurder uit. Binnenlands Bestuur.* Retrieved February 20, 2024, from https://www.binnenlandsbestuur.nl/digitaal/overheids-ict-valt-opnieuw-13-miljard-duurder-uit

14 Van Lonkhuyzen, L. (2022, May 4). Ziekenhuizen voelen zich klemgezet door softwarebouwer. *NRC*. https://www.nrc.nl/nieuws/2022/05/04/ziekenhuizen-voelen-zich-klemgezet-door-softwarebouwer-a4122715
15 Het proces en de afwegingen worden in groot detail beschreven in Laplante, P. A. (2010). *Encyclopedia of Software Engineering three-volume set (print)*. CRC Press.
16 Patiëntenfederatie Nederland (2021, March 17). Patiënt moet kunnen kiezen voor digitale zorg. *Patiëntenfederatie Nederland*. https://www.patientenfederatie.nl/actueel/nieuws/patient-moet-kunnen-kiezen-voor-digitale-zorg
17 Rutten, P., Pruim, J., van Zijl, N., & Merckelbach, S. (1 C.E., January 1). Paul Rutten. *McKinsey & Company*. https://www.mckinsey.com/nl/our-insights/digitale-zorg-in-nederland#/
18 *ZorgkaartNederland*. (n.d.). Retrieved February 21, 2024, from https://www.zorgkaartnederland.nl/
19 *Appstore*. (z.d.). Kanker.nl. Retrieved August 12, 2024, from https://www.kanker.nl/hulp-en-ondersteuning/appstore
20 *Choosing the right software development methodology for your project*. (7 October 2023). SourceCodester. Retrieved August 12, 2024, from https://www.sourcecodester.com/blog/16892/choosing-right-software-development-methodology-your-project.html
21 *Agile Alliance*. (2015, June 29). Agile Alliance |. https://www.agilealliance.org/
22 *Manifest voor Agile Software Ontwikkeling*. (n.d.). Retrieved February 14, 2024, from https://agilemanifesto.org/iso/nl/manifesto.html
23 Superscript. (2021, September 10). Pros and cons of the agile approach. *Superscript*. https://gosuperscript.com/news-and-resources/pros-and-cons-of-the-agile-approach/
24 Solingen, R. van (2018). *Agile*.
25 *Home*. (n.d.). Scrum.Org. Retrieved February 15, 2024, from https://www.scrum.org/
26 Leopold, K. (2017). *Practical kanban: From team focus to creating value*. Leanability Press.
27 https://en.wikipedia.org/wiki/Kanban_board#/media/File:Abstract_Kanban_Board.svg
28 Beck, K., & Andres, C. (2004). *Extreme programming explained: Embrace change*. Addison-Wesley Professional.
29 Sutton, D. (2017). *Cyber security: A practitioner's guide*. BCS, The Chartered Institute for IT.
30 Sutton, D. (2017). *Cyber security: A practitioner's guide*. BCS, The Chartered Institute for IT, pag 108 e.v
31 Regalado, D., Ness, J., Eagle, C., Sims, S., Harris, S., Spasojevic, B., Linn, R., & Harper, A. (2022). *Gray hat hacking: The ethical hacker's handbook, sixth edition*. McGraw-Hill Education.
32 *Antwoord op vragen en hulp bij problemen. Voor iedereen*. (n.d.). Retrieved August 13, 2024, from https://veiliginternetten.nl/
33 *Top 200 most common passwords list*. (n.d.). NordPass. Retrieved February 23, 2024, from https://nordpass.com/most-common-passwords-list/
34 Kraaijeveld, M. (2019, July 19). *Gluren in medische gegevens Barbie kost HagaZiekenhuis bijna half miljoen euro*. Algemeen Dagblad. https://www.ad.nl/den-haag/gluren-in-medische-gegevens-barbie-kost-hagaziekenhuis-bijna-half-miljoen-euro~a332a557/
35 *Break Glass Procedure: Granting Emergency Access to Critical ePHI Systems*. (n.d.). Health Insurance Portability and Accountability Act. Retrieved September 19, 2024, from https://hipaa.yale.edu/security/break-glass-procedure-granting-emergency-access-critical-ephi-systems
36 Patiëntenfederatie Nederland. (2021, May 12). Recht op inzage in jouw medisch dossier. *Patiëntenfederatie Nederland*. https://www.patientenfederatie.nl/extra/uw-rechten-als-patient/recht-op-inzage-in-jouw-medisch-dossier
37 https://www.autoriteitpersoonsgegevens.nl/themas/beveiliging/datalekken/datalek-wel-of-niet-melden

38 *Over de autoriteit persoonsgegevens.* (z.d.). Autoriteit Persoonsgegevens. Retrieved October 23, 2024, from https://www.autoriteitpersoonsgegevens.nl/over-de-autoriteit-persoons gegevens

39 *What is ITIL®?* (z.d.). AXELOS. Retrieved February 27, 2024, from https://www.axelos.com/certifications/itil-service-management/what-is-itil/

40 Marrone, M., & Kolbe, L. M. (2011). Impact of IT Service Management Frameworks on the IT Organization. *Business & Information Systems Engineering,* 3(1), 5–18. https://researchers.mq.edu.au/en/publications/impact-of-it-service-management-frameworks-on-the-it-organization-2

41 ISACA. (2018). *COBIT 2019 framework: Introduction and methodology.* ISACA.

7 Implementeren van systemen

7.1 INTRODUCTIE

Als het nieuwe systeem of de systeemaanpassing is gebouwd en positief is getest en geaccepteerd, dan moet het in de organisatie worden geïntroduceerd. Binnen de systems development life cycle (SDLC) zijn we dan aanbeland in de implementatiefase. In ICT-termen wordt deze activiteit ook regelmatig aangeduid met de term 'deployment'[1] en ook de term 'uitrol van software' komen we vaak tegen. Zoals de Engels zeggen, *the proof of the pudding is in the eating*, is de implementatiefase in een ICT-project het uur van de waarheid. Alle voorbereidingen die we in de analyse, constructie en testfasen hebben gedaan moeten nu gaan uitbetalen.

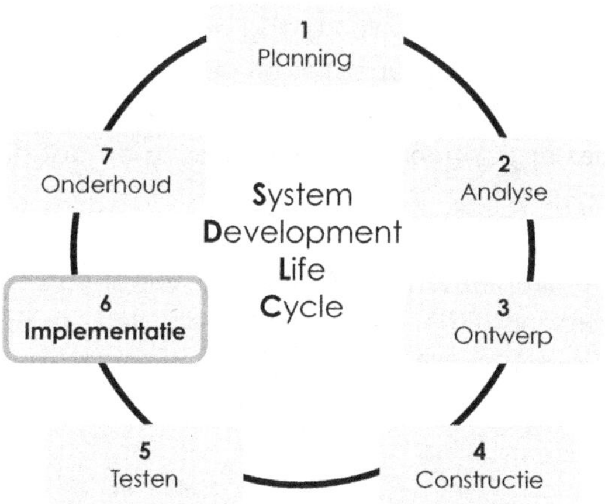

Figuur 7.1 Implementatie in de system development life cycle

In de praktijk zien we vaak dat de testfase en de implementatiefase elkaar overlappen. Dit heeft veel te maken met de manier waarop een systeem is ontwikkeld. Als er gebruik wordt gemaakt van een waterval aanpak, dan wordt de scheidslijn tussen de twee fasen bij een positieve acceptatietest gelegd. Echter, als een systeem op een agile wijze wordt ontwikkeld dan is de grens moeilijker te trekken. Het systeem kan dan in kleine stukjes worden geïmplementeerd terwijl andere delen nog onder constructie of in een testfase zijn.

Het implementeren van software of systemen gaat in de meeste gevallen gepaard met bredere veranderingen in de organisatie. Nieuwe systemen leiden vaak tot veranderingen in processen of werkprocedures en vastlegging van nieuwe gegevens, maar kunnen ook leiden tot personele veranderingen. Dit geheel van gecoördineerde veranderingen wordt aangeduid met de term ‘change management’ en is vaak ingebed in een proces van continu verbeteren in een organisatie.

In dit hoofdstuk beschrijven we de activiteiten die plaatsvinden als een systeem, systeem-component of een app is geaccepteerd in de acceptatietest. We moeten de organisatie in gereedheid brengen voor de veranderingen zodat de gebruikers ermee kunnen gaan werken. En dat is niet altijd zo makkelijk als je zou denken. Om te beginnen moet je weten met welke organisatie en gebruikers je te maken gaat krijgen.

7.2 KEN JE GEBRUIKERS EN ORGANISATIE

Als we nieuwe systemen of systeemveranderingen gaan introduceren bij een groep gebruikers is het heel belangrijk dat we een inschatting maken van hun attitude ten opzichte van software en innovatie. Lang niet elke gebruiker kijkt reikhalzend uit naar een nieuw systeem en sommige gebruikers willen graag alles bij het oude houden. Op een hoger niveau zien wij dit ook bij organisaties als geheel. Sommige organisaties zien innovatie als een positieve uitdaging in een streven om voorop te blijven lopen, terwijl andere organisaties erg opzien tegen verandering omdat dit ook gepaard gaat met onrust.

Het is daarom belangrijk om een systeemimplementatiestrategie te selecteren en te volgen die bij de gebruikers en de organisatie passen. Dit verhoogt de kans op projectsucces en verlaagt de kans op tegenwerking vanuit gebruikers en organisaties.

7.2.1 Gebruikers

In 2019 is door verschillende organisaties in de zorg een onderzoek gedaan om beter zicht te krijgen op de ICT-kennis, houding en vaardigheden van zorgmedewerkers.[2] Het is belangrijk om dit beter te begrijpen omdat de resultaten niet positief zijn; volgens onderzoek heeft 49% van de zorgmedewerkers namelijk onvoldoende kennis van ICT om hun werk goed te doen. Bij het invoeren van nieuwe systemen of systeemveranderingen moeten wij hier rekening mee houden om te zorgen dat alle gebruikers betrokken worden en blijven bij de vernieuwing.

In het onderzoek worden vier groepen gebruikers (persona's) geïdentificeerd op basis van hun kennis, maar vooral ook op basis van hun zelfbeeld ten opzichte van ICT. Zoals het onderzoek laat zien zijn er groepen die denken dat ze nooit digivaardig zullen worden. Deze gebruikers vragen om meer dan kennisoverdracht, ook hun houding ten opzichte van ICT heeft aandacht nodig. Ze zullen actief ondersteund moeten worden.

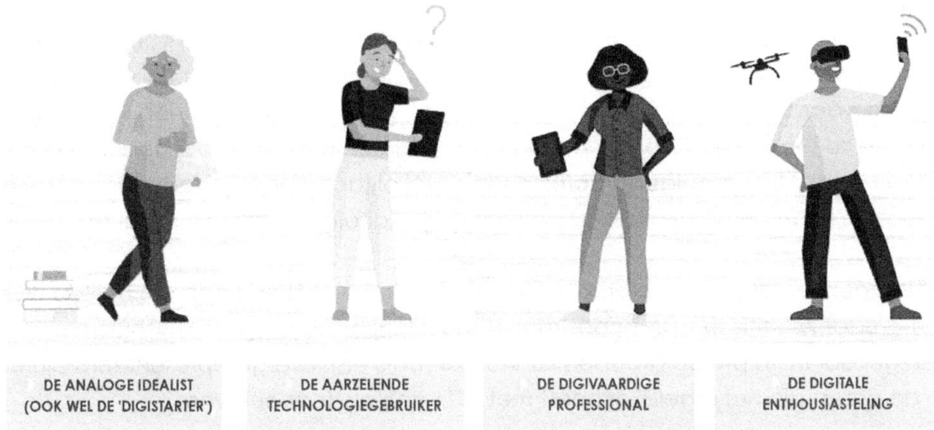

Figuur 7.2 Vier persona's beschrijven de houding ten opzichte van technologie[3]

De analoge idealist

De analoge idealist neigt naar een negatieve houding of is negatief, wil vooral de beste zorg leveren en heeft een afkeer van alles wat met digitalisering te maken heeft. Het ontbreekt ze vaak aan basisvaardigheden om ICT te gebruiken en ze leren de vaardigheden moeilijk omdat ze geen affiniteit, of soms zelfs angst hebben voor technologie. Bijna een vicieuze cirkel waarin ze vastzitten.

Het versterken van de kennis, maar vooral ook het bevorderen van de motivatie om van nieuwe technologie gebruik te maken is bij deze groep belangrijk. De analoge idealist kan een sterke motivatie vinden in de overtuiging dat het gebruik van technologie de werkkwaliteit en de zorgkwaliteit ten goede komt. Bij voorkeur oplossingen die tijd of geld besparen en die zich al hebben bewezen. De nieuwsgierigheid kan extra aangewakkerd worden door mond-tot-mondreclame van andere analoge idealisten die de voordelen (en helaas ook de nadelen) van digitale middelen hebben ervaren: "als die het kan, kan ik het ook".

De aarzelende technologiegebruiker

Deze groep heeft weinig kennis over technologie en heeft er daardoor niet echt een mening over, en richt zich vooral op het welzijn van de cliënt. Daar waar de houding van de analoge idealist negatief is, is de houding van aarzelende technologiegebruiker kritisch. Ze leert nieuwe vaardigheden alleen als dat duidelijk meerwaarde heeft voor de zorg of het werk.

Een paradox is dat de aarzelende technologiegebruiker wel gehoord wil worden, maar lastig te motiveren is om bij de keuze en implementatie van digitale middelen betrokken te raken. Ze heeft een hekel aan overstappen op iets nieuws als het oude nog geen pijn doet. Het is dan ook zaak eerlijk te zijn over de voor- en nadelen van nieuwe technologie.

De digivaardige professional

De digitale professional weet haar weg met digitale middelen prima te vinden, maar spant zich niet bovenmatig in om met de nieuwste digitale middelen te werken. De digitale vaardigheden zijn toereikend om het werk nu en in de nabije toekomst goed te kunnen doen. Werken de digitale middelen niet helemaal naar behoren? Dan vindt de digivaardige zorgprofessional wel olifantenpaadjes om daarmee om te gaan. Zij kan prima de potentie van nieuwe digitale middelen inschatten.

Bij het zoeken naar of invoeren van nieuwe ICT is dit een fijne groep om mee te werken omdat ze kritisch maar constructief meedenken. Tegelijkertijd schuilt hier ook een gevaar in. In projectgroepen kunnen ze makkelijk overgerepresenteerd zijn en zo de groep die het moeilijker heeft met ICT laten ondersneeuwen.

De digitale enthousiasteling

De digitale enthousiasteling beleeft plezier aan het gebruik van digitale middelen en wil graag meer en sneller. ICT-basisvaardigheden zijn voor de digitale enthousiasteling vanzelfsprekend. Ze maakt zich nieuwe digitale middelen snel eigen, snapt hoe software en hardware werkt, lost problemen met digitale middelen op en beantwoordt graag vragen van cliënten en collega's. De digitale enthousiasteling fungeert niet alleen als vraagbaak voor collega's, maar dient ook vaak als filter voor het team als het gaat om nieuwe zorgtechnologieën. Fijn voor veel collega's. Voor een analoge idealist of aarzelende technologiegebruiker kan het echter gaan duizelen.

De digitale enthousiasteling houdt zich in haar werkzaamheden niet aan de digitale grenzen van haar werkgever, maar gaat proactief op zoek naar kennis en nieuwe mogelijkheden. Bij de selectie van nieuwe zorgtechnologieën wil ze graag betrokken worden. Het kan helpen om deze zorgprofessionals te betrekken bij dit soort trajecten, maar realiseer je dat deze groep niet representatief is voor alle zorgprofessionals. In de zorgsector is deze groep over het algemeen klein.

Welke digitype ben jij?

De coalitie Digivaardig in de zorg en Vilans hebben een online zelftest ontwikkeld voor zorgprofessionals en teams om te toetsen hoe het is gesteld met de digitale vaardigheden en de houding ten opzichte van technologie. Door middel van 40 stellingen worden digitale vaardigheden, kennis, motivatie, houding en zelfbeeld in kaart gebracht.

Om de zelfscan te doen voor jezelf of met je team ga je naar:

https://www.digivaardigindezorg.nl/zelftest-welk-digitype-ben-jij/

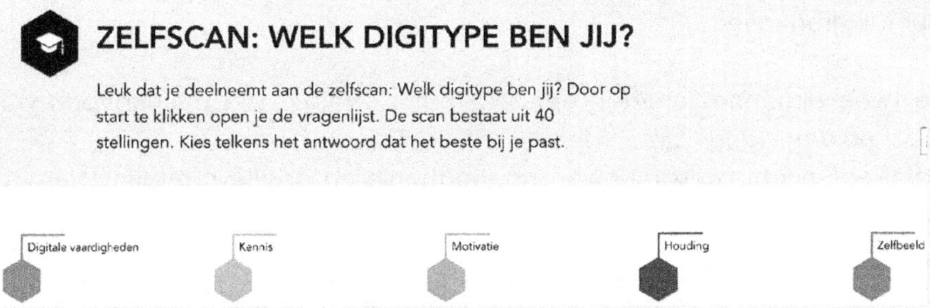
ZELFSCAN: WELK DIGITYPE BEN JIJ?
Leuk dat je deelneemt aan de zelfscan: Welk digitype ben jij? Door op start te klikken open je de vragenlijst. De scan bestaat uit 40 stellingen. Kies telkens het antwoord dat het beste bij je past.
Digitale vaardigheden
Kennis
Motivatie
Houding
Zelfbeeld

7.2.2 Organisatie[4]

Als we naar een organisatie kijken en een inschatting willen maken van wat ons hier te wachten staat bij de introductie van een nieuw systeem, hebben we er veel aan om in te zoomen op de organisatiecultuur. De organisatiecultuur geeft een eerste indicatie van de veranderingsbereidheid van een organisatie.

Er wordt al meer dan 50 jaar onderzoek gedaan naar organisatiecultuur en er zijn in de loop van de jaren veel verschillende definities gegeven. Als we naar de verschillende definities kijken, dan zien we als gemene deler dat organisatiecultuur wordt gedefinieerd als het geheel van waarden, verwachtingen en praktijken die de dagelijkse handelingen en sociale structuren van medewerkers binnen een organisatie bepalen. Het omvat de eigenschappen die een organisatie uniek maken en vormt daarmee de identiteit van de organisatie. Volgens Terrence Deal en Allan Kennedy[5], pionierende onderzoekers op het gebied van organisatiecultuur, bepaalt de cultuur zelfs het algehele succes van een organisatie.

Een praktisch model om inzicht te krijgen in de cultuur van een organisatie, of deel van een organisatie (afdeling of een team) is ontwikkeld door de onderzoekers Kim S. Cameron en Robert E. Quinn.[6] Zij ontwikkelden het Concurrerende Waarden Model (Competing Values Framework). Binnen dit model worden organisatieculturen gediagnosticeerd op basis van twee dimensies: flexibiliteit versus stabiliteit en interne versus externe focus om deze vervolgens in vier organisatiecultuurgroepen in te delen.

Stabiliteit versus flexibiliteit:

- Stabiliteit: Organisaties streven naar interne beheersing van processen door standaardisatie, metingen en continue verbetering.
- Flexibiliteit: Organisaties willen ook adaptief zijn om snel in te spelen op kansen.

Intern versus extern gericht:

- Intern: Organisaties richten zich op efficiëntere interne processen door standaardisatie.
- Extern: Organisaties richten zich op externe positionering in de markt door productdifferentiatie.

Deze twee dimensies creëren een 2x2-matrix, waarin vier cultuurtypen worden onderscheiden, figuur 7.3:

1. Familie: Gericht op samenwerking, harmonie en positieve relaties. Een cultuur waarin medewerkers zich betrokken voelen en ondersteunend zijn.
2. Adhocratie: Gericht op flexibiliteit, innovatie en verandering. Vergelijkbaar met een start-up, waarin creativiteit en aanpassingsvermogen centraal staan.
3. Hiërarchie: Gericht op stabiliteit, controle en interne processen. Vergelijkbaar met een bureaucratische organisatie, waarin regels en procedures leidend zijn.
4. Markt: Gericht op externe positionering, concurrentie en resultaten. Vergelijkbaar met een sportteam, waarin prestaties en doelen voorop staan.

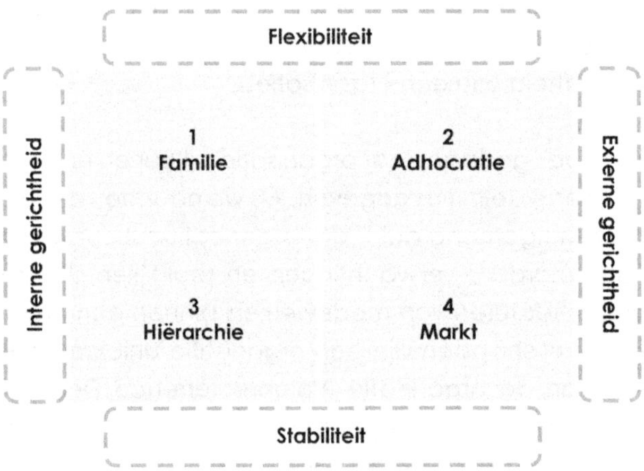

Figuur 7.3 Cultuurtypen matrix volgens Cameron en Quinn.[7]

Een cultuur assessment is een waardevol hulpmiddel bij de implementatie van nieuwe systemen in een organisatie. In de eerste plaats kan het worden gebruikt om een beter beeld van de huidige organisatie te krijgen. Hebben we als organisatie voldoende flexibiliteit om met de veranderingen om te gaan die de introductie van nieuwe systemen met zich meebrengt? Zo moet je bijvoorbeeld bij een hiërarchische cultuur, die erg gericht is op stabiliteit, op je hoede zijn bij snelle veranderingen. Maar ook moet je vaststellen of we als organisatie onze taken en processen voldoende hebben beschreven om de introductie van het nieuwe systeem in goede banen te leiden. Zo kan je bijvoorbeeld bij een adhocratische cultuur verwachten dat het heel moeilijk is om iedereen bij de les te houden. Dit soort organisaties zijn vaak hectisch en worden erg gedreven door externe impulsen. Een organisatiecultuur assessment kan ook worden ingezet om potentiële problemen tussen het nieuwe systeem en de organisatie te identificeren. Hierbij gaat het om de vraag of de nieuwe software of het systeem in lijn is met de cultuur van de organisatie of juist niet. Een organisatie die erg extern gericht is, veel buiten de deur zijn werk doet zal makkelijker over te halen zijn om mobiele applicaties op telefoon of tablet te gebruiken dan organisaties die meer naar binnen zijn gericht.

7.3 MANAGEN VAN EEN VERANDERINGSPROJECT

Zoals we al aangaven staat een implementatie van een nieuw systeem bijna nooit op zichzelf, het is vrijwel altijd deel van een gemanaged veranderingsproces. Het goed kennen van de gebruikers en de organisatie is een belangrijke eerste stap om een beeld te krijgen wat je bij de implementatie van een nieuw systeem kan verwachten. Echter, niet alleen de software verandert, maar zoals we in hoofdstuk 4 al beschreven, volgens de systeemtheorie heeft een nieuw systeem impact op de processen, taken, verantwoordelijkheden en natuurlijk op de mensen zelf in verschillende subsystemen in de organisatie. Om al deze mogelijke veranderingen in te kaderen wordt een systeemimplementatie onderdeel gemaakt van een breder change managementproces of in het Nederlands: verandermanagementproces.

Een veranderproces kan een opzichzelfstaand project zijn, maar kan ook deel uitmaken van een programma met meerdere projecten, dat vervolgens weer deel uitmaakt van een portfolio van programma's. We praten hier dus over drie verschillende grootheden. Een portfolio kan bijvoorbeeld tot doel hebben de cliëntbeleving in de instelling te verbeteren. Hieronder vallen een aantal programma's die ieder een deelaspect van de cliëntbeleving aanpakken, bijvoorbeeld het verbeteren van de voorlichting, het verminderen van de wachttijden en transparanter maken van de informatie voor de cliënt. Dat zijn drie verschillende processen en drie verschillende expertisegebieden, die vervolgens in drie verschillende programma's worden ondergebracht. Binnen elk programma kunnen vervolgens (deel)projecten worden opgezet. Ze kan bij het programma om cliëntinformatie transparanter te maken een project worden opgezet om het cliëntendossier via een app te ontsluiten, maar kan je ook denken aan een project aan een systeem om online, zonder tussenkomt van een administratief medewerker, een afspraak de plannen met behandelaars.

Er zijn veel definities van verandermanagement. In relatie tot de invoering van nieuwe systemen wordt bij verandermanagement veelal de nadruk gelegd op het menselijke aspect van een geplande verandering in een organisatie.[8] De centrale doelstelling is dan dat we de mensen in de organisatie zo goed mogelijk meenemen in de veranderingen en dus de weerstand tegen de verandering minimaliseren.

In het vakgebied van verandermanagement worden vijf verschillende aandachtsgebieden onderscheiden:[9]

1. *Sponsoring*: Sponsoring vormt de basis van alle veranderingsmanagementactiviteiten. Concreet betekent dit het ondersteunen en verzekeren van support voor de verandering van officiële en onofficiële leiders in de hele organisatie. Officiële leiders kunnen leden zijn van het leiderschapsteam van de organisatie, zoals de CEO en afdelingshoofden en onofficiële leiders zijn mensen die invloed hebben in hun peer groups en anderen kunnen leiden om de verandering aan te nemen.
2. *Organisatieontwerp*: Organisatieontwerp richt zich op hoe de structuur van je organisatie moet worden aangepast om het nieuwe systeem of systeemverandering die je beoogt door te voeren te ondersteunen. Het kan gaan om veranderingen in afdelingsstructuren, functie-activiteiten of het aantal werknemers die een bepaalde taak uitvoeren. Het kan ook gaan om het creëren of verwijderen van rollen of groepen. Deze taak wordt meestal uitgevoerd in samenwerking met het bestuur en personeelszaken van een instelling.
3. *Stakeholdermanagement*: Het management van belanghebbenden omvat het begrijpen van wie wordt beïnvloed door de verandering en op welke manier deze mensen worden beïnvloed, zowel positief als positief. Dit begrip vormt een belangrijke basis voor de communicatiestrategie en trainingsactiviteiten.
4. *Communicatie*: Communicatie is het proces van het sturen van de juiste boodschap naar de juiste mensen op het juiste moment via het juiste kanaal. Het vereist ook dat verbale en non-verbale berichten van de belanghebbenden zorgvuldig worden ontvangen en begrepen, en worden gebruikt om het programma voor veranderingsmanagement bij te sturen.
5. *Training*: Training is hier het proces om je belanghebbenden in staat te stellen om succesvol te handelen naar aanleiding van de verandering. Of het nu gaat om het correct volgen van een proces, het gebruik van een nieuw computersysteem, of zich op een nieuwe manier gedragen, training is cruciaal voor het succes van de verandering. We gaan hier in paragraaf 7.5 in meer detail op in.

Verandermanagement ligt tegelijkertijd dicht aan tegen projectmanagement. Projectmanagement, daarentegen, heeft vaak een meer technische insteek en neemt ook aspecten als financiën mee en richt zich sterk op het beheersen van de risico's dat een project te lang duurt, te veel gaat kosten of niet voldoende kwaliteit heeft. Projectmanagement en veranderingsmanagement liggen dus in elkaars verlengde waarbij projectmanagement vaak aan de IT-kant ligt en verandermanagement bij de organisatiekant.

Er zijn verschillende projectmanagementmethoden. Sommige methoden zijn generiek en kunnen in elke situatie worden toegepast, terwijl andere methoden zijn ontwikkeld voor specifieke toepassingsgebieden. In de zorg in Nederland wordt gebruik gemaakt van zowel een generieke als een specifieke projectmanagement frameworks. We kijken in meer detail naar de generieke methoden PRINCE2 en de PMBOK maar ook kort naar de Nederlandse zorg projectmanagement methodiek waarin een specifieke benadering wordt ontwikkeld.

7.3.1 PRINCE2

PRINCE2 (PRojects IN Controlled Environments) is een generieke methode voor projectmanagement en dus niet gebonden aan een specifiek toepassingsgebied.[10] Ook in de zorg wordt deze methode veel gebruikt. Het biedt een gedetailleerd en gestructureerd framework voor het beheren van projecten en is gebaseerd op zeven principes, zeven thema's en zeven processen. De kernpunten van PRINCE2 zijn hieronder toegelicht:

Principe-gebaseerd: PRINCE2 is gebaseerd op zeven principes die de basis vormen voor goed projectmanagement. De principes vormen samen de onderliggende filosofie van waaruit wordt gewerkt:

1. *Voortdurende zakelijke rechtvaardiging:* Een project moet altijd afgestemd zijn op de behoeften en doelstellingen van de organisatie. Het moet voortdurend worden geëvalueerd om ervoor te zorgen dat het project in elke fase levensvatbaar blijft.
2. *Leer van ervaringen:* Verleden en huidige projecten dienen als waardevolle bron om van te leren. PRINCE2 benadrukt het vastleggen en toepassen van geleerde lessen (lessons learned) gedurende de gehele projectlevenscyclus.
3. *Gedefinieerde rollen en verantwoordelijkheden*: Om een project succesvol te managen, moet er een duidelijke organisatiestructuur zijn met vooraf gedefinieerde rollen en verantwoordelijkheden.
4. *Managen per fase:* Projecten moeten worden gepland, bewaakt en gecontroleerd op een fase-voor-fase basis om ervoor te zorgen dat ze beheersbaar en controleerbaar zijn.
5. *Sturen op basis van uitzonderingen:* Een gedefinieerd kader voor besluitvorming zorgt voor efficiënt en effectief management. Wanneer zich problemen voordoen, worden ze geëscaleerd naar het juiste niveau waar beslissingen worden genomen op basis van toleranties.
6. *Productgericht aanpak:* Een project is gericht op output. De focus ligt op het leveren van een product of dienst dat voldoet aan de overeengekomen criteria voor kwaliteit, kosten en tijd.
7. *Op maat maken voor de projectomgeving:* PRINCE2 is niet one-size-fits-all. Het is ontworpen om aanpasbaar te zijn, zodat projectmanagers de processen en thema's kunnen aanpassen aan de specifieke behoeften en beperkingen van het betreffende project.

Thema's: Terwijl principes de basisfilosofieën bepalen, bieden thema's het mechanisme om ze toe te passen:

1. *Business case*: Dit thema zorgt ervoor dat het project afgestemd blijft op de doelstellingen van de organisatie en dat de achterliggende gedachte voortdurend wordt geëvalueerd en zo nodig bijgewerkt.
2. *Organisatie*: Richt zich op de organisatiestructuur van het project, het definiëren van rollen, verantwoordelijkheden en een duidelijke beslissingsstructuur.
3. *Kwaliteit*: Gaat in op de noodzaak om kwaliteitscriteria en vereisten voor de output van het project te definiëren en na te leven.
4. *Plannen*: Biedt een gestructureerde aanpak voor projectplanning, waarin gedetailleerd wordt aangegeven hoe en wanneer doelstellingen zullen worden bereikt.
5. *Risico*: Gaat in op de identificatie en het beheer van potentiële risico's die het project zouden kunnen doen ontsporen.
6. *Wijziging*: Gaat in op de procedures voor het omgaan met veranderingen in projectvereisten of reikwijdte.
7. *Voortgang*: Biedt mechanismen voor het bewaken en meten van de prestaties van het project ten opzichte van het plan en de business case.

Processen: Er worden zeven processen beschreven die een project van begin tot eind begeleiden. Ze vormen samen het operationele raamwerk van de methode:

1. *Opstarten van een project*: Houdt zich bezig met projectvoorbereiding en zorgt ervoor dat aan alle randvoorwaarden voor het opstarten van een project is voldaan.
2. *Sturen van een project*: Richt zich op de rol van het senior management bij het autoriseren en overzien van het project.
3. *Initiëren van een project*: Richt zich op het creëren van een robuust Project Initiatie Document (PID) waarin de doelstellingen, het bereik en het plan van het project worden vastgelegd.
4. *Beheersen van een fase*: Streeft ernaar om het project op koers te houden tijdens elk van de fasen, waarbij problemen en risico's worden bewaakt.
5. *Managen projectoplevering*: Heeft betrekking op de daadwerkelijke ontwikkeling en levering van projectresultaten.
6. *Managen van een faseovergang*: Begeleidt het project van de ene fase naar de volgende, beoordeelt de huidige staat van het project en herziet de plannen indien nodig.
7. *Afsluiten van een project*: Houdt zich bezig met de afsluiting van het project, zorgt ervoor dat alle doelstellingen zijn gehaald en dat het project op een gecontroleerde manier wordt afgesloten.

Naast de zeven principes, zeven thema's en zeven processen onderscheidt PRINCE2 ook zes **aspecten** aan een project. Dit zijn de variabelen die in een project moeten worden gecontroleerd, of beter, met elkaar in balans moeten worden gebracht teneinde een project met succes af te ronden. De volgende zes aspecten worden onderscheiden en weergegeven als vragen die een projectmanager zich zal stellen:

1. *Scope*: Proberen we te veel (of te weinig) te doen?
2. *Tijd*: Komen we op tijd of lopen we uit en missen we een deadline?
3. *Risico*: Hoe zeker zijn we dat we de opdracht kunnen voltooien zonder dat er onderweg iets misgaat waardoor een van de andere vijf aspecten ontspoort?
4. *Kwaliteit*: Kunnen we dit goed genoeg doen om aan alle succescriteria te voldoen?
5. *Voordelen (benefits)*: Zal het project zijn beloften waarmaken?
6. *Kosten*: Zullen we het budget halen of de bank breken? Zo ja, is er dan nog meer geld en wie betaalt dat?

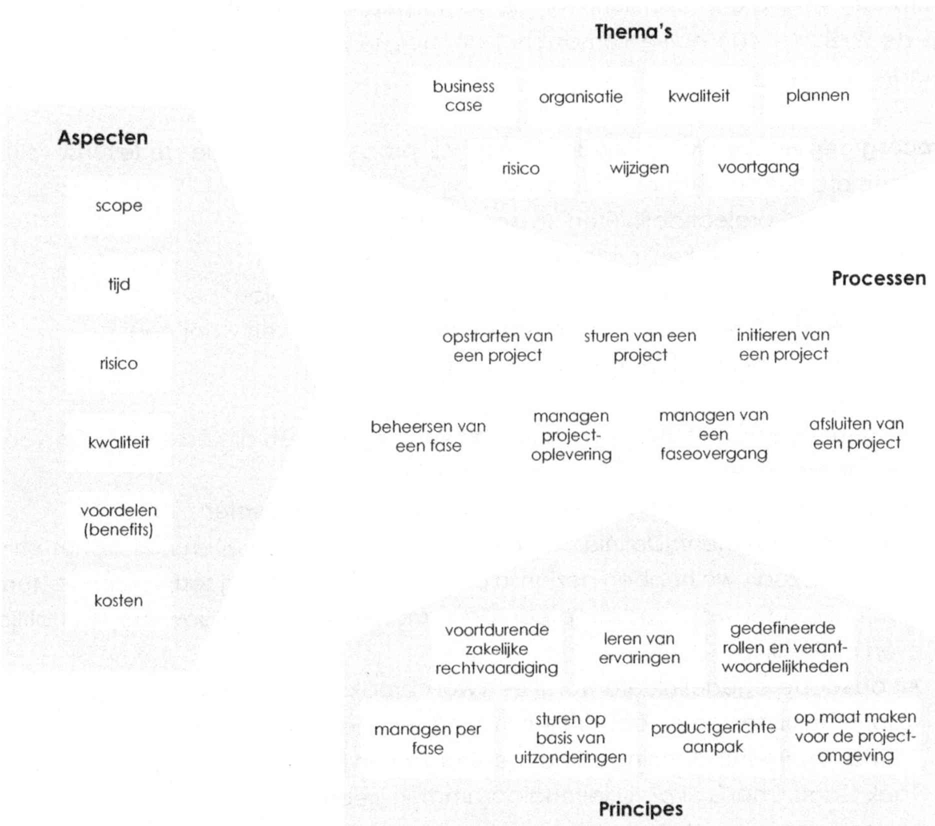

Figuur 7.4 Overzicht van de kernbegrippen van PRINCE2

PRINCE2 is geen open standaard. Het is een geregistreerde methode die eigendom is van AXELOS, oorspronkelijk een Britse overheidsorganisatie die in 2021 is overgenomen door de internationale organisatie PeopleCert. Om PRINCE2 te gebruiken, moeten organisaties en individuen een licentie kopen en vaak ook gecertificeerde training volgen. Dit betekent dat er kosten verbonden zijn aan het leren en toepassen van PRINCE2.

7.3.2 PMBOK

Hoewel PRINCE2 wellicht de meest gebruikte projectmanagement methode is in de Nederlandse zorg, willen we ook kort kijken naar de PMBOK (Project Management Body of Knowledge) omdat deze methode internationaal veel aanhangers heeft.

De PMBOK, beschreven in het *PMBOK-handboek*[11], is een standaard ontwikkeld door het Amerikaanse Project Management Institute (PMI) en biedt, net als PRINCE2 een uitgebreid framework voor projectmanagement. Het PMBOK-handboek beschrijft 'best practices', processen en richtlijnen voor het effectief beheren van projecten. Hieronder vind je een overzicht van de kernaspecten van PMBOK. We baseren dit op de *PMBOK – 6de editie*[12] omdat het de meeste gebruikte en meest gestructureerde benadering is.

Procesgroepen: De PMBOK onderscheidt vijf procesgroepen die de levenscyclus van een project beschrijven:
1. *Initiëren*: Het project definiëren en goedkeuren.
2. *Plannen*: Doelen, taken, middelen en planning vaststellen.
3. *Uitvoeren*: De projectactiviteiten uitvoeren volgens het plan.
4. *Monitoren en Beheersen*: Voortgang bewaken en bijsturen waar nodig.
5. *Afsluiten*: Het project formeel afronden en overdragen.

Kennisgebieden: De PMBOK beschrijft tien kennisgebieden die essentieel zijn voor projectmanagement:
1. *Integratiemanagement*: Coördinatie van alle projectaspecten.
2. *Scope management*: Definiëren en beheersen van wat wel en niet bij het project hoort. Zoals we hebben gezien in paragraaf 6.4.2 is dit bij softwareprojecten, in het bijzonder wanneer ze op een agile manier worden uitgevoerd, niet altijd even makkelijk.
   Als de scope is gedefinieerd wordt een work breakdown structure (WBS) gemaakt waarin de uit te voeren activiteiten in detail worden onderscheiden.
3. *Tijdmanagement*: Planning en beheersing van de projecttijdlijn. Hiervoor worden vaak Gantt Charts of activiteitendiagrammen gebruikt, zie figuur 7.5.
4. *Kostenmanagement*: Budgetteren en kostenbeheersing. Het omvat het inschatten, begroten en beheersen van kosten.
5. *Kwaliteitsmanagement*: Zorgen dat het project voldoet aan de gestelde eisen.
6. *Resourcemanagement*: Beheer van mensen, materialen en middelen.
7. *Communicatiemanagement*: Effectieve informatie-uitwisseling tussen stakeholders.
8. *Risicomanagement*: De inventarisatie, kwalitatieve en kwantitatieve waardering en controle van de verschillende (potentiële) risico's van het project.

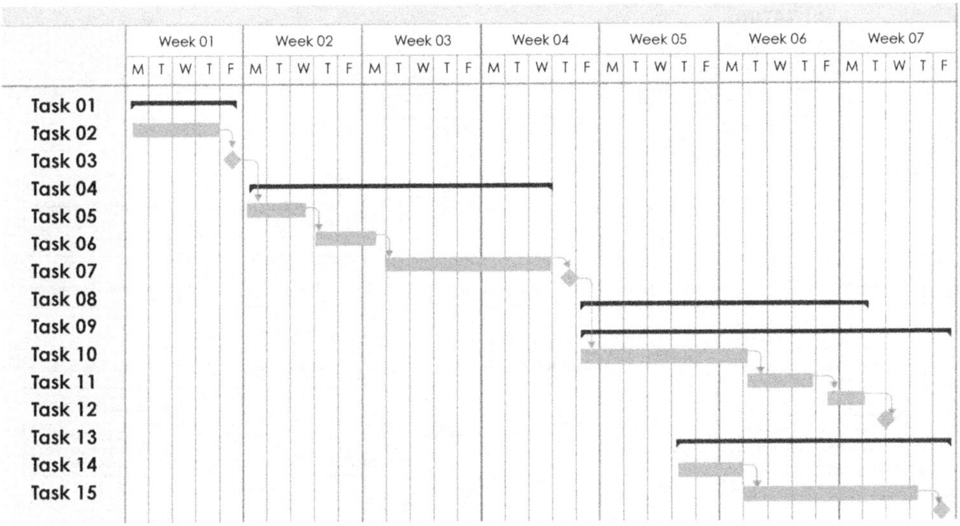

Figuur 7.5 Voorbeeld van een Gantt Chart

9. *Inkoopmanagement*: Deze activiteit is een uitbreiding op het projectkostenmanagement en concentreert zich vooral op de inhuur van externe capaciteit bij het project.
10. *Stakeholdermanagement*: Stakeholdermanagement is een kritieke activiteit in elk project. De projectmanager moet belanghebbenden bij het project betrekken en beheren om succes in de uitvoering van het project te garanderen. In paragraaf 2.6 hebben we laten zien hoe je de stakeholders in een project goed in kaart kan brengen.

Processen: Binnen de vijf procesgroepen en tien kennisgebieden beschrijft de PMBOK 49 processen. Elk proces heeft:

- Inputs: Benodigde informatie of documenten.
- Tools en Technieken: Methoden om het proces uit te voeren.
- Outputs: Resultaten of deliverables van het proces.

Als we alle onderdelen van de PMBOK bij elkaar brengen krijgen we het overzicht zoals is weergegeven in figuur 7.6.

De PMBOK is de basis voor de PMP (Project Management Professional) -certificering, een wereldwijd erkende kwalificatie voor projectmanagers.

7.3.3 PRINCE2 of PMBOK?

Als we naar de beide projectmanagementmethoden kijken zien we veel overeenkomsten. De methoden richten zich op vergelijkbare aspecten van het management van projecten. Echter, er zijn er ook een aantal verschillen.

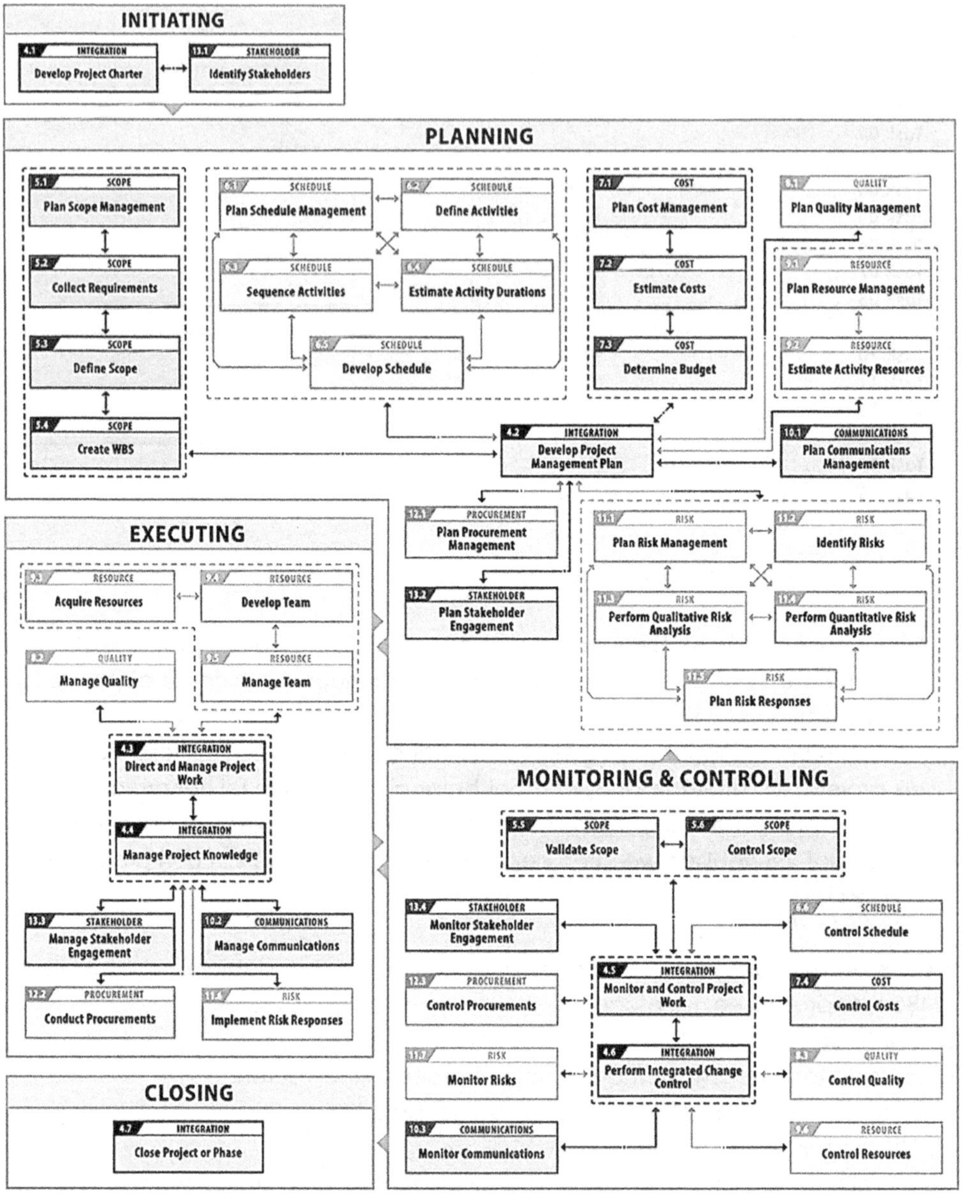

Figuur 7.6 Overzicht van de PMBOK processen[13]

Een belangrijkste verschil tussen de twee methoden is dat PRINCE2 meer gericht is op het realiseren van eindproduct terwijl de PMBOK zich meer concentreert op het proces van de uitvoering van het project.[14] Een ander verschil is dat de PMBOK meer een opsomming is van een aantal aandachtsgebieden en technieken terwijl PRINCE2 gebouwd is op een aantal filosofische principes, een denkwijze.

Welke methode uiteindelijk wordt gebruikt is een keuze die in de elke organisatie weer anders wordt gemaakt en heeft meer te maken met de voorkeuren van het management en de projectmanager en natuurlijk ervaringen die zijn opgedaan in eerdere projecten. Maar welke methode ook wordt gebruikt, een duidelijke projectmanagement aanpak is essentieel voor het goed verlopen van complexe projecten.

7.3.4 De Nederlandse Zorg projectmanagement methodiek (NZpm)

Tot slot willen we nog even stilstaan bij een specifieke projectmanagementmethode als tegenhanger voor de generieke methoden. Sinds 2021 wordt in de zorg in Nederland gewerkt aan een eigen aanpak. De aanleiding voor dit initiatief is de constatering dat de zorg specifiek is en generieke methoden niet altijd een passende werkwijze en tools bieden. NZpm (Nederlandse Zorg projectmanagement methodiek)[15] is specifiek ontwikkeld voor de zorgsector in Nederland, en combineert elementen van verschillende projectmanagementmethoden om beter aan te sluiten bij de unieke behoeften van zorgprojecten. Dit is echter werk in uitvoering die op termijn moet leiden tot een open methode die aansluit bij de behoeften van de Nederlandse zorg die door alle belanghebbenden gebruikt kan worden.

7.3.5 Het projectmanagementteam

Er is een duidelijke overlap tussen verandermanagement en projectmanagement en bij de invoering van nieuwe systemen worden ze naast elkaar ingezet. Voordat we dieper ingaan op de manieren waarop we nieuwe systemen in de organisatie introduceren, is het goed om nog even stil te staan bij de specialisten die gedurende dit proces aan tafel aanschuiven. Of beter gezegd, wie zitten er in een veranderingsproject managementteam?

Als we praten over een veranderingsproject managementteam is het goed dat we ons realiseren dat dit team geen deel uitmaakt van het lijnmanagement in een organisatie, maar een tijdelijk karakter heeft en naast de bestaande lijnorganisatie staat. De lijnorganisatie heeft de verantwoordelijkheid voor de dagelijkse uitvoering van de primaire en ondersteunende processen in een organisatie. In ons geval betekent dat dus bijvoorbeeld het opnemen en behandelen patiënten en het coördineren van de ondersteunende diensten als de financiële afhandeling, inkoop en de IT-ondersteuning. Dit is uitgebreid aan de orde gekomen in paragraaf 4.3. Daarnaast staat bij de uitvoering van een veranderingstraject de projectorganisatie. De projectorganisatie opzet bij de start van een project en heeft de verantwoordelijkheid voor de efficiënte en effectieve uitvoering van een project. Als het project is uitgevoerd wordt de projectorganisatie weer opgeheven. Het heeft dus per definitie een tijdelijk karakter. De samenstelling van de projectorganisatie bestaat uit externe leden die op basis van hun expertise worden ingehuurd maar ook uit leden uit de lijnorganisatie die tijdelijk een extra rol krijgen. Denk hier bijvoorbeeld aan een verpleegkundig domeinexpert die naast de deelname aan het projectteam ook de gebruikelijke taken in de zorgverlening blijft uitvoeren.

Het implementeren van een nieuw systeem bouwt op kennis en vaardigheden van veel specialisten. In figuur 7.7 zijn naast de spelers in de organisatie, de belangrijkste specialisten in de context van de SDLC weergegeven.

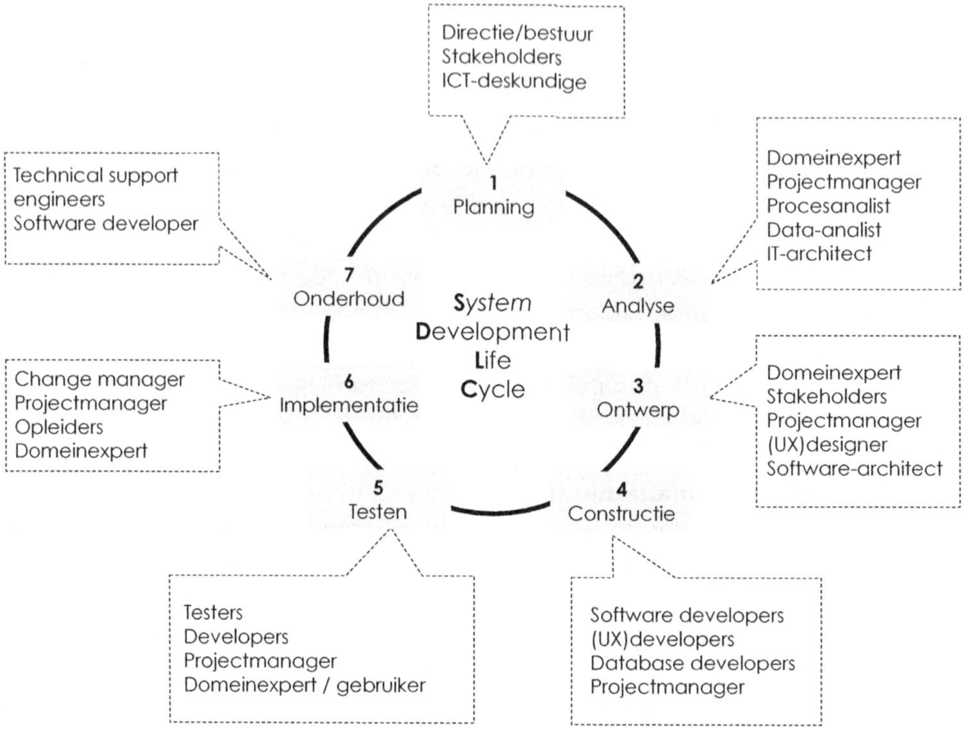

Figuur 7.7 Specialisten in de context van de SDLC

ICT-deskundige: In de planningsfase is het van belang dat een ICT-deskundige, in samenwerking met directie, bestuur en stakeholders, de mogelijkheden verkent om een organisatieprobleem met ICT-oplossingen te ondersteunen. De ICT-deskundige kan deel uitmaken van de directie of het bestuur van een organisatie, maar kan ook een externe adviseur zijn.

Projectmanager: Als er een beslissing is gemaakt om een project te formuleren, wordt er ook meestal meteen een projectmanager benoemd. Van de projectmanager wordt verwacht dat hij of zij goede kennis heeft van technische ICT-aspecten gecombineerd met projectmanagementvaardigheden.

Domeinexpert: De domeinexpert is deelnemer aan bijna alle fasen in de SDLC en heeft als opdracht het ijkpunt en kennisbron te zijn voor de praktijk waarin wordt gewerkt. Van de domeinexpert wordt verwacht dat hij of zij goede kennis heeft van de processen die worden geautomatiseerd, maar ook zorgt dat wensen en eisen van de gebruikers en de organisatie gerepresenteerd en gerespecteerd worden.

Procesanalist: De processen waarbinnen een nieuwe of verbeterde ICT-oplossing wordt gezocht moeten goed worden begrepen. De procesanalist brengt de processen in kaart en identificeert knelpunten. Van de procesanalist wordt verwacht dat hij of zij goede kennis heeft van procesmodelleringmethoden in de context van het domein waarin wordt gewerkt. Dit om de processen zo effectief mogelijk vanuit de analyse te kunnen verbeteren en optimaliseren. De procesanalist werkt nauw samen met de domeinexpert.

Data-analist: Het is van groot belang dat er een goed overzicht is van de gegevens die een rol spelen binnen de nieuwe of vernieuwde ICT-oplossing, maar ook van de omgeving waarin deze moet werken. De data-analist brengt deze in kaart. Van de data-analist wordt verwacht dat hij of zij goede kennis heeft van het opstellen van formele datamodellen. Hij/zij werkt nauw samen met de domeinexpert.

IT-architect: Bij een nieuwe ICT-oplossing hangen software en hardware nauw samen. De IT-architect bewaart het overzicht over deze samenhang en stelt, zo nodig, de randvoorwaarden op waaraan de software en hardware moeten voldoen in de context van het totale applicatielandschap in de organisatie. De IT-architect heeft een brede kennis van software, hardware, netwerken en de onderliggende technische standaarden. In sommige gevallen valt deze functie samen met de rol van projectmanager.

(UX)designer: Het maken van mock-ups van de schermen van de applicatie is een belangrijk visueel gereedschap om af te stemmen met de domeinexpert en de stakeholders. In de ontwerpfase wordt dan ook gebruikgemaakt van een zogeheten user interface (UX) designer. In nauwe samenwerking met de stakeholders en domeinexpert wordt deze interface ontworpen. Van de interface designer wordt verwacht dat hij of zij goede kennis van grafisch ontwerp heeft in de context van softwareapplicaties. De interface designer hoeft geen kennis te hebben van de softwarematige aspecten van de interface. Dat komt later.

Software-architect: Ook aan software ligt een complex ontwerp van componenten, interfaces en programmeertalen ten grondslag. De software-architect kent deze complexiteit en bewaakt de samenhang. De software-architect werkt nauw samen met de IT-architect. In sommige gevallen kunnen deze rollen samenvallen.

Software developer: Een softwareontwikkelaar zorgt dat het ontwerp in een werkende applicatie wordt omgezet. Hij of zij gebruikt hiervoor verschillende -talen en programmeerconcepten.

UX developer: De interfaceontwikkelaar draagt zorg voor de werkende gebruikersinterface. De rol van de interface developer kan samenvallen met de rol van de software developer.

Database developer: Het ontwerpen en optimaliseren van de achterliggende database bij, met name, grotere applicaties is gespecialiseerd werk. De database developer neemt het ontwerp, realisatie en optimalisatie van de database voor zijn/haar rekening.

Tester: Het testen van een applicatie is van groot belang. Als de applicatie wordt geïntroduceerd in de organisatie mogen er geen fouten meer in zitten en moet de werking overeenkomen met de wensen van de stakeholders en de gebruikers. Later in dit hoofdstuk gaan we dieper in op de verschillende soorten testen en het testproces.

Change manager: De introductie van een nieuwe of verbeterde ICT-oplossing gaat over het algemeen hand in hand met grotere of kleinere veranderingen in de manier waarop wordt gewerkt. De change manager neemt deze veranderingen voor zijn of haar rekening. Van de change manager wordt verwacht dat hij of zij goede kennis heeft van verandertrajecten in een organisatie. De rol van de change manager kan in sommige gevallen samenvallen met de rol van projectmanager.

Opleider: Met de introductie van nieuwe technologie in een organisatie moeten ook de nieuwe gebruikers worden getraind. Dit kan op verschillende manieren: online, hybride, of klassikaal. In alle gevallen zullen gebruikers moeten worden begeleid om de applicatie goed te gebruiken.

Technical support engineer: Gedurende het gebruik van de nieuwe technologie kunnen er grotere of kleinere problemen optreden. De technical support engineer heeft als taak deze problemen op te lossen en te zorgen dat een applicatie probleemloos functioneert.

Speciale rollen bij Agile werken

Zoals we hebben gezien in hoofdstuk 6, is er een verschil tussen Agile werken en werken via de watervalmethode. In de agile werkfilosofie, in het bijzonder de Scrum methodologie, zijn er drie toegevoegde rollen die we in een projectmanagementteam zien: de Scrum master, Product owner en ontwikkelaars.[16] Deze rollen bewegen zich over de fases ontwerp, constructie en testen. In deze fases bewaakt de Scrum master het proces en heeft de taak om het team efficiënt en effectief te laten werken. De Product owner heeft veel kennis van het domein waarin de software wordt ontwikkeld en heeft als taak de toegevoegde waarde van het product te maximaliseren. De ontwikkelaars zijn verantwoordelijk voor het iteratief ontwerpen, creëren en testen van het (sub)product.

7.4 ASPECTEN VAN SYSTEEMIMPLEMENTATIE

Als het nieuwe systeem klaar is en door de acceptatietest is gekomen, dan moet het worden geïmplementeerd in de organisatie en moeten de gebruikers ermee aan de slag. Daar zitten natuurlijk een aantal 'harde' technische aspecten aan zoals eventuele nieuwe hardware of veranderingen aan het netwerk maar die laten we buiten beschouwing omdat ze in het domein van de IT'er horen. Naast deze technische zaken moet er bij de implementatie van nieuwe systemen of software ook rekening worden gehouden met procesmatige zaken zoals de wijze waarop we de software in de bestaande organisatie gaan introduceren, hoe we gebruikers gaan trainen en welke veelvoorkomende uitdagingen we tegenkomen bij veranderingen. Je zou deze de meer 'zachte' aspecten kunnen noemen.

7.4.1 Implementatiestrategieën

Bij het uitrollen van nieuwe software, groot of klein, zijn er verschillende strategieën en methoden die organisaties kunnen toepassen. Hoewel het bij kleine veranderingen vaak makkelijker verloopt dan bij de implementatie van organisatie-omvattende systemen, zijn de basismethoden bij deze implementatiestrategieën gelijk. Hier zijn enkele veel gebruikte benaderingen[17]:

1. Big bang implementatie: Deze strategie wordt ook wel aangeduid met de term 'plunge'-strategie. Bij deze aanpak wordt de nieuwe software tegelijkertijd op alle plaatsen in de organisatie geïmplementeerd. Bij bestaande software kan het gaan om een update of een uitbreiding. Je ziet dan bijvoorbeeld na het weekend dat er ineens een nieuwe versie van je oude vertrouwde urenregistratiesysteem op je computer staat. En er wordt dan van je verwacht dat je er meteen mee gaat werken. Het is wel belangrijk dat dit van tevoren wordt gecommuniceerd omdat onverwachte veranderingen vaak niet worden gewaardeerd door gebruikers. Bovendien, als er toch onverwacht nog een fout in de software zit, dan worden alle gebruikers hier tegelijkertijd mee geconfronteerd. De IT-afdeling zal veel werk hebben aan het verhelpen van het probleem. Voor grotere nieuwe systemen is deze methode ongeschikt. Daar zijn andere, beter geschikte strategieën voor.
2. Progressieve implementatie: Deze strategie wordt ook wel een 'gefaseerde' implementatie genoemd. De software of het nieuwe systeem wordt geleidelijk geïmplementeerd bij zorgvuldig geselecteerde groepen gebruikers. Dit heeft als grote voordeel dat je bijvoorbeeld kan beginnen bij een afdeling of team dat positief staat ten opzichte van de verandering en hopelijk minder zwaar tilt aan eventuele problemen die bij de implementatie de kop op steken. Het stelt het implementatieteam in staat om eventuele problemen te identificeren en verbeteringen aan te brengen zodat het proces geleidelijk beter verloopt. Deze strategie is beter geschikt voor grotere systemen als de systemen maar geen bedrijfskritische systemen zijn. Daarvoor wil je dat ze maximaal getest zijn voordat je ermee aan de slag gaat.

3. Pilot implementatie: Deze strategie wordt ook aangeduid met de 'canary'-implementatie[18]. Een pilot implementatiestrategie is in veel opzichten gelijk aan een gefaseerde implementatie maar kenmerkt zich doordat het testen van de software of het systeem met een divers samengestelde groep in een gecontroleerde omgeving wordt uitgevoerd. Hierdoor kunnen op veilige wijze fouten worden opgespoord en nog eventuele veranderingen worden aangebracht. Pas als de gebruikers in de pilotgroep tevreden zijn, wordt het systeem verder in de organisatie uitgerold. In dat opzicht zou je dit dus ook als een pre-fase voor een implementatie kunnen beschouwen. Bij software of systemen met een bedrijfskritische functie zou dit eigenlijk altijd gedaan moeten worden.
4. Parallelle implementatie: Bij een parallelle implementatiestrategie zijn het oude systeem en het nieuwe systeem naast elkaar beschikbaar. Deze strategie vraagt veel aandacht om gegevens die in het systeem worden ingevoerd bij elkaar te houden, maar zorgt ook dat gebruikers langzaam overstappen naar het nieuwe systeem. Deze strategie wordt ook wel een blue-green implementatie genoemd. Hierbij worden twee identieke omgevingen (blauw en groen) gebruikt. De huidige versie draait in de ene omgeving (blauw), terwijl de nieuwe versie wordt uitgerold in de andere (groen). Als het nieuwe systeem goed werkt, wordt het gebruik omgeleid naar de groene omgeving.

Big bang Implementatie
Implementatie van alle software bij alle gebruikers tegelijkertijd

Gefaseerde Implementatie
Software wordt geleidelijk geïntroduceerd bij zorgvuldig geselecteerde groepen gebruikers

Pilot Implementatie
Software wordt in pilot groep geïntroduceerd en getest tot er geen fouten meer zijn

Parallelle Implementatie
Oude software blijft bestaan naast de nieuwe software totdat iedereen het nieuwe systeem gebruikt

Figuur 7.8 De belangrijkste implementatiestrategieën voor nieuwe software en systemen

Een speciale implementatiestrategie die wordt gebruikt bij Software as a Service (SaaS) waarbij je de software als het ware leent van een leverancier, mobile apps en webapplicaties is de feature-toegangsstrategie. Deze techniek stelt ontwikkelaars in staat om specifieke functies in- of uit te schakelen zonder een volledige uitrol. Het is handig voor A/B-tests waarbij gekeken wordt naar het gedrag van de gebruikers om te zien wat beter werkt om vervolgens over te gaan tot een geleidelijke uitrol van de best gewaardeerde functies.

Het kiezen van de juiste implementatiestrategie hangt dus af van de specifieke behoeften van de organisatie, de complexiteit van de software en de risicotolerantie.

Een goed doordacht implementatieplan is essentieel om een soepele overgang te garanderen en onverwachte problemen te minimaliseren.

Het kiezen van de juiste implementatiestrategie, dat wil zeggen de strategie die past bij de aard van het systeem en de organisatie is erg belangrijk, maar toch zal je ook altijd hobbels op het pad vinden. Bij twee veel voorkomende hobbels willen we stilstaan: gebruikers die in het implementatieproces niet altijd even gemotiveerd zijn en het mopperend (middel)management.

7.4.2 Adoptiecurve van Rogers

De adoptiecurve van Rogers (ook wel het diffusieproces genoemd) schetst een beeld over wat ons te wachten staat in een innovatieproces. Deze theorie beschrijft hoe nieuwe innovaties en ideeën worden geaccepteerd en overgenomen door groepen en organisaties. De theorie werd in 1957 ontwikkeld door Joe M. Bohlen, George M. Beal en Everett M. Rogers aan de Iowa State University in de Verenigde Staten. Rogers spitste de theorie toe op nieuwe ideeën en technologieën in zijn boek *Diffusion of Innovations*.[19]

In het model worden de karakteristieken van vijf groepen onderscheiden en hun reactie op een innovatie. Dat kan dus ook een nieuw systeem zijn. De groepen zijn in grote lijnen te beschrijven met de persona's die we in paragraaf 7.2.1 hebben beschreven.

- Innovators (innovatoren) staan vooraan bij het uitproberen van technologie.
- Early adopters (pioniers) proberen graag nieuwe technologie, maar doen dit bewust op basis van meer informatie.
- Early majority (voorlopers) wacht wel eerst even af tot anderen de nieuwe technologie hebben uitgeprobeerd.
- Late majority (achterlopers) doen pas mee als een grote groep anderen dat eerst heeft gedaan.
- Laggards (achterblijvers) houden niet van verandering en willen het liever niet gebruiken.

Wat echt belangrijk is in de theorie van Rogers is dat het gedrag van deze groepen gezamenlijk het adoptieproces teweegbrengt en draagt. De innovatoren zijn de voelsprieten die mogelijke innovaties identificeren. Ze willen alles uitproberen. Gewoon omdat technologie zo leuk is. De pioniers hebben ook interesse in technologie en kijken op een afstandje naar de innovatoren. Als ze denken dat een bepaalde technologie potentie heeft, dan gaan ze informatie vergaren om de waarde te bepalen en als de waarde goed is, gaan ze wat 'spelen' met de nieuwe technologie. De voorlopers zien dit. Zij gaan echter pas mee als ze aantoonbare positieve resultaten zien. De achterlopers volgen pas als ze niet meer om de vernieuwing heen kunnen. De innovatoren en pioniers zijn dan al lang weer met nieuwe dingen bezig. De achterblijvers houden niet van vernieuwing en willen het liefst alles bij het oude houden. Een gedeelte laat zich toch nog verleiden tot het gebruik van de nieuwe technologie maar er is ook een gedeelte dat definitief afhaakt. Deze worden ook weleens aangeduid met de term 'leavers'.

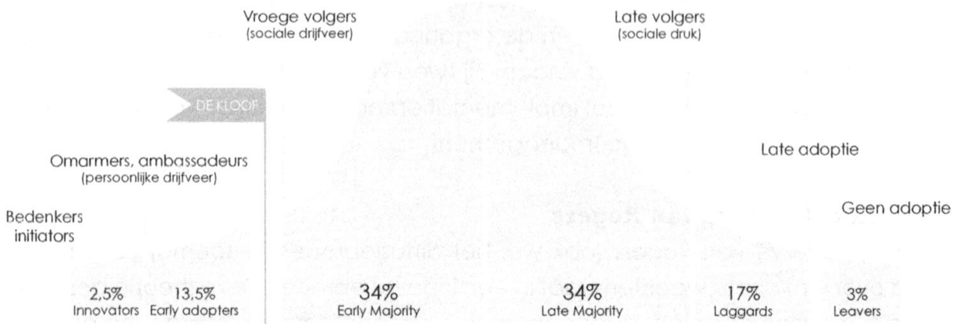

Figuur 7.9 Adoptiecurve van Rogers

Als we dit wat concreter maken bij de introductie van een nieuwe software of een nieuw systeem dan zien we dat we aanvankelijk met een kleine groep bedenkers, omarmers en ambassadeurs werken. Volgens Rogers vertegenwoordigt dit ongeveer 16% van de organisatie. Dit betekent dus eigenlijk ook dat ongeveer 84% van de organisatie niet geïnteresseerd is in het nieuwe systeem. Dat zijn dus heel veel mensen die je op een of andere manier moet gaan overtuigen! Je richt je op voorlopers (early majority). Als zij over de brug zijn, ben je op de helft. Ondertussen moet je de andere 50% wel goed in de gaten houden. Als deze groep te negatief wordt en niet mee wil werken, dan kan het hele proces van de rails lopen. Pas als je de late volgers zo ver hebt dat ze met het nieuwe systeem aan de slag zijn, is dit reden tot gerustheid. Tot slot moet je bij de achterblijvers gaan kijken wie je met heel veel motivatie nog kan meekrijgen of van wie de organisatie afscheid moet gaan nemen.

7.4.3 Go-live productivity dip

De go-live productivity dip treedt op tijdens de implementatie van een nieuw systeem of software. Zodra het systeem in gebruik wordt genomen daalt de productiviteit van de gebruikers. De gebruikers moeten wennen aan het nieuwe systeem zodat de gebruikelijke taken niet even efficiënt verlopen als voorheen. De productiviteit kan ook lager zijn als gevolg van gebruikerstrainingen die ervoor zorgen dat het gewone werk niet gedaan kan worden. Zoals we in paragraaf 7.4.2 hebben gezien kan het ook een gevolg zijn van problemen in het implementatieproces waarbij nog een te grote groep niet overtuigd is van de toegevoegde waarde van het nieuwe systeem en het gebruik nog even uitstelt.

Zoals afgebeeld in figuur 7.10 is de go-live productiviteit dip het moment in de implementatie van een systeem waar de productiviteit van de gebruikers beneden het huidige niveau, dat wil zeggen het niveau vóór de implementatie van het systeem, duikt alvorens het weer beter wordt. De go-live productiviteit dip wordt beschreven aan de hand van de duur van de dip en aan de hand van de diepte van de dip. Het streven is dan ook om de dip zo kort mogelijk te houden en de productiviteit zo min mogelijk te laten wegzakken.

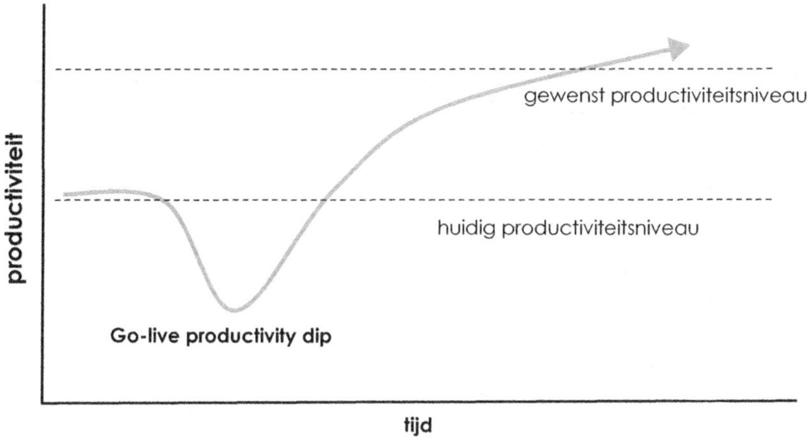

Figuur 7.10 Go-live productivity dip

De go-live productivity dip maakt veel (middel)management nerveus. De verwachtingen van het nieuwe systeem zijn hoog. Door gebruik van het nieuwe systeem of software is de verwachting dat het werk efficiënter en effectiever gaat verlopen. Er worden soms al afspraken gemaakt over financiële doelstellingen die gehaald worden door het in gebruik nemen van het nieuwe systeem. De go-live productiviteit dip komt dan voor veel managers onverwacht en valt hen rauw op hun dak. Ze kunnen namelijk in deze periode hun eigen targets niet nakomen die veelal zijn uitgedrukt in de productiviteit van de organisatie of teamleden. Bij slecht voorbereid management zien we dan vaak dat zij de productiviteit dip proberen af te wentelen op de gebruikers en geen of weinig begrip tonen dat de taken van de gebruikers even wat minder efficiënt lopen.

7.5 TRAINING

Training, zoals we ook al zagen bij in paragraaf 7.3 de bespreking van de aandachtsgebieden van verandermanagement, vormt een essentieel deel van een implementatieproces. Vanuit ons perspectief is de training van de gebruikers het belangrijkst, maar er zijn natuurlijk ook trainingen voor de technisch ondersteuners van het nieuwe systeem. En wellicht moeten er ook trainingen worden gegeven over een veranderde manier van werken in de organisatie. Een nieuw systeem kan per slot van rekening organisatie-brede gevolgen hebben. Denk bijvoorbeeld aan de enorme gevolgen voor de hele organisatie als er een (nieuw) EPD wordt geïntroduceerd. Je kan hier zeker niet volstaan met alleen trainingen voor de directe gebruikers van het systeem, zoals artsen en verpleegkundigen. Een dergelijk omvangrijk systeem heeft gevolgen voor bijna iedereen in de instelling, en wellicht ook nog voor partijen verder in de keten van de zorg. Iedereen zal op zijn eigen niveau moeten worden getraind, van receptionist tot medewerker van de financiele administratie.

Hoewel de inhoud van deze trainingen natuurlijk verschillend is, zijn de manieren waarop we de trainingen vormgeven gelijk.

Er worden drie trainingsvormen onderscheiden:
1. Zelfstudie
2. Formele lessen
3. Online training

Laten we inzoomen op deze drie groepen om beter te begrijpen wanneer we welke vorm van training we wanneer gebruiken.

Zelfstudie
Zelfstudie wordt over het algemeen gezien als de goedkoopste vorm van training. De verantwoordelijkheid voor het leerproces wordt bij de gebruiker gelegd. De rol van een instructeur is een passieve rol en wordt gestuurd door de vragen van een gebruiker. Als de gebruiker ergens niet uitkomt dan kan hij een instructeur of een expert benaderen.

De voordelen van zelfstudie zijn dat het een lage investering van de organisatie vraagt en flexibel is. De gebruiker bepaalt namelijk zelf wanneer het hem/haar uitkomt om de tijd te nemen om het nieuwe systeem te leren gebruiken. Een bijkomend voordeel is dat de gebruiker leert door de software te gebruiken. Het nieuwe systeem wordt dus vanaf het begin in gebruik genomen. Tegelijkertijd ontstaat daarmee ook het gevaar dat de gebruiker het systeem op een incorrecte manier gebruikt omdat er geen expert of instructeur is om het leerproces te begeleiden. Daar komt nog bij dat de gebruiker slechts de minimaal mogelijke functionaliteiten van het systeem leert. Dit zien we ook vaak bij het gebruik van de applicaties in Microsoft Office. Deze applicaties worden veelal via zelfstudie geleerd en er wordt vaak gezegd dat 80% van de mensen maar 20% van de totale functionaliteit gebruikt. Hoewel de meeste gebruikers dit voldoende vinden, zou het veel tijd en frustratie schelen als ze de beschikbare functionaliteiten beter zouden gebruiken.

Formele lessen
Een trainingsprogramma met formele lessen die worden verzorgd door een gekwalificeerde instructeur wordt gezien als de beste manier om gebruikers diepgaande kennis en vaardigheden aan te leren. Het lesprogramma is zorgvuldig opgebouwd en de gebruikers leren de juiste onderwerpen in de juiste volgorde. Bij problemen

kunnen de gebruikers direct vragen stellen en begeleiding krijgen van de instructeur. Formele lessen worden meestal afgesloten met een certificaat. Dit wordt gewaardeerd door de deelnemers aan de training omdat het een tastbare erkenning van de nieuwe kennis en vaardigheden heeft die mogelijk ook in een volgende baan belangrijk kan zijn.

Tegenover de voordelen van formele lessen staat dat het van organisaties een forse investering vraagt. Het inhuren van erkende trainingsbedrijven kan behoorlijk in de papieren lopen, eventuele reis- en verblijfkosten als de training buiten de organisatie wordt georganiseerd, maar belangrijker is dat de deelnemers aan de training niet beschikbaar zijn voor hun normale taken. Met andere woorden, tijdens de training blijft het gewone werk liggen. Dit kan voor een paar dagen zijn, maar bij complexere systemen is een training van een week ook niet ongebruikelijk. Dat het belangrijk is om zorgvuldig een goede trainer uit te zoeken moge duidelijk zijn. Je wilt niet na een week trainen uitvinden dat de gebruikers nog steeds in het duister tasten over het gebruik van het nieuwe systeem!

Online training

Een goede en op maat gemaakte training op afstand of online kapitaliseert op de voordelen van de zelfstudie en formele lessen terwijl de nadelen worden geminimaliseerd. Via een gestructureerd programma worden de juiste onderwerpen in de juiste volgorde aangeboden en worden de gebruikers diepgaande kennis en vaardigheden bijgebracht. In de meeste gevallen kunnen de deelnemers bij vragen direct bij een expert terecht voor uitleg en begeleiding. Bij sommige grote online trainingsbedrijven zelfs 24/7. Tijdens de training kan de voortgang van de deelnemers via een learning managementsysteem goed in kaart worden gebracht en bewaakt worden dat het juiste niveau aan het einde van de training wordt bereikt. Als dit juiste niveau wordt bereikt staat er aan het einde van de rit een certificaat te wachten.

Hoewel de kosten lager zijn omdat er geen reis- en verblijfskosten voor trainers of deelnemers zijn, kan een op maat gemaakte training met begeleiding van een expert ook veel geld kosten. We zien echter wel vaak dat online training gecombineerd wordt met zelfstudie. Dit heeft een positief effect op de kosten, maar maakt de training ook meer flexibel voor de deelnemers. Toch lijkt het erop dat het een goed alternatief is waarbij de kwaliteit hoger is dan zelfstudie en de kosten lager zijn dan bij formele lessen.

Methode	Voordelen	Nadelen
Zelfstudie	Goedkoop Flexibel Lagere tijdinvestering Nieuwe systeem wordt meteen gebruikt	Niet alle functionaliteit wordt geleerd Slecht het absolute minimum wordt geleerd Geen expert om het leerproces te bewaken Beperkte mogelijkheden voor vragen stellen
Formele lessen	Geeft diepgaande kennis en vaardigheden Leren in de goede volgorde Mogelijkheid tot vragen stellen Tijdbesparend op de lange duur Certificaat	Duur Vraagt veel tijd Selectie van goede trainer
Online training	Geeft diepgaande kennis en vaardigheden Leren in de juiste volgorde Leren van de juiste functionaliteiten Individueel leerproces kan worden gevolgd Nieuwe systeem wordt meteen gebruikt Kan gecombineerd worden met zelfstudie Mogelijkheid tot vragen stellen Certificaat	Op maat gemaakt is duur Vraagt veel tijd Combinatie online / zelfstudie kan extra belasting geven

Figuur 7.11 Samenvatting van de verschillende trainingsmethodes

7.6 GEBRUIKERSONDERSTEUNING

Bij de introductie van een nieuw systeem speelt de ICT-afdeling een cruciale rol in de ondersteuning van de nieuwe gebruikers. Deze ondersteuning moet efficiënt, effectief en op het juiste moment zijn.[20] Als de ondersteuning niet goed verloopt dan kan dit gevolgen hebben voor de goede uitvoering van het werk van de gebruikers en leiden tot frustraties en weerstand tegen de nieuwe software. We kennen allemaal de situatie dat we helemaal vastlopen met een computerapplicatie, de IT-supportafdeling bellen en te horen krijgen dat we een ticket moeten aanvragen om vervolgens niet te weten wanneer we geholpen gaan worden. Bij de introductie van een nieuw systeem moet de ondersteuning goed geregeld worden en gebruikers snel en adequaat geholpen worden om het draagvlak voor de verandering te behouden.

De ondersteuning van gebruikers kan gegeven worden door de IT-afdeling van de instelling, maar kan ook worden uitbesteed aan de leverancier van de software of zelfs door gespecialiseerde IT-supportbedrijven. Dit wordt in de termen van de IT'er meestal aangeduid met de term 'in-house ondersteuning' of 'ondersteuning die geoutsourcet is'. Het voordeel van het leveren van in-house ondersteuning is dat de ondersteuners de organisatie en de andere systemen kennen en ze weten wat er binnen de organisatie speelt. Bedrijven die gespecialiseerd zijn in de ondersteuning van gebruikers, aan de andere kant, hebben veelal meer mensen beschikbaar voor de ondersteuning en kunnen in sommige gevallen ook 24 uurs ondersteuning aan de gebruikers geven. Met name bij instellingen zoals ziekenhuizen waar de dienstverlening 24 uur per dag doorgaat kan dit een voordeel zijn. Deze bedrijven kunnen gespecialiseerd zijn in bepaalde software (die ze vaak ook zelf leveren) of brede algemene ondersteuning geven. Hoewel er een belangrijke rol is voor dit soort bedrijven, in het bijzonder bij de introductie van grote of complexe systemen zoals een nieuw EDP, staat hiertegenover natuurlijk dat ze niet ter plaatse zijn en minder weten van de organisatie en het complexe applicatielandschap.

Naast de ondersteuning van de gebruikers door IT-specialisten, van binnen of buiten de instelling, is het aan te raden om domeinexperts als gebruikersondersteuners in te zetten. Als de domeinexperts nauw betrokken zijn bij de ontwikkeling van een nieuw systeem, zijn ze goed op de hoogte van de details van het systeem maar ze zijn ook direct betrokken bij de collega's die het systeem moeten gaan gebruiken. Ze kennen de organisatie van binnenuit en ook de uitdagingen waarvoor de collega's staan. Vanuit deze positie kunnen domeinexperts een poortwachtersfunctie vervullen, vergelijkbaar met de rol van een huisarts. De domeinexpert maakt hierbij een eerste inschatting van het probleem om het vervolgens op te lossen of door te verwijzen. Het grote voordeel van het gebruik van domeinexperts in de ondersteuning is dat het probleem breed kan worden aangepakt en niet alleen een technisch probleem blijft. Met name bij de analoge idealist kunnen problemen met de software ook voortkomen uit een laag niveau van motivatie, houding en zelfbeeld en de domeinexpert kan deze herkennen en ondersteunen.

Om de ondersteuning van gebruikers efficiënt en snel te laten verlopen wordt er in de meeste gevallen gewerkt met eerste-, tweede- en derdelijns ondersteuning. Deze termen verwijzen naar de verschillende kennisniveaus en aandachtsgebieden van de medewerkers in de ondersteuning.

- Eerstelijns (1ste lijn) ondersteuning: Dit is het eerste aanspreekpunt voor gebruikers die technische problemen ondervinden. De medewerkers van de eerste lijn behandelen basisproblemen zoals opnieuw instellen van een wachtwoord of eenvoudige software- en hardware-problemen. In de eerste lijn is het credo: Snel oplossen of doorsturen naar de tweede lijn als ze er niet uitkomen.
- Tweedelijns (2de lijn) ondersteuning: Deze medewerkers hebben meer technische kennis en ervaring dan de eerste lijn. Ze behandelen complexere problemen die niet door de eerste lijn kunnen worden opgelost. Tweedelijns ondersteuning kan ook verantwoordelijk zijn voor het uitvoeren van diepgaande analyses en het implementeren van complexere oplossingen.

- Derdelijns (3de lijn) ondersteuning: Dit niveau bestaat uit specialisten en experts die zich bezighouden met de meest complexe en gespecialiseerde problemen. Derdelijns ondersteuning kan bestaan uit interne experts of externe leveranciers en fabrikanten. Ze werken vaak aan langdurige oplossingen en verbeteringen van systemen en infrastructuur.

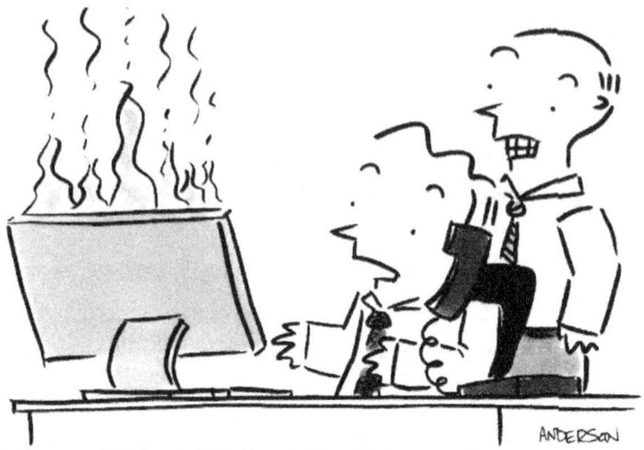

"Volgens mij zijn we het stadium het herstarten van de computer wel voorbij. Kunnen we een andere expert aan de lijn krijgen?"

7.7 CONTINUE VERBETERING

Een systeem is nooit af. Organisaties zijn continu in beweging en de omgeving waarin de organisatie zich bevindt, verandert voortdurend en stelt steeds nieuwe eisen. Denk bijvoorbeeld aan nieuwe regelgeving zoals de invoering van de Wet elektronische gegevensuitwisseling in de zorg (Wegiz) maar ook aan de veranderende verwachtingen van patiënten en cliënten zoals de wens om te kunnen beeldbellen met een behandelaar of via een beveiligde app de medische gegevens in te kunnen zien. Ook gebruikers zelf kunnen de aanjager zijn van veranderingen. Ze kunnen aangeven dat ze bepaalde veranderingen in de software willen omdat het systeem hun werk niet meer efficiënt of effectief ondersteunt of omdat de werkprocedures zijn veranderd. Al deze zaken hebben gevolgen voor de systemen van een instelling.

Voor instellingen is het van groot belang dat er beleid is om met deze veranderingen om te gaan. Dit beleid is veelal ingekaderd in een continu kwaliteitsverbeteringsprogramma (CQI – Continuous Quality Improvement). Binnen dergelijke organisatie-brede programma's staan zes, door de Wereld Gezondheidszorg Organisatie (WHO) gedefinieerde kwaliteitseisen centraal:[21]

1. Veilig: Het leveren van zorg die risico's en schade voor zorggebruikers tot een minimum beperkt, inclusief de preventie van te voorkomen letsel en het verminderen van medische fouten.
2. Effectief: Diensten verlenen op basis van wetenschappelijke kennis en evidence-based richtlijnen.

3. Tijdig: Het verminderen van vertragingen bij het verlenen en ontvangen van gezondheidszorg.
4. Efficiënt: Het leveren van gezondheidszorg op een manier die het gebruik van middelen maximaliseert en verspilling vermijdt.
5. Rechtvaardig: Het leveren van gezondheidszorg die niet in kwaliteit verschilt op basis van persoonlijke kenmerken zoals geslacht, ras, etniciteit, geografische locatie of sociaaleconomische status.
6. Mensgericht: Het leveren van zorg die rekening houdt met de voorkeuren en aspiraties van individuele gebruikers en de cultuur van hun gemeenschap.

Dezelfde eisen gelden natuurlijk ook voor de software en systemen die in de zorg worden gebruikt. Systemen moeten veilig zijn voor gebruikers, de zorg goed ondersteunen en voorkomen dat privacygevoelige gegevens in verkeerde handen komen. Het werken met de systemen moet efficiënt en effectief zijn maar ook de zorgprocessen op deze wijze ondersteunen. De systemen mogen geen onderscheid maken tussen gebruikers en zorgvragers en toegankelijk zijn voor iedereen. Bij software is het ook belangrijk dat er rekening wordt gehouden met gebruikers met een beperking, zoals slechtziendheid of andere handicaps. Tot slot moeten systemen zo ontworpen zijn dat de gebruiker centraal staat.

De kwaliteitseisen vormen de kern van het continue verbeteringsproces in een organisatie. Op gezette tijden zal er via audits gekeken moeten worden of de systemen nog aan de eisen voldoen. Dit moet niet alleen vanuit een technisch perspectief gebeuren, maar er moet ook goed geluisterd worden naar de gebruikers. Wat vinden zij eigenlijk van het systeem? Hebben zij het idee dat het systeem bijdraagt aan hun dagelijkse praktijk, of zien zij het vooral als een hindernis die onnodig complex is en veel van hun tijd neemt? Dit laatste perspectief krijgt nog veel te weinig aandacht.

Een continu kwaliteitsverbeteringsprogramma voor systemen en software is een gestructureerd organisatorisch proces waarin alle gebruikers en andere belanghebbenden de mogelijkheid hebben actief betrokken te zijn bij identificeren en implementeren van verbeteringen. Deze programma's hebben een duidelijke link met de organisatie- en IT-strategie van een instelling (in hoofdstuk 8 gaan we hier uitgebreider op in) en zijn structureel belegd in het bestuur. Daarnaast moeten er ook beleid en processen zijn die de hele organisatie motiveren om een rol te spelen in het identificeren van verbeteringen. Dit vraagt betrokkenheid, maar ook kennis van het analyseren van problemen en het beschrijven van oplossingen. Innovatieteams, waar de domeinexpert een onmisbaar onderdeel van is, met kennis van de processen op de werkvloer moeten worden opgezet en getraind om dit te doen op een wijze en in een taal die kan worden begrepen door de ICT'er. De 'taal' die we hebben aangeboden in alle hoofdstukken van dit hele boek.

7.8 CASE: SOFTWARESYSTEMEN IN DE ZORG

Bijdrage van Thomas Timmers

Softwaresystemen in zorg

Introductie

"Goedemiddag, je spreekt met Klaas. Ik ben orthopedisch chirurg en medisch manager bij een ZBC. Voor onze patiënten die een heup- of knieprothese krijgen, willen we graag uitkomsten gaan meten, ook wel PROMS genoemd. Mijn eigen EPD ondersteunt mij hierin helaas niet, en ik vroeg me af of jullie mij hier misschien mee kunnen helpen."

Neem bovenstaand telefoongesprek eens rustig in je op. Verplaatst je nu in mij, Thomas. Ik heb een achtergrond in informatica en informatiekunde. Ik heb geen ervaring met de zorg. Ik heb eigenlijk geen idee wat hier nu gevraagd wordt. Ik weet niet wat een orthopedisch chirurg doet, waarschijnlijk iets met knieën en heupen. Ik heb geen idee waar de afkortingen ZBC, PROMS en EPD voor staan. Ik weet wél dat ik iemand spreek met een hele duidelijke probleemstelling – en dat de oplossing voor hem lijkt te liggen in een softwaresysteem. Dat is de connectie. Verder heb ik geen idee waar dit gesprek toe gaat leiden. . .

Wat ik zeker niet kon bedenken toen dit gesprek zich meer dan 10 jaar geleden afspeelde, was dat ik vandaag de dag met mijn bedrijf voor zo'n 100 zorginstellingen in Nederland en daarbuiten zou werken. Dat meer dan een miljoen patiënten in meer dan 100 verschillende zorgpaden via ons platform hun zorgverlener inzage zouden geven in hun voortgang. Dat via datzelfde platform zorgverleners aan patiënten de juiste informatie op het juiste moment zouden aanbieden, om patiënten meer zelfredzaam en therapietrouw te maken. Dat ik op dit thema zou promoveren en een eigen onderzoekslijn Passende Digitale Zorg bij het Radboudumc zou opzetten.

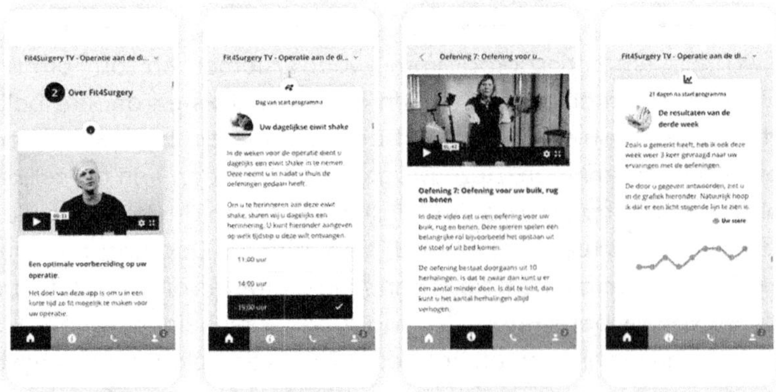

Figuur 7.12 Voorbeeld van de inzet van Patient Journey App binnen het Noordwest Ziekenhuis om patiënten met darmkanker te begeleiden in de voorbereiding op hun operatie. De app stuurt hen, gedoseerd door de tijd, informatie over de voorbereiding op en zorg na de operatie. Ondertussen verzamelt de app ook data, welke weer wordt gedeeld met de betrokken zorgverleners, zodat zij op afstand mee kunnen kijken.

Vandaag de dag kun je mij rustig bellen met je vragen over knieprotheses, wetenschappelijk onderzoek, cardiovasculair risicomanagement, diverse soorten kanker, zelfmanagement, monitoring van chronisch zieke patiënten of acute fracturen. Hoe dat zo gekomen is, daarover vertel ik je in deze casustekst graag meer.

Wat is het (échte) probleem?

Soms, heel soms, is er een duidelijke probleemstelling. Iemand wil bijvoorbeeld PROMS-vragenlijsten afnemen bij patiënten met een knie- of heupprothese om zo het effect van de behandeling vanuit het perspectief van de patiënt te kunnen monitoren. Of iemand wil patiënten in de voorbereiding op hun operatie dagelijks informatie bieden over een optimale voorbereiding.

Vaak is de aanleiding echter helemaal niet zo duidelijk. En als de aanleiding niet heel duidelijk is, dan is het échte probleem dat vaak ook niet. En als je een onduidelijk probleem gaat oplossen, los je waarschijnlijk niet het goede op, en creëer je met een beetje pech nog aanvullende problemen ook. Dat is waar het vaak fout gaat. In de zorg, maar op alle andere plekken ook: IT mag komen opdraven als het probleem en dé oplossing al bedacht zijn. En daarna gaan we elkaar de schuld geven: vanuit de zorg was het een stom idee, vanuit de IT een waardeloze oplossing. Nou, dat wordt lekker samenwerken zo. . .

Vaak genoeg krijgen wij vanuit zorginstellingen de volgende vage problemen gepresenteerd: de patiënt onthoudt niets, de patiënt belt te vaak, de patiënt neemt niet de juiste dingen mee naar de afspraak, de patiënt doet niet de juiste oefeningen, de patiënt vult de vragenlijst niet in, etc.

Eigenlijk staat hierboven, vrij vertaald: de patiënt bakt er niets van. De problemen die ik als zorgverlener ervaar, komen door de patiënt.

Wij zetten in ons werk vaak een zogenaamde patient journey mapping sessie in om het echte probleem te identificeren. We nodigen iedereen uit die betrokken is bij het zorgpad en laten hen vertellen waar ze tegenaan lopen. Je merkt dan al meteen dat de arts een ander belang heeft dan de verpleegkundige, dat de fysiotherapeut iets anders belangrijk vindt dan de diëtist, en dat het secretariaat soms wel tientallen keren per dag wordt gebeld met vragen waarvan zij dachten dat de zorgverleners dat goed uitgelegd zouden hebben.

Zo'n mapping sessie is bedoeld om het probleem vanuit het perspectief van de zorgverleners in kaart te brengen. Daarna gaan we met patiënten in gesprek en stellen hen dezelfde vragen: waar bent u tegenaan gelopen, wat vond u lastig of moeilijk, hoe hadden de zorgverleners u beter kunnen helpen?

Interessant genoeg merk je dan vaak dat de problemen in elkaars verlengde liggen. De fysiotherapeut klaagt over lage therapietrouwheid met de oefeningen, terwijl de patiënt klaagt over dat vage printje dat hij/zij meekreeg met daarop de uitleg van de oefeningen. Of de arts vindt het stom dat de vragenlijst niet is ingevuld, terwijl de patiënt geen idee had van het nut of de noodzaak én de antwoorden op de vragenlijst de vorige keer tijdens de afspraak helemaal niet zijn gebruikt. Waarop de arts weer klaagt: ja, omdat IT die dingen niet zichtbaar maakt in het EPD.

Knoppenkermis

Aan de kant van de zorgverleners is er dus nog een wereld te winnen rondom het proces van probleemstelling. Aan de kant van de IT is dat natuurlijk ook het geval. De gemiddelde IT'er heeft evengoed het probleem én de oplossing vaak al op voorhand uitgedacht. Ik noem dat zelf altijd "de Knoppenkermis", het moment dat de IT'er aan komt zetten met een applicatie waarmee echt alles kan: een knopje hier, een knopje daar, een functie zus, een output zo. Apetrots neemt de IT'er de zorgverlener mee in wat er in het systeem allemaal kan – zichzelf niet realiserende dat het de zorgverlener werkelijk niet kan schelen welke knoppen er allemaal zijn, wat de roadmap, planning, migraties en sprints zijn. . . De zorgverlener is geïnteresseerd in de oplossing, het eindproduct. Datzelfde geldt voor patiënten: "dokter, ik wil beter worden". De manier waarop maakt de patiënt vaak niet zo heel veel uit – daar heeft de arts immers 10 tot 12 jaar voor gestudeerd, dus dat zal allemaal wel kloppen.

Daar waar de zorgverlener dus misschien te snel het probleem buiten zichzelf legt (lees: bij de patiënt), lijkt de IT'er de oplossing juist bij zichzelf neer te leggen (lees: zijn applicatielandschap).

Prototype, iteratief werken

Met allerlei risico's van onbegrip die op de loer liggen, adviseren wij altijd om met prototypes te werken. Kort, iteratief werken – vaak wordt dit ook wel agile of Scrum genoemd. Het idee achter deze werkwijze is dat je iets maakt op hoofdlijnen of één specifiek onderdeel van de oplossing. Daar kijk je dan samen naar. Als dan blijkt dat je elkaar niet helemaal goed begrepen hebt, gooi je niet te veel tijd, energie of geld weg. Sterker nog: je leert elkaar beter begrijpen. Investeer beiden tijd in de definitie van het probleem en de oplossing. Voor je het weet, ga je elkaar nog begrijpen ook.

Helaas gebeurt bovenstaande zelden: de zorgverleners hebben het druk met patiënten en IT heeft een roadmap en planning die tot de nok toe gevuld zijn. Het resultaat: de zorgverleners vinden het allemaal overduidelijk en vinden dat IT het "gewoon" even moet maken, en IT gaat enkele weken in een computergrot zitten knutselen, bouwt op eigen initiatief nog wat dingen bij, et voila: a recipe for disaster is zojuist (onbewust) samengesteld.

Zelf werken wij met een release-cyclus van 4 weken. In week 1 tot en met 3 ontwikkelen we onze software en maken we prototypes voor toekomstige features. In week 4 testen we hetgeen we gemaakt hebben, met de betrokken stakeholders: is dit wat we bedoelen? Zo ja, dan gaan we verder. Zo nee, terug naar de tekentafel.

Live als het goed is, accepteren dat het morgen beter kan worden

Als je als IT'er samenwerkt met zorgverleners merk je natuurlijk direct dat er verschillende achtergronden, drijfveren en persoonlijkheden zijn. Wat je na een tijdje ook merkt, is dat er een enorme fixatie is op first time right. Wat je doet, moet eigenlijk de eerste keer al goed zijn. Vanuit hun rol in patiëntenzorg is dat natuurlijk super begrijpelijk: je wilt de juiste behandeling voorschrijven, de juiste medicatie, de juiste operatie. Misschien eerst nog een extra gesprek, een extra foto of extra overleg met een collega.

Die first time right strategie leent zich alleen niet zo goed voor innovaties op het gebied van digitale zorg. Vaak is het probleem ongeveer duidelijk en zijn we het redelijk eens over de oplossingsrichting. Bij een patiënt kun je dat niet maken, bij sommige innovaties wel. Ons motto is altijd: we gaan live als het goed is, we begrijpen dat het morgen beter kan worden, en we accepteren dat het nooit af is. Hierdoor ontstaat een werkwijze waarbinnen je relatief snel live kunt gaan met (deel)oplossingen, terwijl je alle ruimte laat om het later beter te maken, te optimaliseren.

Conclusie

Het moge duidelijk zijn: om als IT'er iets van de zorg te begrijpen, moet je jezelf erin verdiepen. De zorg is niet te vangen in een knoppenkermis, een applicatie, een setje regels – hoe fijn dat voor jou als IT'er ook zou zijn. Ga in gesprek met die zorgverleners. Ga open een sessie in om elkaar beter te begrijpen. Laat je applicatie, features en planning zo lang mogelijk achterwege. Ga tekenen op een stuk papier, maak een prototype. Verwacht als zorgverlener echter ook niet dat een IT'er jou zomaar snapt. Sterker nog: verwacht als zorgverlener niet dat je het probleem volledig zuiver in kaart gebracht hebt, en loop ook niet met die houding, inclusief (briljante) voorbedachte oplossing naar IT toe onder het motto: maak dit gewoon even, dan kan ik weer verder met mijn werk.

Doe het samen. Breng het probleem in kaart met meerdere betrokkenen, sta open voor kritische vragen en suggesties. Werk iteratief, release early, release often. Sta ervoor open als een of andere Klaas je weer belt, met een probleem over knieën, PROMS of het EPD. Ga het gesprek aan en maak er samen iets moois van.

7.9 WAT KAN JE ZELF DOEN?

Om dit hoofdstuk af te sluiten, geven we puntsgewijs een aantal acties die je zelf kan ondernemen om het implementatieproces van nieuwe systemen of systeemveranderingen te ondersteunen:

1. Breng de kennis en attitudes van de gebruikers binnen je eigen afdeling of instelling in kaart met behulp van de vier digitypes. Op deze wijze leren gebruikers zichzelf beter kennen en kun je vroegtijdig potentiële weerstand en veranderingsambassadeurs identificeren.

2. Voer een onderzoek uit om het cultuurtype van je afdeling of organisatie vast te stellen. Leg dit voor aan de belanghebbenden in de organisatie en vraag of ze zich hierin herkennen. Geef uitleg over de consequenties van bepaalde cultuurtypes bij de implementatie van een systeem.
3. Bewaak dat je als domeinexpert deel uitmaakt van projectmanagementteam en je betrokken bent in alle fasen van het veranderingsproces.
4. Maak bij de daadwerkelijke implementatie van het nieuwe systeem teams van collega's met tegenovergestelde houding en/of kennis en laat ze met elkaar optrekken om de adoptie van het systeem te verhogen en de go-live productiviteitsdip te verkleinen.
5. Inventariseer de trainingsbehoefte en de gewenste trainingsmethode bij je collega's. Wees je ervan bewust dat er bij het management vaak andere afwegingen worden gemaakt dan bij de gebruikers. Dit kan spanning veroorzaken.
6. Betrek cliënt- of patiëntvertegenwoordiging binnen jouw organisatie bij het implementatieproces. Zij zullen, op welke wijze dan ook, de effecten van een systeemverandering of –vernieuwing voelen.

■ 7.10 OEFENINGEN EN OPDRACHTEN

7.1 Gebruik het Concurrerende waardenmodel om een karakterisering van de cultuur van je eigen organisatie of afdeling te maken. Beargumenteer je waarom je tot deze karakterisering komt.

7.2 Op je afdeling wordt binnenkort een nieuw systeem geïntroduceerd om de mantelzorgers van patiënten / cliënten beter in beeld te krijgen, ManZo. Naast de gebruikelijke persoonsgegevens wordt in het systeem ook een rapportage gemaakt met observaties over de mantelzorger met als voornaamste doel om proactief te kunnen anticiperen bij problemen zoals fysieke of emotionele overbelasting. Omdat je als domeinexpert betrokken bent geweest bij de ontwikkeling van het systeem en dus ook goed weet hoe het werkt en wat er van de gebruikers wordt gevraagd, vraagt je leidinggevende om een risicoanalyse te maken voor de introductie van het systeem. Specifiek wordt jou gevraagd om een inschatting te maken van de mogelijke weerstand bij de gebruikers en organisatie. Maak gebruik van de persona's, het Concurrerende waardenmodel en de Adoptiecurve van Rogers om een beschrijving te maken van mogelijke problemen die de introductie van ManZo zou kunnen veroorzaken.

7.3 Om het ManZo-systeem zo goed mogelijk te laten landen wordt aan jou gevraagd een trainingsplan op te stellen. Identificeer de verschillende groepen die je voor het gebruik of ondersteuning van ManZo zou willen trainen en op welke wijze je dit wilt doen.

7.4 De organisatie wil in het kader van een continue verbeteringsstrategie gebruik gaan maken van een systeeminnovatieteam. De taakstelling van het team is om driemaandelijks verslag aan het bestuur te doen van de problemen en verbetervoorstellen voor de huidige systemen, maar ook om onderbouwde innovatievoorstellen te maken voor systemen die het werk op de werkvloer efficiënter en effectiever zouden kunnen maken. Jij wordt gevraagd om een onderbouwd voorstel te doen voor de samenstelling van het team. Geef aan welke personen / functies je in een dergelijk team wilt hebben en beargumenteer waarom ze belangrijk zijn.

Noten

1 Satzinger, J. W., Jackson, R. B., & Burd, S. D. (2015). *Systems analysis and design in a changing world*. Cengage Learning.

2 *Onderzoek naar digitale vaardigheden in de zorg*. (2019, September 30). Vilans.nl. https://www.vilans.nl/kennis/onderzoek-naar-digitale-vaardigheden-in-de-zorg

3 Figuur overgenomen uit: *Onderzoek naar digitale vaardigheden in de zorg*. (2019, September 30). Vilans.nl. https://www.vilans.nl/kennis/onderzoek-naar-digitale-vaardigheden-in-de-zorg

4 *Over het Organizational Culture Assessment Instrument (OCAI)*. (n.d.). Retrieved April 29, 2024, from https://www.ocai-online.com/nl/over-het-Organizational-Culture-Assessment-Instrument-OCAI

5 Deal, T. E., & Kennedy, A. A. (1982). *Corporate cultures: The rites and rituals of corporate life*. Perseus Books.

6 Cameron, K. S., & Quinn, R. E. (2011). *Diagnosing and changing organizational culture: Based on the competing values framework*. John Wiley & Sons.

7 Cameron, K. S., & Quinn, R. E. (2011). *Diagnosing and changing organizational culture: Based on the competing values framework*. John Wiley & Sons.

8 Chies, S. (2016). *Change Management bei der Einführung neuer IT-Technologien*. Springer Fachmedien.

9 Carr, E. (2014). *Practical change management for IT projects*. Packt Publishing Ltd.

10 AXELOS (2017). *Managing successful projects with PRINCE2*. The Stationery Office books (TSO) en Hedeman, B., Vis van Heemst, G. & Fredriksz, H. (2018). *Projectmanagement op basis van PRINCE2® Editie 2017*. Van Haren Publishing.

11 Project Management Institute. (2021). *A Guide to the Project Management Body of Knowledge (PMBOK® guide) – seventh edition and The Standard for Project Management (English)*. Project Management Institute.

12 Project Management Institute (2017). *A Guide to the Project Management Body of Knowledge (PMBOK® guide) – sixth edition and The Standard for Project Management*. Project Management Institute.

13 Vargas, R. V. (z.d.). *PMBOK® guide processes flow*. Retrieved January 27, 2025, from https://ricardo-vargas.com/pmbok6-processes-flow/

14 Matos, S., & Lopes, E. (2013). PRINCE2 or PMBOK – A question of choice. *Procedia Technology, 9*, 787–794. https://doi.org/10.1016/j.protcy.2013.12.087

15 *Nederlandse Zorg projectmanagement methodiek*. (z.d.). Retrieved January 25, 2025, from https://www.nzpm.nl/

16 *Agile & Scrum basics*. (z.d.). Scrum Academy. Retrieved February 8, 2024, from https://scrumacademy.nl/blog/category/agile-scrum-basics/

17 *What is software deployment? Checklist and strategies.* (2023, May 22). Codefresh. https://codefresh.io/learn/software-deployment/

18 De term 'canary implementatie' komt van een oude praktijk in de kolenmijnbouw. Mijnwerkers brachten kanaries mee de kolenmijnen in om giftige gassen zoals koolmonoxide te detecteren. Kanaries zijn gevoeliger voor deze gassen dan mensen, dus als de kanarie tekenen van nood vertoonde of stierf, was dat een waarschuwing voor de mijnwerkers om het werk te stoppen en onmiddellijk te evacueren.

19 Rogers, E. M. (2003). *Diffusion of Innovations, 5th edition.* Simon and Schuster.

20 Halsey , M. (2024). *The IT Support Handbook: A How-To Guide to Providing Effective Help and Support to IT Users* (2nd Edition). Apress.

21 Johnson, J. K., & Sollecito, W. A. (2018). *McLaughlin & Kaluzny's continuous quality improvement in health care.* Jones & Bartlett Learning.

8 Digitale strategie in de zorg

8.1 INTRODUCTIE

Het ontwikkelen en invoeren van nieuwe software en systemen in een organisatie dient nooit op zichzelf te staan maar moet ingebed zijn in een digitale strategie. De digitale strategie, op zijn beurt, moet goed verankerd zijn in een algehele strategie die de richting en de doelen op korte en lange termijn van een organisatie beschrijft. Een organisatie zonder een duidelijke strategie die wordt gedragen door management en de mensen op de werkvloer is als een stuurloos schip, het vaart wel, maar de richting is onduidelijk en kan, zonder dat je het ziet aankomen, op de klippen lopen.

De noodzaak voor een digitale strategie wordt steeds belangrijker nu er in de zorg grote druk op organisaties wordt gelegd om ICT te omarmen en digitaal te transformeren. Zoals we al in hoofdstuk 1 hebben beschreven is er vanuit de overheid de verwachting dat informatietechnologie een cruciale rol speelt in het verhogen van efficiëntie en effectiviteit in de zorg en daarmee een positief effect heeft op de dreigende personeelstekorten. Hier is wel een duidelijke organisatie-breed gedragen digitale strategie voor nodig om te zorgen dat de verschillende initiatieven een plaats hebben in de strategie van de organisatie, maar ook dat de initiatieven met elkaar geïntegreerd zijn. Te vaak zien we nog dat verpleegkundigen en verzorgenden gegevens van het ene systeem aan het overtypen zijn of keer op keer in de verschillende systemen dezelfde gegevens moeten invoeren omdat de systemen niet of onvoldoende gekoppeld zijn. Ook zien we vaak dat alleen het bestuur en het management op de hoogte zijn van de digitale strategie en de werkvloer, dat wil zeggen de gebruikers, niet betrokken is.

In dit hoofdstuk gaan we de ICT in organisaties bekijken vanuit een strategisch perspectief. Dat wil zeggen dat we vanuit de digitale uitdagingen waar de zorg voor staat vooruit gaan kijken. Waarom is een goed verankerde en gedragen digitale strategie belangrijk en wat zijn de tekenen en gevolgen voor een organisatie als deze ontbreekt of gewoon niet voldoende ontwikkeld is? Hoe verhoudt zich de digitale strategie van een organisatie tot de belangrijkste stakeholders binnen die organisatie? We staan ook stil bij het belang van architectuur-denken als fundament voor de digitale strategie. En als we dan een digitale strategie gaan ontwikkelen voor de instelling, welke elementen staan hierin? Tot slot gaan we in op een aantal manieren waarop we de toegevoegde waarde van ICT kunnen bepalen.

8.2 DIGITALE TRANSFORMATIE IN DE ZORG – NOODZAAK EN UITDAGINGEN

Zoals we in de Introductie benoemden heeft de zorg te maken met een toenemende mate van complexiteit, onderlinge verwevenheid van gezondheidsproblemen en meer mogelijkheden tot behandeling bij een groeiende groep zorggebruikers. En dit in een wereld waarin de tekorten aan professionals en mantelzorgers alleen maar toenemen. Een van de antwoorden die de overheid hierop mede formuleert is meer gebruik van technologie en investering in digitalisering. Hiermee voorziet de overheid de zorg veilig, toegankelijk, betaalbaar en van goede kwaliteit te houden. De overheid stimuleert actief het digitaal transformeren van de zorg.

Vanuit de overheid zijn verschillende initiatieven en wetten van kracht geworden die de digitale transformatie bij de zorgaanbieders noodzakelijk maken. Dit doen ze o.a. door het verstrekken van subsidies, het opstellen van wetgeving, het bewust aanjagen van het debat en aandacht genereren voor digitale transformatie. We noemen dit drivers die de digitale transformatie aanjagen. De belangrijkste is wellicht de Wegiz.[1] Deze wet, die vanaf 1 juli 2023 van kracht is, stelt dat zorgaanbieders wettelijk verplicht worden om zorggegevens elektronisch uit te wisselen. Zorgverleners moeten toegang hebben, en geven, tot complete en actuele gegevens van patiënten met als doel dat de behandeling en zorg voor de patiënt sneller verloopt. Dit vraagt veel van de ICT-voorzieningen van alle instellingen in de keten, maar het vraagt ook visie en strategie, en heel veel werk om de instelling klaar te krijgen voor deze uitdaging. Dat is het moment waarop de IT'ers of de CIO beginnen te praten over digitale transformatie.

Maar wat is digitale transformatie nu eigenlijk? Iedereen lijkt het begrip vaak en makkelijk in de mond te nemen, maar praten ze wel over hetzelfde? In de eerste plaats moet het duidelijk zijn dat digitale transformatie over veel meer gaat dan slechts het inzetten van nieuwe technologie en ICT-oplossingen. De ICT is dus nooit de primaire focus. De ICT heeft als doel de veranderingen in de organisatie te faciliteren en niet te sturen. In dit verband wordt er dan ook vaak gesproken over de ICT als een 'enabler' van verandering. De focus bij digitale transformatie ligt op het creëren van een efficiënte en effectieve zorgorganisatie waarbij digitale technologie de integratie ondersteunt van alle aspecten van de organisatie, de werkprocessen van zorgmedewerkers optimaliseert en toegevoegde waarde levert

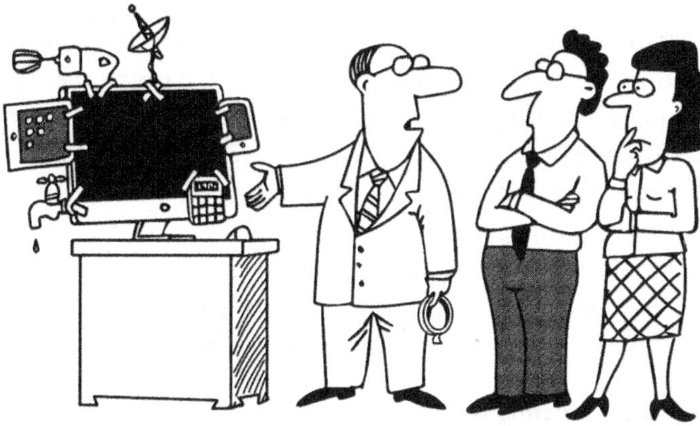

Figuur 8.1 Digitale transformatie is veel meer dan technologie alleen

aan de zorgafnemers, financiers en toeleveranciers. Denk bijvoorbeeld aan het op organisatieniveau verkrijgen van meer inzicht in data en bedrijfsinformatie. Dit kan helpen bij en leiden tot betere strategische besluitvorming. Of denk aan toegang voor patiënten tot het webportaal van het EPD waardoor zij makkelijk hun medische gegevens in kunnen zien, sneller kunnen communiceren met zorgverleners. Of aan de meerwaarde die artsen en verpleegkundigen ervaren bij het hebben van een betere toegang tot de patiëntendossiers en het verminderen van administratieve lasten. Een van de hoofddoelen in de zorg is het verkrijgen van betere patiëntenresultaten. Al wat daartoe bijdraagt is in de ogen van stakeholders binnen de zorg, van waarde.

Je zou het kunnen voorstellen als een web van technologie die de processen binnen een instelling en tussen de instelling en de omgeving digitaal met elkaar verbindt zodat deze zo optimaal mogelijk verlopen. Bij digitale transformatie worden dus alle stakeholders betrokken, zowel binnen de instelling als daarbuiten, dat wil zeggen patiënten, cliënten en leveranciers van diensten en producten. Het is belangrijk dat bij al deze stakeholders een digitale mindset wordt gecreëerd met de bereidheid de mogelijkheden te verkennen om de bedrijfsvoering te transformeren. Zoals de voorbeelden hierboven laten zien is een aantoonbare meerwaarde van digitalisering in betere zorgresultaten een belangrijke stimulans richting deze benodigde mindset.

Een digitale transformatie van een organisatie kan dus ook alleen slagen als binnen de organisatie ook een digitale cultuur of digitale mindset bestaat. Een digitale cultuur kenmerkt zich in de kern door het bewustzijn dat digitale technologie geen bedreiging is maar een hulpmiddel is naar een betere en toekomstbestendige zorgorganisatie.[2] Er moet een werkomgeving worden gecreëerd waarin het denken over de mogelijkheden van digitale technologieën en innovaties centraal staat in de dagelijkse uitvoering van het werk en besluitvorming. Als er een digitale mindset is waarbij iedereen in en rond de organisatie betrokken is, dan komen innovatievoorstellen niet alleen van de top van de organisatie maar denkt iedereen mee en voelt zich vrij om verbeteringsvoorstellen te doen. Het is belangrijk een omgeving te creëren waarbij je, zogezegd, van moetivatie naar motivatie gaat. Oftewel als organisatie omarm je de externe invloeden (ook wel drivers genoemd) en 'internaliseer' je ze. Dit door na te gaan wat de effecten (risico's en kansen) op de organisatie zijn en door eigen afwegingen en keuzes te maken in de manier waarop je deze externe invloeden adopteert. Door medewerkers vervolgens op alle niveaus en vanuit alle functies in de organisatie hun eigen invulling binnen gestelde (digitale) kaders te geven, creëer je een digitale mindset in organisaties.

Een brede definitie van digitale transformatie

"Digital Transformation is the holistic integration of information technologies that innovatively reshapes every facet of an organization – culture, strategy, structure, stakeholder experiences, leadership style, systems, and processes – with the ultimate goal of creating a more resilient, mission-centric business model."[3]

Als we de brede definitie van digital transformatie goed bekijken dan zien we dat digitale transformatie dus geen geïsoleerd automatiseringsproject of de implementatie van een nieuw digitaal platform is. De introductie van een nieuw patiëntregistratiesysteem of een nieuw medicijndistributiesysteem wordt aangeduid als automatisering en is op zich geen digitale transformatie als het niet in een groter geheel is ingebed. Ook de uitbreiding van een bestaand systeem met nieuwe functionaliteiten kwalificeert niet als een digitaal transformatieproces. Het is een misvatting om te denken dat digitale transformatie enkel bestaat uit het automatiseren van de zaken die we altijd al deden. Vanuit een holistisch perspectief grijpt digital transformatie aan op *alle* aspecten van de organisatie, van de strategie tot de uitvoering van de dagelijkse werkprocessen, van het bestuur tot de schoonmakers van de instelling. Digitale transformatie richt zich op het optimaliseren van de huidige werkwijze met de mogelijkheden die digitale technologie biedt. Zoals in hoofdstuk 5 beschreven moeten we tijdens dit proces ook fundamenteel nadenken over mogelijkheden de processen te herontwerpen of te optimaliseren.

Laten we proberen digitale transformatie samen te vatten, zie figuur 8.2. De wens om digitale transformatie door te voeren bij organisaties in de zorg begint met drivers om te veranderen. Deze kunnen komen van de overheid, wetgeving, maar ook van de veranderende verwachtingen van patiënten en cliënten. Dit kan leiden tot een aantal digitale activiteiten. Bij automatisering worden digitale tools ingezet om hetzelfde te doen maar dan ondersteund met IT, bij digitalisering worden bronnen en de output zoveel mogelijk digitaal gemaakt. Als we dan ook de processen in de organisatie herontwerpen en optimaliseren dan hebben we de basis voor de transformatie van de hele organisatie. Om succesvol te kunnen transformeren moet de organisatie aan een aantal eisen voldoen zoals het hebben van een digitale strategie en een IT-strategie, een digitale cultuur maar zeker ook de kennis, kunde en medewerkers om de transformatie uit te voeren.

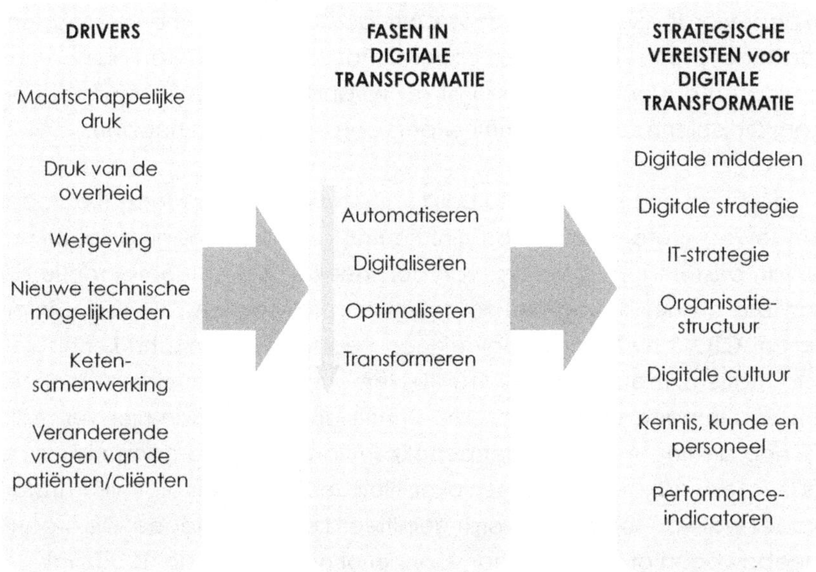

Figuur 8.2 Digitale transformatie in samenhang (aangepast van Verhoef et al. 2021[4])

Hoewel er veel wordt geschreven over de manieren om een digitaal transformatieproces in te zetten, is er een aantal stappen en aandachtspunten die we in de meeste stappenplannen terug zien komen:

1. Creëer een digitale mindset en cultuur in de organisatie – van bestuursniveau tot de werkvloer. Het is belangrijk hier op te merken dat digitale transformatie dus geen van boven opgelegd proces is. Dan werkt het namelijk niet. Iedereen is betrokken en iedereen denkt mee.
2. Formuleer een digitale strategie – waar staan we nu en waar willen we naartoe? Deze moet afgeleid worden en in samenhang zijn met de organisatiestrategie. We gaan hier verder op in in paragraaf 8.3.
3. Identificeer processen waar de digitalisering een goed resultaat kan behalen en stel prioriteiten.
4. Identificeer technologieën die je wilt inzetten en zorg dat ze ingebed zijn in de IT-architectuur van de organisatie.
5. Zorg dat je de juiste mensen met de juiste kennis en kunde betrekt of zo nodig aantrekt. Dit zijn natuurlijk niet alleen technische mensen maar er is ook kennis van verandermanagement nodig.
6. Maak een concrete roadmap met duidelijke ijkpunten en (deel)resultaten. Het hebben van zogenaamde performance indicatoren is nodig om het transformatieproces te sturen en zo nodig bij te sturen.
7. Start klein en bouw successen uit. Betrek de organisatie bij de successen en vier ze.

Het zal duidelijk zijn dat er in dit hele proces een belangrijke rol is weggelegd voor de domeinexperts. Op elk moment in het proces is hun rol cruciaal omdat zij de processen kennen als geen ander en weten wat er op de werkvloer speelt. Van de domeinexperts wordt verwacht dat ze verantwoordelijkheid nemen en zeggenschap hebben in het proces en het eindresultaat. Patiënten of cliënten dienen ook betrokken te worden om oog te houden of de veranderingen in lijn zijn met hun verwachtingen. Ook hierin kan de domeinexpert een leidende rol hebben.

Ondanks de noodzaak en het gestructureerd volgen van het transformatieproces zullen er gaandeweg grote uitdagingen zijn. Een belangrijke uitdaging ligt bij het kennisniveau van besturen en directies. Van oudsher ligt de kerncompetentie ICT hier niet verankerd en het is lang niet zo dat elke instelling een CIO (chief information officer) of CTO (chief technology officer) heeft. De technische kennis van digitale transformatie is veel te vaak belegd bij iemand met affiniteit met technologie in plaats van iemand wiens kerncompetentie dit is. We gaan hier verder in het hoofdstuk nog dieper op in. Ook het betrekken van de hele organisatie en de domeinexperts[5] laten vaak veel te wensen over. Nog veel te vaak is digitale transformatie een proces wat van 'bovenaf' wordt geïnitieerd en gemanaged. De organisatie moet meebewegen of ze daar klaar voor zijn of niet. Vanuit de noodzaak om mee te gaan in de toenemende digitalisering is het heel begrijpelijk dat raden van bestuur of directies weinig ruimte laten. Het zou echter beter zijn duidelijke kaders te schetsen, maar de weg daarnaartoe wat vrijer te laten (denk aan de eerdergenoemde digitale mindset en het belang hiervan vanuit de gehele organisatie om mee te kunnen denken).

Technologie-denken[6] is ook een grote uitdaging. In een digitaal transformatieproces volgt de technologie de ambities van de organisatie en niet andersom. Vanuit de IT-kant worden technologie en systemen vaak als leidraad voor veranderingen genomen. Er wordt verwacht dat de organisatie, de processen en gebruikers zich aanpassen aan de nieuwe systemen. Het is belangrijk om steeds te blijven benadrukken dat systemen bedoeld zijn om het werk van de organisatie en soms ook organisaties in de grotere keten, efficiënter en effectiever, maar ook zeker prettiger te maken. Niet alles wat kan hoeft. Het standpunt dat een organisatie eigen keuzes kan maken betekent ook dat er op onderdelen nee gezegd kan worden.

Tot slot komen we natuurlijk ook veel financiële uitdagingen tegen. Budgetten zijn beperkt en de kosten van digitaal transformeren zijn hoog. Het is daarom ook van groot belang om de ambities van de organisatie realistisch te houden. Beter een lagere ambitie dan projecten die voor het einde moeten stoppen of dramatisch moeten worden afgeschaald omdat er geen budget meer is.

8.3 ORGANISATIESTRATEGIE VERSUS DIGITALE STRATEGIE

Digitale strategie is de afgelopen jaren langzaamaan als onderwerp van discussie in de raden van toezicht van zorginstellingen binnengedrongen. Binnen de raden van toezicht is het duidelijk dat de kosten van de zorg sterk stijgen en het in de toekomst steeds moeilijker wordt om zorgvragers de gevraagde zorg tijdig te kunnen leveren. Men realiseert zich dat digitale zorg een belangrijke bijdrage kan leveren aan het bieden van moderne zorg, aan het voorkomen van onnodige zorg, verbeterde efficiëntie, verhoogde patiënttevredenheid en niet te vergeten meer werkplezier voor het zorgpersoneel. Of zoals Beijen[7] die zelfs stelt dat je als organisatie een digitale strategie nodig hebt om te kunnen overleven.

Het kader van waaruit een digitale strategie wordt ontwikkeld, is de organisatiestrategie. De organisatiestrategie fungeert als ankerpunt voor de digitale strategie, maar ook voor bijvoorbeeld voor de personeels-, financiële en inkoopstrategie. Dit worden ook wel deel-strategieën genoemd. De meeste instellingen in de zorg hebben tegenwoordig wel een organisatiestrategie maar lang niet alle instellingen hebben een organisatiestrategie die voldoende referentiekader biedt voor deelstrategieën. Ze zijn vaak te globaal om deel-strategieën uit af te leiden. Laten we daarom nog eens kijken hoe een organisatiestrategie eruit zou moeten zien.

Een organisatiestrategie kan het best beschreven worden als een routekaart voor het succes van de organisatie. Het beschrijft waar de organisatie in toekomst (korte, middellange en lange termijn) naartoe wil en daarmee ook waar het niet naartoe wil. Het kadert daarmee dus tegelijkertijd ook de grenzen van het 'speelveld' af. Met andere woorden, wat gaat de organisatie *niet* doen. Als een instelling bijvoorbeeld in de strategie aangeeft dat ze met cliënten, hun naasten, slimme technologie en in goede dialoog de gewenste ondersteuning en zorg willen bieden, zal er binnen de organisatie ook een structuur, een platform en personeelsbeleid moeten zijn om dit te realiseren. De organisatie kan niet volstaan met een aantal geïsoleerde initiatieven om slimme technologie in te zetten. Iets wat helaas nog te vaak gebeurt waardoor een gebrek aan samenhang en efficiëntie kan ontstaan en de mogelijke voordelen van slimme technologie onvoldoende worden benut. Het is nodig een integrale strategie te ontwikkelen die rekening houdt met alle aspecten van de organisatie, zoals mensen, processen en technologieën.

Een organisatiestrategie bestaat uit een aantal componenten dat kan worden gekenmerkt met 'wat, hoe, waarom en wie':[8]

- *Wat* gaan we doen – de missie en de doelstellingen;
- *Hoe* gaan we het doen – het werkplan;
- *Waarom* gaan we het doen – de visie;
- *Wie* gaan het doen – de mensen of rollen in waardenetwerk.

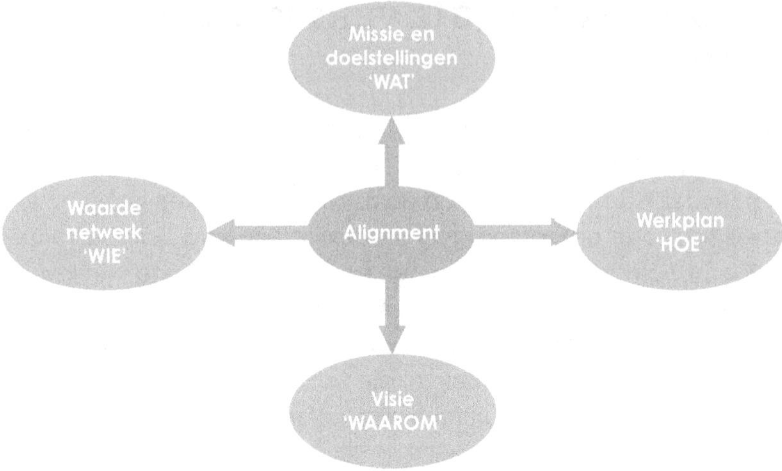

Figuur 8.3 Componenten in een organisatiestrategie[9]

Zoals we in figuur 8.3 zien, staan de elementen in een organisatiestrategie met elkaar in verbinding en moeten onderling op elkaar zijn afgestemd. Als we bij het vorige voorbeeld blijven, dan is het duidelijk dat als de organisatie een belangrijke rol toekent aan slimme technologie, je dit ook terug moet zien in het werkplan, het waardenetwerk en natuurlijk ook in de visie van de instelling.

In de zorg worden missie, visie en waarden in toenemende mate (intern en extern) gecommuniceerd. Nog even voor de duidelijkheid, wat houden deze elementen in?

- Missie – hierin staat wat de organisatie aan de wereld te bieden heeft.
- Visie – hierin wordt geschetst hoe de organisatie zichzelf in de toekomst ziet.
- Waarden – hiermee wordt aangegeven waar de organisatie voor staat.

In figuur 8.4 zien we een voorbeeld van een organisatiestrategie waarin de missie, visie en waarden zijn aangegeven.

Als het goed is moet de digitale strategie kunnen worden afgeleid uit de algemene organisatiestrategie. Om het anders te formuleren, de algemene strategie moet 'haakjes' hebben voor de deelstrategieën en dus ook voor de digitale strategie. Als we naar het bovenstaande voorbeeld kijken zien we dit niet duidelijk terug voor de digitale strategie. Het gevaar ligt dan op de loer dat de digitale strategie geïsoleerd is en niet goed bijdraagt aan het realiseren van overkoepelende organisatiestrategie.

Maastricht UMC+

Beter door meer kennis

Onze waarden

- **Toonaangevend** in onze zorg, ons onderzoek en onderwijs
- **Gedreven** in ons streven naar excellentie
- **Empathisch** in onze relaties
- **Verbindend** voor onze omgeving

Onze missie

Verlening van de best mogelijke zorge en verbetering van de gezondheid in de regio door integratie van patiëntenzorg, onderzoek en onderwijs.

Onze visie

Maastricht UMC+ is continu bezig met het vernieuwen van zorg, onderzoek, onderwijs en opleiding. We werken samen en leggen verbindingen om onze gezamenlijke ambities te realiseren: innoveren voor de gezonde bevolking en een duurzame gezondheidszorg.

Figuur 8.4 Voorbeeld van de missie, visie en waarden in een organisatiestrategie. Overgenomen van: https://www.mumc.nl/over-mumc/het-maastricht-umc

In het onderstaande voorbeeld is dit veel duidelijker.

Visie

mijzo ziet mij

Ons leven leiden en ouder worden willen we op eigen wijze. Als daar professionele ondersteuning bij nodig is, is Mijzo de juiste partner. Samen met cliënten, hun naasten, slimme technologie en in goede dialoog bieden we de gewenste ondersteuning en zorg. We zijn toonaangevend in de expertises die wij bieden. We zijn aanjager in de noodzakelijke transformatie om de zorg kwalitatief goed, toegankelijk en betaalbaar te houden. We bieden onze medewerkers en vrijwilligers ruimte en stimuleren creativiteit, lef en persoonlijke groei en ontwikkeling. Alleen samen maken we het verschil. Elke dag weer.

Figuur 8.5 Voorbeeld van een visie met duidelijk 'haakje' voor de digitale strategie. Overgenomen van: https://www.mijzo.nl/over/missie-en-visie/

Voordat wij overgaan naar een verdere uitwerking van de elementen van een digitale strategie willen we nog even stilstaan bij het denken in architecturen omdat zij vaak een belangrijk fundament onder de strategie vormen.

8.4 DENKEN IN ARCHITECTUREN

Op strategisch niveau wordt er door IT'ers en CIO's vaak gedacht in termen van bedrijfs- en IT-architecturen. Een architectuur is een beschrijving op hoog niveau van de principes, standaarden en policies die samen de complexe onderlinge relaties beschrijven tussen de processen, data, applicaties en infrastructuur. Dit klinkt allemaal behoorlijk abstract en dat is het ook. Een architectuur wordt namelijk pas concreet als hij met goed beschreven organisatieprocessen, databases, servers, netwerken etc. wordt ingevuld. Toch is een goede architectuur nodig om een organisatie samen met de IT flexibel en wendbaar te houden.

Het denken in architecturen is voor het eerst uitgebreid beschreven door John Zachman in het einde van de jaren '80.[10] In het zogenaamde Zachman framework voor informatiesystemen en bedrijfsarchitecturen worden aan de hand van een aantal perspectieven de verschillende onderdelen van de organisatie en de IT in een matrix beschreven.[11] Zie figuur 8.6.

	What? (Data)	How? (Function)	Where? (Location)	Who? (People)	When? (Time)	Why? (Motivation)
Business Concept Planner	Inventory Identification	Process Identification	Distribution Identification	Responsibility Identification	Timing Identification	Motivation Identification
Business Concept Owner	Inventory Definition	Process Definition	Distribution Definition	Responsibility Definition	Timing Definition	Motivation Definition
Business Logic Designer	Inventory Representation	Process Representation	Distribution Representation	Responsibility Representation	Timing Representation	Motivation Representation
Business Physics Builder	Inventory Specification	Process Specification	Distribution Specification	Responsibility Specification	Timing Specification	Motivation Specification
Business Component Implementer	Inventory Configuration	Process Configuration	Distribution Configuration	Responsibility Configuration	Timing Configuration	Motivation Configuration
User	Inventory Instantiations	Process Instantiations	Distribution Instantiations	Responsibility Instantiations	Timing Instantiations	Motivation Instantiations

Figuur 8.6 Het Zachman framework voor enterprise- en IT-architectuur

In de kolommen staan de vragen die we over een organisatie of informatiesysteem kunnen stellen terwijl de perspectieven van de sleutelgroepen stakeholders in de rijen staan. In de cellen op de snijpunten in de matrix staan de componenten in de architectuur.

Kolommen	**Betekenis**
Wat – data	Op welke informatie, bedrijfsdata en objecten heeft het betrekking?
Hoe – functie	Hoe werkt het? (processen)
Waar – netwerk	Waar zijn de componenten? (netwerkmodellen)
Wie – mensen	Wie zijn erbij betrokken (rollen in de werkprocessen)
Wanneer – tijd	Wanneer gebeuren dingen? (triggers in de tijd)
Waarom – motivatie	Wat is de drijvende kracht? (motivaties en intenties)

Rijen – perspectief	Betekenis
Bestuur (planner)	Contextueel perspectief – Bepaalt de grenzen van alle andere perspectieven
Dagelijks bestuur	Conceptueel perspectief – Betreft de organisatie zelf
Architect / designer	Fysiek perspectief – Beschrijft wat nodig is om de missie uit te voeren en wat technisch mogelijk is
Engineer / bouwer	Vormgeven van de bouwblokken om de architectuur te realiseren
Technicus	Realiseren van de verschillende bouwblokken
Gebruiker / organisatie	Representeert het operationele organisatie en IT-systeem

Het Zachman framework heeft als belangrijk doel dat verschillende elementen die we ontwikkelen in onze enterprise- (organisatie-) en IT-structuur op elkaar zijn afgestemd en met elkaar in overeenstemming zijn. Bijvoorbeeld, als er vanuit het bestuur, als onderdeel van de identiteit van de instelling, een aantal kernprocessen van de organisatie worden onderscheiden, dan zullen die in de onderliggende lagen (de verschillende perspectieven) uitgewerkt moeten worden en uiteindelijk in een werkend IT-systeem moeten resulteren. Tegelijkertijd moet er ook worden gekeken op het niveau van de betekenis, hoe welke gegevenscategorieën moeten worden vastgelegd, door wie en waar, en wanneer en waarom.

Als de CIO of de verantwoordelijke voor de ICT een goed uitgewerkt architectuurraamwerk heeft kan er ook direct gekeken worden wat de gevolgen zijn voor de organisatie en de IT bij een verandering. Ook wordt er gekeken naar de aanpalende elementen in de architectuur. Als er bijvoorbeeld naar aanleiding van een verandering in de wetgeving additionele data moeten worden vastgelegd in een organisatie, helpt het raamwerk ons om te kijken naar de gevolgen voor de processen, databases, infrastructuur, personeel etc. Op deze manier zorgt het architectuurraamwerk ervoor dat alles in de organisatie en de systemen consistent met elkaar blijven.

Het framework van Zachman heeft de basis gevormd voor modernere en meer uitgebreide beschrijvingen van architecturen. De TOGAF[12] standaard (The Open Group Architecture Framework) wordt internationaal veel gebruikt. In Nederland wordt ook regelmatige gebruik gemaakt van de Archimate®[13] standaard. Beiden zijn open standaarden die vrij gebruikt mogen worden en onafhankelijk van leveranciersbelangen worden beheerd. Dit is belangrijk om te voorkomen dat de architectuurbeschrijving van de organisatie alleen in combinatie met een extern bedrijf mag worden gebruikt.

Bij zowel TOGAF als Archimate® zien we soortgelijke gelaagdheid terug als bij het Zachman framework. In Archimate®, bijvoorbeeld, worden drie lagen geïdentificeerd:

1. Bedrijfslaag: Deze laag biedt een beschrijving van de producten en diensten aan externe klanten die in de organisatie worden gerealiseerd door bedrijfsprocessen die worden uitgevoerd door bedrijfsactoren en -rollen.
2. Applicatielaag: Deze laag beschrijft de softwareapplicaties die de componenten in de organisatie ondersteunen met het leveren van diensten.
3. Technologielaag: beschrijft de hardware- en communicatie-infrastructuur om de applicatielaag te ondersteunen.

Deze drie lagen worden vanuit drie perspectieven beschreven:
1. Passieve structuur is de verzameling entiteiten waarop acties worden uitgevoerd. In de bedrijfslaag zijn dit bijvoorbeeld informatieobjecten, in de applicatielaag dataobjecten en in de technologielaag kunnen dit fysieke objecten zijn.
2. Gedrag verwijst naar de processen en functies die door de actoren worden uitgevoerd. "Structurele elementen worden toegewezen aan gedragselementen, om te laten zien wie of wat het gedrag vertoont".
3. Actieve structuur is de verzameling entiteiten die een bepaald gedrag vertonen, bijvoorbeeld bedrijfsactoren, apparaten of applicatiecomponenten.

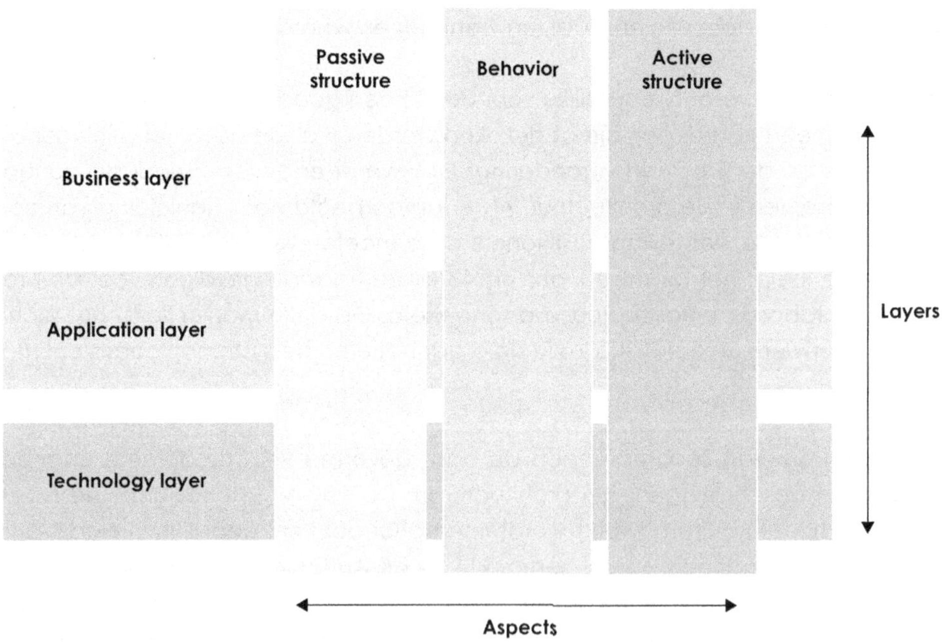

Figuur 8.7 Lagen en perspectieven in ArchiMate

Nu hoeven wij natuurlijk geen complete architectuur voor een instelling op te kunnen stellen, maar het is belangrijk om de verschillende elementen in een architectuur te begrijpen en te zien dat niet iedereen op dezelfde wijze kijkt naar de organisatie en de systemen. Elke groep heeft zijn eigen taal en zijn eigen focus. Daarbij is het ook van groot belang om te begrijpen dat geen enkel systeem of proces in isolatie bestaat. Als wij dus gaan nadenken over een nieuwe applicatie voor onze instelling, dan moet er rekening worden gehouden met de bestaande elementen in de architectuur. Denkend vanuit het ArchiMate framework moet je je dus de vragen stellen welke invloed de nieuwe applicatie gaat hebben op de bestaande processen, of er ook verbindingen moeten bestaan met andere applicaties en of het wel zal werken op de bestaande infrastructuur.

Tot slot wordt er door onder andere Nictiz hard gewerkt aan een referentiearchitectuur voor Nederlandse ziekenhuizen. Dit zou een grote bijdrage kunnen leveren aan een verbeterde samenwerking tussen de systemen en bij het opstellen van een digitale strategie. Bij het nadenken over nieuwe systemen of systeemveranderingen is het belangrijk om hier kennis van te nemen. Deze Ziekenhuis Referentie Architectuur (ZiRA) is net als ArchiMate en TOGAF een open standaard die wordt beheerd door The Open Group.

De ZiRA (Ziekenhuis Referentie Architectuur)
De ZiRA is een verzameling van modellen voor het inrichten van de organisatie en informatievoorziening van Nederlandse ziekenhuizen. Architectuur is een middel om organisaties te helpen overzicht te houden, de complexiteit van de informatievoorziening te beheersen en veranderingen in onderlinge samenhang door te voeren. Architectuur beschrijft de inrichting van organisaties in kaders en modellen. Dat geeft inzichten die gebruikt kunnen worden om de organisatie te verbeteren.

De ZiRA is primair ontwikkeld voor mensen die zich richten op de inrichting van de informatievoorziening in een ziekenhuis, niet alleen enterprise- en informatie-architecten, maar ook informatiemanagers, solution-architecten, functioneel en technisch ontwerpers en functioneel beheerders. De ZiRA kan ook toegepast worden bij organisatievraagstukken, los van informatievoorziening. Dat betekent dat de ZiRA (voor een deel) ook bedoeld is voor beleidsmedewerkers, adviseurs en anderen die zich bezighouden met organisatie- en procesveranderingen.

Voor meer informatie en details over de ZiRA:
https://nictiz.nl/standaarden/referentiedomeinenmodellen/zira/
https://sites.google.com/site/zirawiki

8.5 OPSTELLEN VAN EEN DIGITALE STRATEGIE

In veel instellingen staan het bestuur en de mensen in de organisatie op gespannen voet met de IT-functie. De organisatie heeft als voornaamste doel om de primaire en secundaire werkprocessen zo efficiënt en effectief mogelijk te laten verlopen. Dat ICT daarbij kan helpen, wordt wel onderkend. Maar vanuit de organisatie wordt niet primair gedacht vanuit technologie. Bij veel IT-afdelingen binnen de instellingen of bij externe IT-leveranciers zien we een andere insteek. Zij zijn primair gericht op de technologie. Zij hebben hun eigen jargon dat lang niet altijd wordt begrepen als oplossingen voor de behoefte die organisaties hebben. Deze situatie kan makkelijk tot spraakverwarringen en onbegrip leiden en in het ergste geval tot oplossingen die voor geen van de partijen optimaal zijn. Een goede IT-strategie heeft tot doel een brugfunctie te vervullen tussen deze twee werelden.

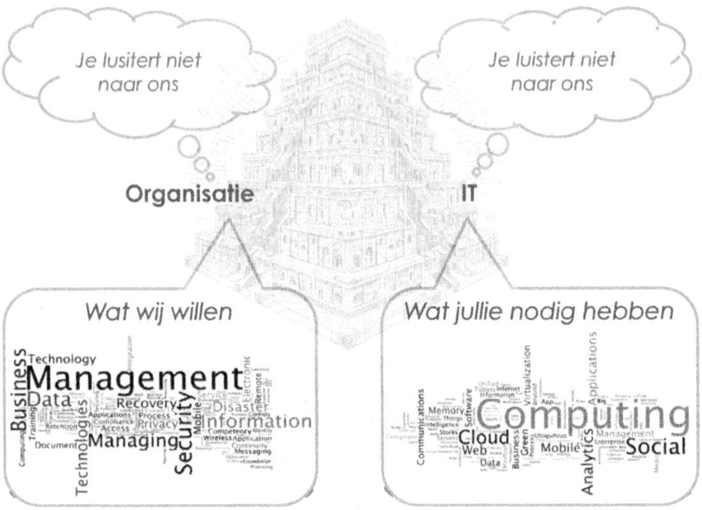

Figuur 8.8 De spraakverwarring van organisatie versus IT

Er is een aantal signalen die we horen in gesprekken in veel organisaties die erop wijzen dat er geen goede afstemming is tussen de organisatie en de IT. We horen veel klachten over het gebruik van de IT, zowel bij gebruikers in de organisatie en soms ook bij cliënten. Ze geven aan dat ze het gevoel hebben dat de IT in weg staat bij het uitvoeren van hun taken. Als we in meer detail naar het gebruik van de systemen kijken zien we dat er veel overlap en redundantie zit in de systemen en veranderingen moeilijk door te voeren zijn omdat de systemen onderling slecht of niet aan elkaar gekoppeld zijn. Bij grotere organisaties observeren we naast een centrale IT-afdeling ook kleinere, lokale, ondersteunende IT-teams die proberen de problemen op te lossen. Ondersteunende diensten klagen dat het moeilijk is om operationele of bestuurlijke informatie te krijgen. Zij moeten informatie uit meerdere systemen bij elkaar brengen om een goed overzicht te krijgen. Tot slot krijgen we op bestuursniveau geen goed antwoord op de vraag hoe de IT bijdraagt aan de strategie van de instelling. De rol van de IT blijft vaag en bestuurders geven aan dat ze niet goed grip hebben op de IT-beslissingen.

Dit zijn echter symptomen waar een aantal veel voorkomende oorzaken aan ten grondslag ligt. We zien bijvoorbeeld een IT-afdeling in de organisatie die drukker is met brandjes blussen en ad hoc activiteiten dan met structureel en planmatig ontwikkelen van IT-oplossingen. Als gevolg hiervan is de afdeling te weinig betrokken bij wat er in de organisatie speelt. Als dit lang duurt dan zien we dat ze de interesse voor de organisatie verliezen. In deze gevallen zien we dat de situatie verergert als er geen CIO (chief information officer) of CTO (chief technology officer) in het bestuur zit, of dat iemand met onvoldoende IT-kennis deze functie vervult. Nog veel te vaak zien we dat de IT-functie in het bestuur van een instelling is belegd bij iemand die weliswaar affiniteit heeft met ICT, maar geen gedegen opleiding heeft genoten om de rol goed te vervullen. Een andere veel voorkomende oorzaak, tot slot, is dat de koers van de IT wordt bepaald door de hardste schreeuwer die ook nog vaak veel macht heeft in de organisatie. Het kan natuurlijk alleen maar fout gaan als de stakeholders niet betrokken zijn bij het IT-beleid en de systemen die daarbinnen worden gerealiseerd.

Het uitgangspunt bij de interactie tussen de organisatie en de IT moet tweerichtingsverkeer zijn, zoals in figuur 8.9 is weergegeven. Deze vorm van interactie is essentieel bij grote en kleine ICT-innovaties. Echter, als we op strategisch niveau naar de toekomst kijken, dan wordt dit vastgelegd in richtlijnen die samen een digitale strategie vormen. De digitale strategie, waarin ook het waarom van digitalisering is vastgelegd, geeft zowel de richting aan, maar ook de beperkingen voor de IT-functie.

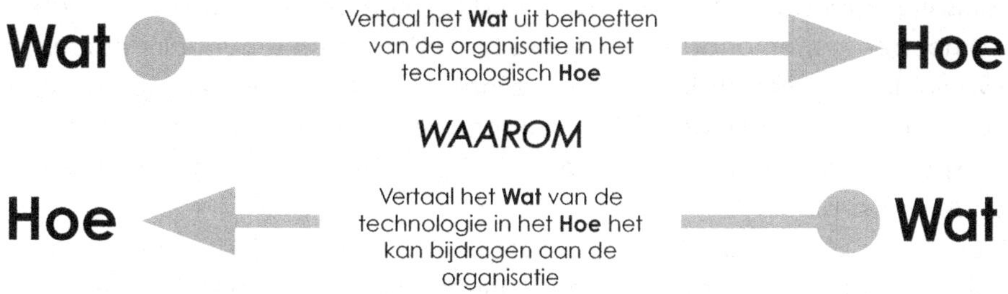
Wat
Vertaal het **Wat** uit behoeften van de organisatie in het technologisch **Hoe**
Hoe
WAAROM
Hoe
Vertaal het **Wat** van de technologie in het **Hoe** het kan bijdragen aan de organisatie
Wat

Figuur 8.9 Organisatie versus IT – tweerichtingsverkeer

8.5.1 Componenten in een digitale strategie

Om een digitale strategie op te stellen moet er eerst een analyse worden gemaakt van de huidige situatie van zowel de organisatie met haar processen en informatievoorziening als van de ICT. Daarbij wordt gekeken naar de systemen die op dat moment zijn geïmplementeerd en wat de achterliggende gedachte (waarom) was bij de implementatie van deze systemen. Organisaties die een architectuur hebben, hebben hier een grote voorsprong. Veel van de huidige situatie is dan al in kaart gebracht. Vervolgens zullen de toekomstige behoeften van de organisatie en de ICT in kaart moeten worden gebracht. Dit gebeurt tegen de achtergrond van de organisatiestrategie die beschrijft waar de toekomstige doelen van de organisatie liggen.

Op basis van de beschrijving van de huidige situatie en de gewenste situatie wordt de 'gap' beschreven. Dat wil zeggen dat er wordt gekeken wat er moet worden toegevoegd aan de ICT-functie om de doelen van de organisatie te realiseren. Deze gap-analyse moet leiden tot een IT-strategie en roadmap voor verbetering.

Hierin worden de acties beschreven die naar de toekomst genomen moeten worden om op de gewenste situatie uit te komen.

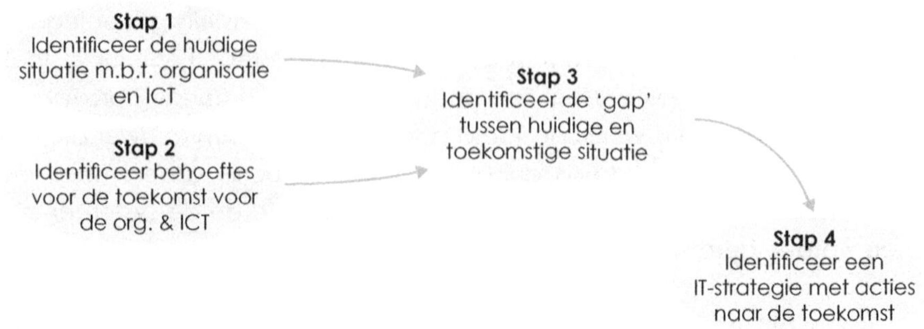

Figuur 8.10 Proces voor opstellen van een IT-strategie en roadmap

Als we inzoomen op een digitale strategie, dan onderkennen we vier kernelementen:

1. *Organisatiefunctie:* Een beschrijving van de onderdelen of processen van de organisatie waar de ICT toegevoegde waarde moet leveren. Zoals we in hoofdstuk 4 hebben gezien onderscheiden we hier primaire en secundaire processen die vervolgens op verschillende abstractieniveaus beschreven kunnen worden. Zo kan er in abstracte zin gesproken worden over het verpleegproces, maar ook meer specifiek over het opnameproces of bijvoorbeeld het overdrachtsproces naar de wijkverpleging.
2. *ICT-functie*: In de ICT-functie wordt beschreven hoe de ICT-functie verwacht wordt waarde toe te voegen aan de organisatie. Dit kan op verschillende manieren gebeuren.[14] In de eerste plaats door het bieden van ondersteuning bij innovatie in de instelling en in het bijzonder bij de technische aspecten van digitale transformatie. De ICT-functie kan ook een belangrijke rol spelen bij het uitvoeren van data-analyses om inzichten te verschaffen ten behoeve van beleidsbeslissingen. Daarnaast heeft de ICT-functie een kernrol bij het bewaken en opstellen van richtlijnen ter bescherming van de (privacygevoelige) gegevens van de instelling. Tot slot is de rol van de ICT-functie in het ondersteunen van gebruikers een belangrijke manier om waarde toe te voegen. Nog te vaak zien we dat de ICT-functie door gebruikers als een frustratie wordt ervaren. In de digitale strategie worden de verwachtingen expliciet beschreven.
3. *Capaciteiten*: Om de verwachtingen van de ICT-functie op vakkundige wijze vorm te geven beschrijft de digitale strategie ook welke kennis en kunde er wordt verwacht van de ICT-functie. Het is belangrijk dat het hier nog niet gaat over mensen, maar over competenties. Deze competenties zijn in de meeste gevallen technisch van aard, zoals bijvoorbeeld kennis en kunde voor het opzetten en onderhouden van een NextCloud server voor dataopslag, maar we zien ook in toenemende mate dat soft skills en organisatie- en proceskennis worden genoemd.

4. *Staf en rollen*: Op basis van de beschrijving van de capaciteiten die nodig zijn wordt een beschrijving gemaakt van wie gaat wat doen en met welke verantwoordelijkheden, werkplannen en deliverables. Als de capaciteiten niet aanwezig zijn in de organisatie zal dit leiden tot het opstellen van functiebeschrijvingen voor het werven of inhuren van staf. De beschrijving van de staf en rollen is het meest gedetailleerde deel van de strategie en vormt tevens de belangrijkste basis voor het opstellen van een budget.

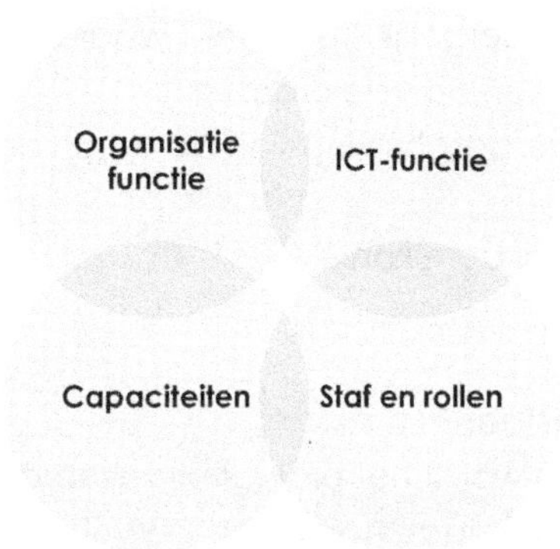

Figuur 8.11 De componenten van een digitale of IT-strategie

8.5.2 Roadmap

Als de digitale strategie van een instelling is uitgewerkt en overeenstemming is bereikt met het bestuur en de andere stakeholders, dan moet er worden nagedacht over de stappen die moeten worden ondernomen om de strategie te implementeren. Dit wordt de roadmap genoemd. De roadmap wordt uitgewerkt door de CIO, als deze aanwezig is in de organisatie, of door het hoofd IT. Natuurlijk kunnen ze het ook samen doen.

Een roadmap bestaat uit meerdere uitgewerkte projecten die op een tijdlijn worden uitgezet. De projecten verschillen in grootte en urgentie en kunnen na elkaar of tegelijkertijd in de tijd worden uitgevoerd. Of projecten na elkaar of tegelijkertijd worden uitgevoerd, hangt van veel aspecten af. Soms hebben projecten een onderlinge afhankelijkheid en moet het ene project zijn afgerond alvorens het volgende kan worden gestart. Denk hier bijvoorbeeld aan het EiwitMaatje waar we eerder naar keken. De app zal eerst moeten worden ontwikkeld alvorens we het kunnen gaan integreren in de werkwijze van de verpleegkundigen. Een andere overweging kan zijn om de projecten gefaseerd uit te voeren om niet te veel veranderingen tegelijkertijd bij de gebruikers te brengen. Dit kan verwarring en onrust veroorzaken en als je niet goed oppast weerstand tegen veranderingen aanwakkeren. Beschikbare budgetten vormen ook een belangrijk aspect in de fasering van de uitvoering van de digitale strategie. Digitale innovaties kosten vaak veel geld, met name als er ook externe partijen of softwareleveranciers moeten worden ingehuurd. Zoals we zagen bij de bespreking van de projectmanagement benaderingen in paragraaf 7.3 het opstellen van een business case waarbij kosten en opbrengsten tegenover elkaar worden gezet, een belangrijke rol speelt. Hoe we dit berekenen zien we verderop in paragraaf 8.6. Het geld om veel projecten tegelijkertijd uit te voeren zal niet altijd aanwezig zijn. In dit geval bepalen de budgettaire beperkingen de snelheid waarmee een digitale transformatie wordt uitgevoerd.

Bij de beschrijving van de projecten op een tijdlijn kan er worden gekozen om gebruik te maken van een bondige typering op hoofdlijnen. Er wordt aangeraden dit niet langer te laten zijn dan één pagina[15]. In een dergelijk document waar een IT-initiatief wordt besproken, komen de volgende zaken aan de orde:

- Beschrijving van het project: Een korte en bondige beschrijving van de aard van het project.
- Doelen: De belangrijkste doelen die het project wil bereiken.
- Scope:
  - Welke vaardigheden en kennis zijn nodig?
  - Welke processen worden in het project aangedaan?
  - Op welke afdelingen of organisatieonderdelen wordt het project uitgevoerd?
- Werkwijze: Welke werkwijze wordt in het project gevolgd? Agile? Top Down?
- Subprojecten: Zijn er binnen het project subprojecten onderscheiden?
- Kosten: Een ruwe indicatie van de ingeschatte kosten van het project.
- Impact: Beschrijving van de impact op de organisatie.
  - Welke positieve impact kan worden verwacht?
  - RAID:
    - Welke **R**isico's kleven er aan het project?
    - Welke **A**annames zijn er bij het project gemaakt?
    - Welke mogelijke **I**ssues (niet planbare risico's) kunnen we verwachten?
    - Welke afhankelijkheden (**D**ependencies) bestaan er in de taken in het project en met andere projecten?
- Planning: Indicatie van de periode waarin het project zal worden uitgevoerd
- KPI's: Welke performance indicators gebruiken we bij het project?

Als we deze zaken duidelijk beschrijven dan hebben we een goed idee van het IT-initiatief dat uit de IT-strategie voortvloeit. De beschrijving van de IT-initiatieven samen geeft een goede roadmap die door de CIO en de IT-afdeling, al dan niet met externe hulp, zal worden uitgevoerd.

8.5.3 De rol van de CIO

De functie van CIO is nu al meerdere keren naar voren gekomen, maar wat doet een CIO eigenlijk?

Karin Zwiggelaar en Antoon van Luxemburg[16] beschrijven in hun boek de veranderende rol van de CIO in de afgelopen jaren. Aanvankelijk was de CIO, de CIO 1.0, verantwoordelijk voor het beheren en onderhouden van de IT-infrastructuur van een organisatie. Van de CIO 1.0 werd dus ook veel en geavanceerde IT-kennis verwacht. Het werd echter steeds duidelijker dat de IT-functie van een organisatie niet los gezien kan worden van de algemene strategie van een organisatie. De CIO 2.0 fungeert dus als een bruggenbouwer tussen de organisatie en de IT-functie. De nadruk ligt op samenwerking en het ontwerpen van oplossingen om de processen in de organisatie te ondersteunen. In recente jaren zien we dat de IT-functie een integraal en strategisch onderdeel van de organisatie wordt. Digitale transformatie en innovatie worden kernactiviteiten in de organisatie. De CIO 3.0 neemt een voortrekkende rol in deze activiteiten. In deze ontwikkeling zien we ook dat de CIO ook steeds meer de spin in het web van de organisatie vormt. Met zijn/haar technische kennis in combinatie met de organisatiekennis leidt hij/zij de digitale groei en innovatie van de organisatie.

Het zal duidelijk zijn dat de moderne CIO niet in isolatie werkt. In de eerste plaats zal de CIO moeten afstemmen met de leden van het bestuur. Ze zal de IT-functie moeten afstemmen op de organisatiestrategie maar ook op de financiële situatie van de organisatie. Daarnaast is het belangrijk om de leden van het bestuur te voeden met de ideeën en mogelijkheden die moderne technologie biedt om te innoveren. Aan de andere kant is de CIO ook verantwoordelijk voor het uitvoeren van het beheer van de bestaande ICT en de IT-innovatie die voortkomt uit de IT-strategie van de instelling. Dat doet hij/zij met zijn/haar team van experts. Hoeveel experts er in zijn/haar team werken hangt af van de grootte van de organisatie.

Hoewel het aantal CIO's in de zorg groeit, is het verbazingwekkend dat het in veel besturen nog ontbreekt aan een dergelijke rol.[17] Terwijl het toch onderhand wel duidelijk is dat ICT en digitale transformatie essentieel zijn voor de opgave die er voor ons ligt om de zorg betaalbaar, kwalitatief hoogwaardig en toegankelijk te houden. Sinds kort zien we ook een verbijzondering ontstaan in de functie van CIO, te weten de CNIO: de chief nursing information officer. Dit is (bij voorkeur) een verpleegkundige die zich op strategisch niveau bezighoudt met ICT in de organisatie.[18] Vooralsnog is dit een zeer kleine groep enthousiastelingen. In dit boek pleiten we ervoor om over de hele linie meer domeinexperts in te zetten en dit niet voor te behouden aan een enkeling die op organisatieniveau meedenkt. Maar uiteraard is het een eerste stap in de goede richting en die juichen we dan ook toe.

Marco Huygen – Chief information and digital officer – IDEWE

Als CIDO, of CIO zoals het in veel organisaties heet, in het dagelijks bestuur van de organisatie is mijn taak tweeledig. In de eerste plaats om de strategische doelen van het bedrijf te vertalen in digitale oplossingen. In de tweede plaats om nieuwe business opportuniteiten aan te reiken die nu mogelijk gemaakt kunnen worden door technologie. Ik ben dus eigenlijk een implementator en een innovator.

Ik zie mijn rol als CIO als die van de architect van een gebouw.

De architect begint met het ontwikkelen van een visie voor het huis, rekening houdend met de wensen van de klant, de functionaliteit van de ruimtes, en de esthetiek. Dit vertaalt zich in een gedetailleerd ontwerp dat als blauwdruk dient voor de bouw. Evenzo ontwikkel ik als CIO een strategische visie voor de IT-infrastructuur van de organisatie. Deze visie moet aansluiten bij de bedrijfsdoelen en de bedrijfscultuur en zorgen voor een solide basis waarop de organisatie kan bouwen en groeien.

Net zoals een architect een plan maakt dat rekening houdt met alle noodzakelijke elementen zoals fundering, elektriciteit, en loodgieterij, maak ik als CIO plannen voor de IT-structuur die rekening houden met zaken als netwerken, beveiliging, en databeheer. Als CIO moet ik ook, net als de architect, verschillende teams coördineren en zorgen dat alle delen naadloos op elkaar aansluiten.

Een architect moet creatief zijn en innovatieve oplossingen vinden voor ruimtegebrek, budgetbeperkingen of specifieke wensen van zijn klant. Dit vereist vaak maatwerkoplossingen. Als CIO sta ik voor vergelijkbare uitdagingen als het gaat om het implementeren van nieuwe technologieën, het integreren van systemen, en het waarborgen van continuïteit in een steeds veranderend technologisch landschap. Ik moet ook voortdurend problemen oplossen, zoals beveiligingsrisico's en systeemstoringen, en zorgen dat alles soepel verloopt.

Een scherp oog voor toekomstige ontwikkelingen is key. Een architect moet anticiperen op veranderingen in de levensstijl van de bewoners en de duurzaamheid van het gebouw. Als CIO moet ik ook vooruitdenken, plannen voor toekomstige technologische trends, en ervoor zorgen dat de IT-structuur flexibel genoeg is om met die veranderingen mee te groeien.

Uiteindelijk draagt de architect de verantwoordelijkheid voor de oplevering van een veilig, functioneel en esthetisch aantrekkelijk huis. Als CIO draag ik de verantwoordelijkheid voor een veilige, efficiënte en toekomstbestendige IT-infrastructuur die de bedrijfsdoelen ondersteunt. Beide moeten voldoen aan de hoogste normen en zijn verantwoordelijk voor het succes of falen van hun projecten.

In essentie zie ik de CIO als sleutelfiguur die, door middel van visie, planning, innovatie, en verantwoordelijkheid, complexe technologie integreert in een organisatie die stevig staat en klaar is voor de toekomst.

■ 8.6 METEN VAN KOSTEN EN BATEN

De investeringen in nieuwe software en systemen kunnen erg groot zijn en daarom is het belangrijk om ook te kijken naar de opbrengsten. Per slot van rekening is het wenselijk dat de baten van een nieuw systeem groter zijn dan de kosten. Dit geldt natuurlijk in het bijzonder als je verantwoordelijk bent voor de financiën in een organisaties.

Maar wat zijn de kosten en wat zijn de baten en hoe kunnen we die meten? We gaan in op twee veel gebruikte meetinstrumenten: return on investment en total cost of ownership.

8.6.1 Return on investment

Er wordt veel geschreven over de potentiële of verwachte opbrengsten van digitalisering in de zorg. Een voorbeeld:

> **Wat brengt het op:**
> "[. . .] draagt passende inzet van digitale zorg bij aan de betaalbaarheid van zorg: geschatte minimale bruto opbrengsten van €1,9 miljard (grotendeels gerealiseerd door productiviteitsverbeteringen) en directe kosten van €0,6 miljard resulteren in netto opbrengsten van €1,3 miljard in 2028."[19]

Return on investment, of in het Nederlands rendement op investeringen, lijkt op het eerste gezicht een makkelijke methode om kosten en baten te meten. De formule is makkelijk: identificeer alle financiële voordelen die je verwacht met het nieuwe systeem (opbrengsten), trek daar de totale kosten af die moeten worden geïnvesteerd en deel dit vervolgens ook weer door datzelfde bedrag. Zie figuur 8.12. Zolang de uitkomst van de berekening positief is, dan genereert het systeem waarde voor de organisatie. Maar wordt de uitkomst negatief, dan kost het systeem of de innovatie meer dan dat het opbrengt.

$$\frac{\text{opbrengsten - kosten}}{\text{kosten}} = \text{ROI}$$

Figuur 8.12 Berekenen van rendement op investeringen – ROI

Het grootste probleem van de ROI-berekening zit in het bepalen van de opbrengsten. De kosten zijn over het algemeen wel redelijk goed in kaart te brengen. De total cost of ownership-berekening die we in de volgende paragraaf behandelen is hier een prima methode voor. Maar hoe bepalen we de opbrengsten?

Traditioneel worden de opbrengsten uitgedrukt in het financiële voordeel dat er wordt behaald. Er wordt dan gekeken naar bijvoorbeeld efficiëntieverbetering, verhoogd gebruik van diensten, of betalingen die sneller worden gedaan. Deze zaken zijn in beginsel te berekenen als je een projectie maakt ten opzichte van de bestaande huidige situatie. Als een wijkverpleegkundige met gebruikmaking van spraaktechnologie en kunstmatige intelligentie de rapportage in de helft van de tijd kan doen, dan is het uit te rekenen wat deze verbetering aan efficiëntiewinst oplevert.

Naast het uitdrukken van de opbrengsten van een nieuw systeem of innovatie in financiële termen zijn er ook andere criteria om de kans op een positieve ROI te voorspellen.[20]

- *Reikwijdte* (Breadth) – Hoe meer gebruikers gebruikmaken van het systeem of de innovatie, hoe groter de kans op een hoge ROI. Dus een systeem dat organisatie-breed geïmplementeerd gaat worden heeft een grotere kans op grote opbrengsten dan een klein lokaal systeem.
- *Herhaalbaarheid* (Repeatability) – Hoe vaker gebruikers gebruik maken van het systeem of de innovatie, hoe groter de kans op hoge ROI. Dus een systeem dat dagelijks gebruikt wordt, heeft een grotere kans op grote opbrengsten dan een systeem dat slechts één keer per maand wordt gebruikt.
- *Kosten* (Costs) – Hoe groter de kosten van de uitvoering van de taak, hoe meer kans dat automatisering voordeel oplevert. De kosten van de uitvoering van de taak kunnen zitten in een hoge complexiteit of een grote kans op fouten, zoals bijvoorbeeld het invoeren van dezelfde data in verschillende systemen.
- *Kennis* (Knowledge) – Als de kennis op meer plaatsen te gebruiken is, hoe groter de kans op een positieve ROI. Een nieuw systeem, of systeemverbetering die bijvoorbeeld niet alleen een overzicht van het patiëntendossier binnen de instelling beschikbaar maakt, maar ook deze ook meteen beschikbaar stelt aan de andere belanghebbenden in de keten, heeft grotere opbrengsten.
- *Samenwerking* (Collaboration) – Communicatie en afstemming tussen gebruikers is kostbaar dus hoe beter de oplossing dit proces ondersteunt, hoe groter de kans op een positieve ROI. Hoewel de technische complexiteit groot is, zijn grote opbrengsten te verwachten bij systemen die de communicatie en afstemming tussen personen en systemen ondersteunen en daarbij de grenzen van instellingen overstijgen.

Hoewel de bovenstaande criteria niet de harde financiële gegevens opleveren die budgetbeheerders graag willen hebben, geven ze toch een goede indicatie van de te verwachten opbrengsten. Tegelijkertijd kunnen deze aspecten ook worden gebruikt om richting te geven bij het nadenken over de systemen die voorzien zijn in de digitale strategie. Door na te denken over deze vijf criteria kan geprobeerd worden reeds in het ontwerp van het systeem de opbrengsten te maximaliseren.

De praktijk is weerbarstig

In een ziekenhuis wordt een nieuw EPD geïmplementeerd. De verwachte opbrengsten van het (veel duurder dan geraamd) nieuwe EPD werden gedeeltelijk gebaseerd op de aanname dat veel administratieve en ondersteunende functies zouden kunnen worden geschrapt met de invoering ervan. Onder andere werd aangenomen dat medisch specialisten zelf administratieve zaken (denk aan invoer van DBC's) makkelijker kunnen doen en ook gaan invoeren. Hiermee zouden de meerkosten die bij de aanschaf van het duurdere EPD gemaakt zouden worden, ruim gedekt zijn en de opbrengsten (zowel in euro's als in efficiënter werken) gunstig blijven. Aldus de onderbouwing vanuit het management van het ziekenhuis bij een toelichting over de keuze voor het duurdere EPD. In twee jaar tijd zouden, door het afscheid nemen van een deel van deze functies, de meerkosten van het EPD terugverdiend zijn. Het moge duidelijk zijn dat deze toelichting voor veel reuring zorgde bij de medewerkers in administratieve en ondersteunende functies.

In de praktijk bleek deze inschatting niet te kloppen. De functies konden helemaal niet worden geschrapt. Het al jaren bestaande werkproces, waarin de goede samenwerking tussen medisch specialisten en de administratieve medewerkers voor een optimale uitkomst zorgde, kon niet zomaar worden gewijzigd door te veronderstellen dat een EPD het 'makkelijker' zou maken voor medisch specialisten om zélf meer administratie te doen. En dat daaruit volgend ook een deel van de administratieve medewerkers zonder werk zou komen te zitten.

De medisch specialisten waren, enigszins tegenstribbelend, wel overstag gegaan tot het zelf starten met administreren. Dit vroeg veel van de tijd die zij vooral aan patiëntenzorg wilden besteden. Een groot aantal had zich daarnaast nog nooit verdiept in het zelf declareren van DBC's.[21] Na ferme protesten van de medisch specialisten over de gewijzigde werkwijze en een dreigend mislopen van betalingen doordat diverse medisch specialisten DBC's incorrect invoerde, werd ondersteuning van de administratieve medewerkers aan medisch specialisten simpelweg voortgezet. Dit gebeurde in een nieuw EPD en met een paar kleine wijzigingen in de werkwijze. Dit leidde uiteindelijk tot minder besparing dan verwacht en dus hogere kosten. Met het aanhalen van de broekriem op andere vlakken werden deze hogere kosten door het ziekenhuis uiteindelijk terugverdiend.

8.6.2 Total costs of ownership

Daar waar de opbrengsten erg moeilijk te kwantificeren zijn, gaat dit met de kosten relatief makkelijker. Omdat het over toekomstige kosten gaat, moeten we ons wel realiseren dat het aannames zijn. Zoals we al zagen in hoofdstuk 6, lopen de kosten bij veel overheidsprojecten uit de hand. De aannames en ramingen zijn dus niet altijd even makkelijk te maken.

De totale gebruikskosten (Engels: Total Cost of Ownership) is een werkconcept om een raming van de kosten van een nieuw systeem te maken. Hierbij worden drie soorten kosten onderscheiden: cost to create / operate / change.

- Cost to create (maakkosten): Dit zijn de kosten die gemaakt moeten worden om het nieuwe systeem of de systeemverandering te maken. Het gaat hier dus om eenmalige kosten die niet meer gemaakt worden als het systeem eenmaal operationeel is. Als we de systems development life cycle in gedachten nemen, dan betreft dit dus de activiteiten die we doen en de kosten die worden gemaakt in de fases 1 tot en met 6. Veel voorkomende kosten in deze kostensoort zijn:
  - Aanschafkosten software – Dit kan betrekking hebben op de kosten voor de ontwikkeltools om software te maken of op de kosten voor de aanschaf van een softwarepakket.

Figuur 8.13 Drie soorten kosten bij het berekenen van de totale gebruikskosten

- Personeelskosten – Dit zijn de kosten voor het personeel dat gedurende ontwerp en implementatie meewerkt aan de realisatie van de software. Het betreft hier zowel de mensen in de organisatie die direct betrokken zijn maar ook de inhuur van externe expertise.
- Infrastructuurkosten – Een systeemvernieuwing gaat ook vaak gepaard met de vernieuwing van hardware en verbeteringen in de computernetwerken. Denk hier bijvoorbeeld aan de inkoop van een tablet of security keys voor elke gebruiker om makkelijk en veilig toegang tot gegevens te hebben buiten het netwerk van de organisatie.

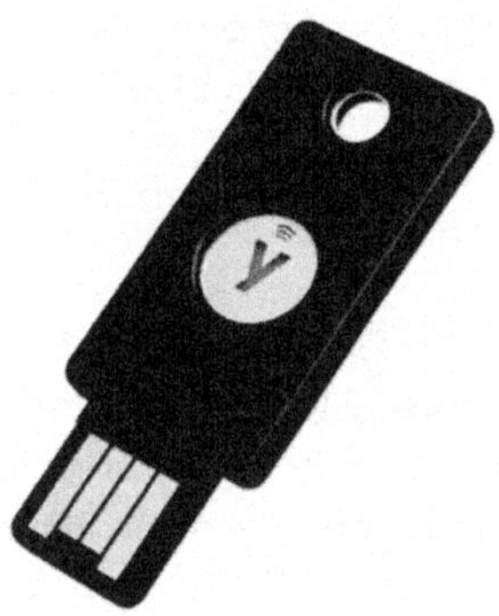

Figuur 8.14 Voorbeeld van een security key

- Implementatiekosten – Hier gaat het om de eenmalige kosten die worden gemaakt om de software, als die gereed is, in de organisatie te implementeren. Denk bijvoorbeeld aan de kosten van training, voorlichting workshops en communicatie.

■ Cost to operate (bedrijfskosten): Dit zijn de periodiek terugkerende kosten om het systeem operationeel te houden. Deze kosten gaan dus door zo lang als het systeem operationeel is. Veel voorkomende kostensoorten in deze categorie zijn:
  - Licentiekosten – De kosten die periodiek, maandelijks of jaarlijks worden betaald aan de softwareleverancier voor het gebruik van de software. De hoogte wordt meestal bepaald op basis van het aantal actieve gebruikers.

- Supportkosten – Deze kosten betreffen gebruikers die ondersteuning krijgen bij vragen en problemen, de gebruikerssupport. Door de softwareleverancier wordt ook technische ondersteuning verleend aan de IT-afdeling van de instelling. De laatste kosten worden meestal op uurbasis berekend.
- Dataopslag kosten – De opslag van privacygevoelige data wordt veelal bij gespecialiseerde datacenters gedaan. De kosten worden berekend op basis van de hoeveelheid data die is opgeslagen en de beveiligingsprotocollen die hierbij worden gebruikt.

■ Cost to change (veranderkosten): Zoals we hier al vaak hebben aangegeven, software is nooit klaar. Er worden continu verbeteringen of uitbreidingen aangebracht. Alle kosten die hiermee gepaard gaan vallen onder deze kostensoort. De soorten kosten die worden gemaakt komen overeen met de kosten in de cost to create categorie.

Zoals je ziet komt er veel kijken om de vraag te kunnen beantwoorden of een nieuw systeem of een systeemverbetering toegevoegde waarde voor de instelling creeert. In het kader van ROI en TCO wordt er vaak gerekend met een break-even-point. Het break-even-point is het punt waarop de totale kosten en totale opbrengsten gelijk zijn, oftewel wanneer een organisatie geen winst of verlies maakt. In het kader van investeringen in ICT zou het break-even-point het moment zijn waarop de kosten voor de aanschaf, implementatie en training van het nieuwe systeem gelijk zijn aan de besparingen die het systeem oplevert. Het break-even point is dus het moment waarop de baten gelijk zijn aan de kosten: dit punt wordt bereikt wanneer de ROI voldoende hoog is om de TCO te dekken.

De ROI of rendement op investeringsberekeningen zijn natuurlijk belangrijk, maar het zal ook duidelijk zijn dat de zorg eigenlijk geen keuze heeft, digitalisering is een noodzakelijkheid om de uitdagingen van de toekomst aan te gaan!

8.7 CASE: INNOVATIESTRATEGIE DOOR DE OGEN VAN EEN BESTUURDER

Bijdrage van: Patrick de Rooij[22]

Innovatiestrategie door de ogen van een bestuurder

Mijzo is een grote ambitieuze en innovatieve organisatie in de ouderenzorg, waarbij ik, als bestuurder, constateerde dat het aantal digitale innovaties te veel was voor de organisatie om te kunnen absorberen. Enerzijds speelden veel initiatieven vanuit de afdeling Innovatie, anderzijds lukte het ook niet om deze initiatieven te verankeren in het primaire zorgproces. Hier liggen een aantal oorzaken aan ten grondslag:

- Medewerkers in het primaire zorgproces verzorgen onder relatief hoge werkdruk de cliënten, waarbij verwacht wordt dat ze ook nog even tijd maken om nieuwe hulpmiddelen te implementeren.

- De teammanagers hebben een relatief grote span of attention en zijn druk met de lopende zaken. Het aantal innovaties dat geïmplementeerd moet worden en waarvoor zij verantwoordelijk zijn, wordt steeds talrijker en het tijdsbestek van implementatie steeds korter.
- De kennis die voor de implementatie nodig is komt van de afdeling Innovatie of IT, beide stafafdelingen die vanuit een fysieke centrale locatie opereren, ver weg van de werkvloer.
- Onvoldoende samenwerking en uitlijning van resources tussen de afdeling IT, Innovatie, het primair proces en de informatiemanagers.

Inzichten uit de bancaire sector

Met deze probleemstelling en onderliggende oorzaken is gekeken naar andere sectoren, met name de bancaire sector, die in de kredietcrisis een enorme digitaliseringsslag heeft gemaakt. Daaruit kwamen vijf inzichten naar voren, die hieronder verder worden beschreven:

1. Besturingsfilosofie gericht op het continu verbeteren van de organisatie en het Agile aanpakken van projecten
2. Er is onderscheid gemaakt tussen de normale/ reguliere werkzaamheden (Run-organisatie) en de implementatie van veranderingen in de organisatie (Change-organisatie). Deze werkzaamheden zijn uit elkaar gehaald.
3. De organisatiestructuur is een matrix-structuur waarbij hiërarchische en functionele aansturing door verschillende collega's gebeurt.
4. Changemanagers, die zich alleen bezighouden met de implementatie van veranderingen maken onderdeel uit van de teams in het primaire proces.
5. Integrale planning en resourcing van projecten

Besturingsfilosofie

De besturingsfilosofie leunt sterk op de kennis van de mensen die dagelijks hun werkzaamheden uitvoeren. Zij weten namelijk wat er verbeterd kan worden aan een proces. De besturingsfilosofie is er vooral op gericht om die kennis naar boven te halen, medewerkers te stimuleren om het werk beter (efficiënter en/of kwalitatief beter) te maken en ze daarbij optimaal te faciliteren om dit voor elkaar te krijgen. Daarnaast wordt er in projecten volgens het Agile principe gewerkt.

Run- en change-organisatie

Een ander mooi inzicht was om de run organisatie en de change organisatie uit elkaar te halen. In de praktijk gaat het 'normale' werk altijd voor op de implementatie van nieuwe hulpmiddelen of nieuwe werkzaamheden, waardoor de implementatie vaak gepaard gaat met onvolkomenheden. Door collega's volledig vrij te maken voor de implementatie van nieuwe hulpmiddelen of nieuwe werkzaamheden, komt er meer aandacht voor en gaat de kwaliteit van de implementatie omhoog. Dat past ook naadloos in de tweedeling van de besturingsfilosofie: bestaande werkzaamheden optimaliseren en nieuwe hulpmiddelen en nieuwe werkzaamheden op een agile wijze ontwikkelen en implementeren.

Organisatiestructuur
In de traditionele organisatiestructuur worden medewerkers zowel hiërarchisch als functioneel door dezelfde leidinggevende aangestuurd. In de bancaire sector wordt veel gewerkt met een matrix-structuur, waarbij de hiërarchische en functionele aansturing door twee verschillende collega's gebeurt. Het idee erachter is dat je dan met multidisciplinaire teams kunt werken en veel sneller met elkaar kunt schakelen. Het is wel belangrijk dat er wel duidelijkheid is over het mandaat van de hiërarchisch leidinggevende en van de functioneel leidinggevende.

Inzet van changemanagers in primair proces
Om de afstand tussen de stafafdelingen en het primair proces te verkleinen worden in de bancaire sector changemanagers ingezet. Deze maken onderdeel uit van het team in het primaire proces, zijn ook fysiek op locatie en worden functioneel aangestuurd door de teammanager van het primaire proces. Dus hij bepaalt de agenda van de changemanager. Hiërarchisch vallen de changemanagers onder een stafafdeling, bijv. Innovatie met als doel de kwaliteit van implementatie te borgen en van elkaar te leren. Het voordeel dat de changemanagers op locatie werken, is dat ze ook makkelijk kunnen worden benaderd door collega's uit het primaire proces. Enerzijds omdat ze bekend zijn en anderzijds omdat ze dichtbij zijn.

Integrale planning en capaciteitsmanagement
Een integrale planning en capaciteitsmanagement is cruciaal. Dit is in de bancaire sector in de wijze van de besturing van de organisatie verankerd. Bij integrale planning en capaciteitsmanagement is één afdeling verantwoordelijk voor de coördinatie en het beheer van deze planning en de beschikbare capaciteit. Het voordeel hiervan is dat één afdeling het volledige overzicht heeft en daar ook op aanspreekbaar is. Tegelijk is de prioritering van projecten de verantwoordelijkheid van het gehele management/directie.

Conceptueel model van Mijzo
De bovenstaande inzichten zijn vertaald in een conceptueel innovatiemodel voor Mijzo. In dit model werkt Mijzo met operationeel zorginnovatoren in de zorgteams fysiek op locatie. Deze operationeel zorginnovatoren vallen hiërarchisch onder de afdeling Innovatie ter bevordering van onderlinge 'kruisbestuiving' en kwaliteitsborging van de implementaties. Functioneel worden de operationeel zorginnovatoren aangestuurd door de teammanager van het zorgteam, die verantwoordelijk is voor de implementatie van de nieuwe hulpmiddelen of nieuwe werkwijzen. De operationeel zorginnovator bij Mijzo ondersteunt het zorgteam op het gebied van technologische, sociale of procesinnovaties. Mijzo heeft 18 operationeel zorginnovatoren aangenomen voor 26 locaties, die op deze wijze werken. Zij werken vanuit de besturingsfilosofie van continu verbeteren voor bestaande processen en agile voor implementatie en ontwikkeling van nieuwe hulpmiddelen of processen. Overigens zijn deze 18 operationeel zorginnovatoren bekostigd door bestaande formatie in het primair proces anders in te vullen.

Dit model ziet er als volgt uit:

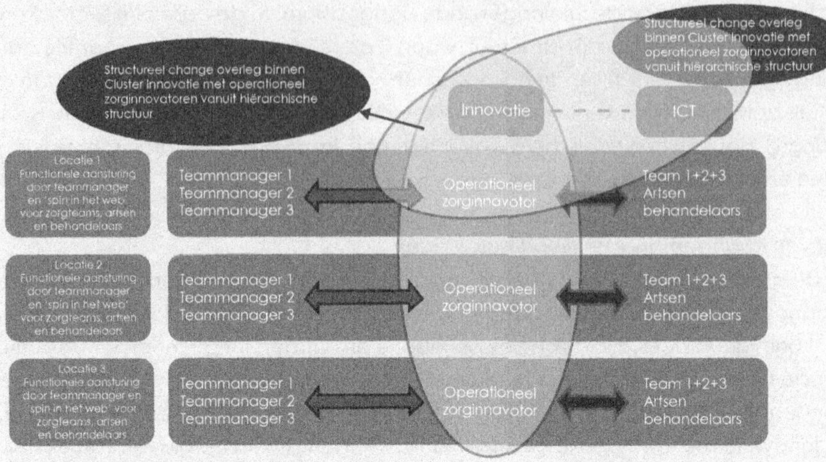

Figuur 8.15 Conceptueel model

Daarnaast zijn we bezig met de uitlijning van de changekalender. Dit maakt deel uit van onze innovatiestrategie. Ieder project dat afdelings-overstijgend is of een IT-component in zich heeft, moet voorzien zijn van een businesscase waarin is aangegeven hoeveel uur het project vraagt per functie, wat de kosten zijn en welke periode het betreft. De directie van Mijzo prioriteert vervolgens het betreffende project, wat kan betekenen dat andere projecten naar achteren schuiven en waarbij eens per kwartaal door de directie een volledige review plaatsvindt van alle projecten die op de wachtlijst staan. Deze projecten moeten worden bewaakt vanuit het programmamanagement dat is ondergebracht bij de afdeling Innovatie. De operationele inrichting hiervan is erg complex en vraagt veel aandacht.

De resultaten

Deze aanpassingen hebben geleid tot de volgende resultaten, waar wij bijzonder trots op zijn:

- Medewerkers voelen zich meer betrokken en hebben minder weerstand tegen veranderingen omdat ze ook beter gehoord worden en ze het gevoel hebben dat ze beter gehoord worden.
- Kwalitatief betere en snellere borging van implementaties.
- Teammanagers worden ontlast.
- Meer en betere verbindingen in de organisatie.
- Meer inzicht in alle lopende initiatieven met betrekking tot digitalisering.

8.8 WAT KAN JE ZELF DOEN?

Om dit hoofdstuk af te sluiten, geven we puntsgewijs een aantal acties die je zelf kan ondernemen om beter grip en meer zeggenschap te krijgen bij de ontwikkeling van de digitale strategie van je organisatie:

1. Heb lef en zorg dat je als domeinexpert aan tafel zit bij het bestuur en meedenkt over toekomstige (systeem-)veranderingen in je organisatie. Stel positief kritische vragen en bied aan mee te denken. Doorbreek de cirkel dat anderen beslissen over de hoofden van de belanghebbenden heen.
2. Plan regelmatige meetings met je collega's om samen na te denken over de digitale toekomst van je afdeling of je instelling.
3. Netwerk met domeinexperts in andere instellingen om te leren van hun uitdagingen en oplossingen.
4. Pleit voor het aanstellen van een chief information officier (CIO), of vanuit verpleegkundige invalshoek een chief nursing Information officer (CNIO), in je organisatie die in staat is te denken op basis van een solide kennis van de zorgpraktijk en verantwoordelijk wordt gemaakt de digitale strategie. Verzeker je ervan dat er periodiek overleg is tussen de CIO/ CNIO en de werkvloer.
5. Betrek cliënt- of patiëntvertegenwoordiging binnen en buiten de organisatie bij het opstellen van de digitale strategie. Veel goede ideeën komen van de groepen omdat die de zorg vanuit een ander perspectief zien.
6. Organiseer een hackathon om met collega's met verschillende achtergronden in kennis en ervaring na te denken over en concrete voorstellen te doen (wellicht met prototypes van systemen) voor de digitale toekomst van je instelling of je eigen afdeling.

Wat is een hackathon?

Een hackathon is een evenement waar mensen met verschillende achtergronden samenkomen om in een beperkte tijdspanne (meestal 24-48 uur) te werken aan innovatieprojecten of innovatieve oplossingen. Het doel is om samen te werken, ideeën uit te wisselen, en iets nieuws en innovatiefs te creëren. Hackathons kunnen zich richten op verschillende onderwerpen zoals het ontwerpen van nieuwe systemen, innovatieve manieren van werken, maar ze kunnen ook gericht zijn op organisatorische of sociale uitdagingen. Ze zijn ook een geweldige manier om nieuwe vaardigheden te leren, te netwerken met anderen in je community, en op een plezierige en creatieve manier met innovatie bezig te zijn.

8.9 OEFENINGEN EN OPDRACHTEN

8.1 Als je de beschrijving van Marco Huygen als CIO leest, hoe zou je hem dan kwalificeren, als CIO 1.0, 2.0 of 3.0? Beargumenteer je beslissing.

8.2 Ga op onderzoek uit in je eigen organisatie. Maak in een tekst van circa 1000 woorden een kritische evaluatie van de digitale strategie in je organisatie. Waar staat de organisatie en wat zijn de uitdagingen?

Gebruik de volgende vragen ter inspiratie. Is er een digitale strategie? Of een IT-strategie? Wie is er verantwoordelijk voor de strategische ICT-beslissingen in je organisatie? Wie is er verantwoordelijk voor de uitvoering van de digitale strategie? Is deze strategie binnen de organisatie duidelijk gecommuniceerd?

8.3 Identificeer op je eigen afdeling welk systeem het meest wordt gebruikt door jou en je collega's. Probeer te achterhalen hoeveel de instelling voor het ontwikkelen/aankoop (cost to create) en het gebruik (cost to operate) betaalt. Argumenteer waarom je denkt dat er wel, of niet, een positieve ROI is.

8.4 Als CIO/CMIO en CNIO wordt jouw mening gevraagd over de missie en ambitie van het Máxima MC.[23]

máxima mc

Visie & ambitie

Máxima MC (MMC) stelt zich tot doel Brabant gezonder te maken door het aanbieden van hoogwaardige medisch specialistische kennis en vaardigheden. MMC is de meest vernieuwende aanbieder van medisch specialistische zorg in Nederland. Het is in de regio de leidende partner op het gebied van preventie en ziekte en behoud van gezondheid. Onze zorg leidt aantoonbaar tot een betere kwaliteit van leven dan die bij andere zorgaanbieders. Wetenschap en innovatie staan in dienst van deze visie en zijn landelijk onderscheidend.

Motiveer vanuit jouw rol als CIO/CMIO en CNIO wat je denkt van deze missie en ambitie van deze instelling en suggereer verbeteringen als je die ziet.

Noten

1 Ministerie van Volksgezondheid, Welzijn en Sport. (z.d.). *Gegevensuitwisseling in de Zorg*. Retrieved August 22, 2024, from https://www.gegevensuitwisselingindezorg.nl/wegiz
2 The Enterprisers Project. (z.d.). *What is digital transformation? The Enterprisers Project*. Retrieved August 22, 2024, from https://enterprisersproject.com/what-is-digital-transformation
3 Gooyabadi, A. A., GorjianKhanzad, Z., & Lee, N. (2024). *Nonprofit digital transformation demystified: A practical guide*. Springer Nature.

4 Verhoef, P. C., Broekhuizen, T., Bart, Y., Bhattacharya, A., Qi Dong, J., Fabian, N., & Haenlein, M. (2021). Digital transformation: A multidisciplinary reflection and research agenda. *Journal of Business Research, 122*, 889–901. https://doi.org/10.1016/j.jbusres.2019.09.022

5 Koster, Y., Van der Meer , D., Verwey, R., & Vreeke, E. (2024, August 21). *Rollen van de verpleegkundige bij de digitale transformatie*. ICT&Health. https://icthealth.nl/magazine/editie-4-2024/rollen-van-de-verpleegkundige-bij-de-digitale-transformatie

6 *Trends, uitdagingen en toekomst van digitale zorg*. (2021, December 20). ICT&Health. https://icthealth.nl/nieuws/trends-uitdagingen-en-toekomst-van-digitale-zorg/

7 Beijen, M. (2020). *Succesvol Digitaal Transformeren: Een survival guide voor managers en bestuurders*. Van Haren Publishing.

8 Watkins, M. D. (2007, September 10). *Demystifying strategy: The what, who, how, and why*. Harvard Business Review. https://hbr.org/2007/09/demystifying-strategy-the-what

9 Watkins, M. D. (2007, September 10). *Demystifying strategy: The what, who, how, and why*. Harvard Business Review. https://hbr.org/2007/09/demystifying-strategy-the-what

11 Zachman, J. A. (1987). A framework for information systems architecture. *IBM Systems Journal, 26*(3), 276–292. https://doi.org/10.1147/sj.263.0276

11 Gerber, A., le Roux, P., Kearney, C., & van der Merwe, A. (2020). The Zachman framework for enterprise architecture: An explanatory IS theory. In *Lecture Notes in Computer Science* (pp. 383–396). Springer International Publishing. http://dx.doi.org/10.1007/978-3-030-44999-5_32

12 *TOGAF*. (z.d.). Www.Opengroup.Org. Retrieved August 26, 2024, from https://www.opengroup.org/togaf

13 *The Archimate® enterprise architecture modeling language*. (z.d.). Www.Opengroup.Org. Retrieved August 26, 2024, from https://www.opengroup.org/archimate-forum/archimate-overview

14 Zwiggelaar, K., & van Luxemburg, A. (2023). *CIO 3.0 – Leiden met digitale transformatie – 2de herziene druk*. Van Haren Publishing.

15 Ciopages Staff Writer. (2019, May 15). IT strategy. *CIOPages.Com*. https://www.ciopages.com/it-strategy/

16 Zwiggelaar, K., & van Luxemburg, A. (2023). *CIO 3.0 – Leiden met digitale transformatie – 2de herziene druk*. Van Haren Publishing.

17 *'Waar blijft de Chief Technology Officer in het bestuur van ziekenhuizen?'* (2023, February 16). ICT&Health. https://icthealth.nl/magazine/editie-01-2023/waar-blijft-de-chief-technology-officer-in-het-bestuur-van-ziekenhuizen

18 https://www.venvn.nl/nieuws/waarom-iedere-zorginstelling-een-cnio-verdient/

19 *Onderzoek naar opbrengsten digitalisering van zorg*. (2024, January 19). SiRM. https://www.sirm.nl/publicaties/geschat-potentieel-digitale-zorg

20 Wettemann, R. (2003, May 14). ROI 101: Making the business case for technology investments. *CSO Online*. https://www.csoonline.com/article/511039/roi-101-making-the-business-case-for-technology-investments.html

21 DBC of Diagnose Behandel Combinatie wordt gebruikt om de kosten van een behandeling te berekenen waarna deze gedeclareerd kunnen worden.

22 Tot eind 2024 was Patrick de Rooij een van de bestuurders van de organisatie Mijzo. Zijn betrokkenheid bij Mijzo is eind 2024 overgegaan in de functie van adviseur van de Raad van Bestuur van deze organisatie.

23 *Visie & ambitie*. (2017, June 22). Máxima MC. https://www.mmc.nl/over-ons/visie-ambitie/

9 Tot slot

We zijn vertrokken bij de constatering dat de zorgverlening onder druk staat en de komende jaren nog voor veel meer uitdagingen komt te staan. Het zijn de bekende zaken. Zo stijgt de vraag naar zorg door de toename van het aantal ouderen met vaak complexere zorgvragen (denk aan co-morbiditeit). Daarnaast komen er steeds betere behandelingen, waardoor mensen meer leren leven met ziektes waar ze voorheen aan overleden. En dit terwijl het tekort aan professionals en mantelzorgers alleen maar groter wordt.

In dit spanningsveld voorziet de overheid een grote rol voor informatietechnologie en kunstmatige intelligentie. De overheid gaat ervan uit dat innovatieve technologieën waaronder de inzet van medische technologie en digitale toepassingen zoals e-health de toenemende druk op de zorg kunnen verlichten. Zo stelde minister Agema van VWS zelfs dat "AI het probleem van schaarste aan personele bezetting in de zorg gaat oplossen" doordat het de administratietijd van de professional wellicht kan halveren.[1] Agema schetst volgens kenners uit het zorgveld een te optimistisch beeld van de opbrengsten van AI-inzet. Om de zorg toegankelijk, betaalbaar en van goede kwaliteit te houden is de noodzaak tot het 'anders zorgen' echter wel een breed gedragen inzicht. Naast de grote vlucht die AI lijkt te nemen en de effecten die deze ontwikkeling heeft, hebben ook niet aan kunstmatige intelligentie gerelateerde ICT-vernieuwingen een grote impact op de zorg, de cliënt en de zorgprofessional. Vooralsnog bevindt het leeuwendeel van de vernieuwingen zich in deze categorie. Het kan dus niet anders of je krijgt als professional meer en meer in je werk(proces) te maken met technologie en digitalisering. Je kunt er gewoonweg niet meer om heen.

Deze nieuwe realiteit vereist nieuwe expertise, stelt het RIVM, bij mantelzorgers en zorg professionals.[2] Vooral de zorgprofessional zal steeds meer betrokken moeten worden bij de inpassing van digitale systemen in de zorgverlening: om (bij) te sturen en richting te geven en zo tot een gunstig effect te komen. Oftewel, de zorgprofessional moet meer invloed kunnen uitoefenen op de digitalisering die in zijn of haar organisatie en over zijn/ haar vakgebied plaatsvindt.

Zeggenschap pakken

Vanuit die gedachte schreven we dit boek. Voor ons hoort er bij het kunnen pakken van die zeggenschap het gegeven dat je jezelf eigenaar voelt. En voor het uitdragen van dat eigenaarschap is nodig dat je vertrouwd genoeg bent met het onderwerp waarover je zeggenschap of eigenaarschap wilt kunnen uitoefenen. Als we het dan hebben over ICT dan is dit, van oudsher, geen onderwerp dat in het zorgdomein een grote plek opeist. Het is eerder iets waar veel zorgprofessionals omheen draai(d) en, zich oncomfortabel bij voelen en soms zelfs een aversie voor hebben. Waar dat vandaan komt blijft onduidelijk, gaan we ook niet verder op in. In het huidige tempo van de ontwikkelingen rondom ICT en AI is het echter prioriteit geworden je hierin wél te verdiepen. Het is duidelijk dat het aandacht en (bij)sturing nodig heeft, er moet grip op genomen worden. Of zoals Rebecca Love, chief nursing officer op de ICT&health World Conference in 2025 het verwoordde: "I started to think, o my gosh, what we need is Nurse hackathons! If we put nurses in rooms with the decisionmakers we could solve the real problems that Healthcare needs solving."[3]

Voor meer grip op digitalisering is allereerst kennis over en begrip van technologie en ICT nodig. Niet als ICT'er of als techneut, maar als 'digibetere' zorgprofessional. Zonder ontwikkeling en stimulering van deze nieuwe expertise gaat het fout. Dan sluiten systemen niet aan op de behoefte, blijft de situatie voortbestaan dat er teksten worden overgetypt, ontstaan er hiaten, blijven systemen onvoldoende benut of belanden in de 'koelkast'. De digitale ongelijkheid groeit dan en in het ergste geval worden er onherstelbare of onopgemerkte fouten gemaakt met allerlei negatieve gevolgen. Door als zorgprofessional, als verpleegkundige zeggenschap en eigenaarschap te hebben, ICT-adoptie te verbeteren, verbetert de zorg significant. Met positievere impact tot gevolg en een hogere kwaliteit van zorg en een beter werkproces. Zoals professor Evelyn Finnema in het voorwoord van dit boek al stelde:

"Het digitaal vaardig zijn en ICT-adoptie gaan niet vanzelf. Dit boek kan daarbij helpen. Het bestaat uit een afwisseling van theorie, casuïstiek en opdrachten en kan worden gebruikt in opleidingen van zorgprofessionals. Digibeter is echter ook interessant voor iedere zorgprofessional die te maken heeft met technologische innovatie op de werkplek. Om meer kennis te hebben over technologische innovatie in de zorg en/of een bruggenbouwer te worden die de wereld van ICT en gezondheidszorg kan verbinden om zo bij te dragen aan optimalisering van zorg en zorgprocessen ten behoeve van kwaliteit van zorg aan en kwaliteit van leven van zorgontvangers."

Voorbij de weerstand, naar impact door zeggenschap!

We wensen je een mooi vervolg in je nieuwe rol als domeinexpert ICT!

Victor van Reijswoud
Vera Molenaar

Noten

1 Geest, M. van der, Gaat AI de administratieve lasten in de zorg echt verminderen? 'Het scheelt me minuten per consult', *Volkskrant* 21 oktober 2024. Https://www.volkskrant.nl/wetenschap/gaat-ai-de-administratieve-lasten-in-de-zorg-echt-verminderen-het-scheelt-me-minuten-per-consult~b3ea859c/

2 *Opgaven voor volksgezondheid en zorg op weg naar 2050. Vooruitblik Volksgezondheid Toekomstverkenning 2024.* (n.d.). RIVM. Retrieved october 21, 2024, from https://www.rivm.nl/publicaties/opgaven-voor-volksgezondheid-en-zorg-op-weg-naar-2050

3 https://www.youtube.com/watch?v=5lx_3hBczEk

Over de auteurs

Victor van Reijswoud is gezondheidswetenschapper en verpleegkundige en is in 1996 gepromoveerd aan de TU Delft in het vakgebied informatiesystemen. Sindsdien is hij als hoogleraar en adviseur management en informatiesystemen betrokken bij universiteiten in Europa, Afrika, Azië en Zuid-Amerika.

Vera Molenaar is hogeschooldocent verpleegkunde en gezondheidswetenschapper. Eerder was ze werkzaam als revalidatie- en kinderverpleegkundige, alsmede als senior-adviseur in een topklinisch ziekenhuis en bij een ouderenzorginstelling. Ze is lid van de redactieraad ICT & Health.

Index

D

E

M

N

O

P

Q

R

S

T

Made in the USA
Monee, IL
18 October 2026

66036010R10149